名老中医验方大全

李春深◎编著

天津出版传媒集团
天津科学技术出版社

图书在版编目(CIP)数据

名老中医验方大全／李春深编著. －－天津：天津科学技术出版社，2018.1（2020.9 重印）

ISBN 978－7－5576－3442－1

Ⅰ.①名…　Ⅱ.①李…　Ⅲ.①验方－汇编　Ⅳ.①R289.5

中国版本图书馆 CIP 数据核字（2017）第 169235 号

名老中医验方大全
MINGLAO ZHONGYI YANFANG DAQUAN
责任编辑：孟祥刚

出　版：天津出版传媒集团
　　　　天津科学技术出版社
地　址：天津市西康路 35 号
邮　编：300051
电　话：(022) 23332390
网　址：www.tjkjcbs.com.cn
发　行：新华书店经销
印　刷：唐山富达印务有限公司

开本 670×960　1/16　印张 16　字数 300 000
2020 年 9 月第 1 版第 2 次印刷
定价：58.00 元

前　言

验方是以民间流传，经过临床反复验证，对某种疾病具有确切疗效，而药物组成又较简单的药方，属中医方剂学的范围。验方是祖国医药宝库中的重要组成部分，在预防和治疗疾病过程中发挥着重要作用，特别对一些地方病、常见病、多发病以及疑难杂症具有独特疗效，有着价格低廉、配制方便、应用灵活、使用简便等特点。

验方在某些地区或特定的人群中长期用于预防和治疗疾病，虽未形成系统的传统医药学理论，但有临床实践经验积累，具有独特的疗效。验方属于经验类的医方和医术，经过实践行之有效的、得以继承发展的并以文献形式保存在中医典籍之中，还有一部分以经验的形式存留在老中医的实践经验中，有的验方还散落在民间。它在历史上对于各民族人民的生命健康和民族的繁荣昌盛做出过重要贡献。它有可靠的诊疗技术与方法，经过数代人的反复实践、验证、升华、提高，成为普济之方，成为大众乐于接受的传统诊断和特色疗法。从古至今，历代医家都十分重视对民间验方及诊疗技术的搜集整理工作。

本书是一部博载民间习用奇验良方为主且兼收医家精论治验的医书，收集了民间流行的验方及各种治疗方法，内容包括内、外、儿、五官、皮肤科的医疗、预防、保健的方药与论述，以及怪症奇病的内外治法。本书详细介绍了如何应用好验方，在临床时切实贯彻“审证求因”“对症下药”这个原则，达到药到病除的目的。

本书具有“亦精亦博，既简既便，病者可按部稽症，按症投剂，犹如磁石取铁”的特点，得到名人学者的赞誉，并在民间广为流传，具有较高的研究价值和实用价值，是一部中医爱好者必备的参考书。

目　录

第一章　内科验方

一、上呼吸道感染 …………………………………………………………… 1
二、慢性支气管炎 …………………………………………………………… 4
三、肺炎 ……………………………………………………………………… 6
四、肺脓肿 …………………………………………………………………… 9
五、支气管哮喘 ……………………………………………………………… 13
六、高血压病 ………………………………………………………………… 15
七、高脂血症 ………………………………………………………………… 19
八、慢性胃炎 ………………………………………………………………… 22
九、胃与十二指肠溃疡 ……………………………………………………… 26
十、急性胃肠炎 ……………………………………………………………… 30
十一、胃下垂 ………………………………………………………………… 33
十二、肝硬化 ………………………………………………………………… 37
十三、急性肾小球肾炎 ……………………………………………………… 40
十四、慢性肾小球肾炎 ……………………………………………………… 44
十五、风湿性关节炎 ………………………………………………………… 47
十六、类风湿性关节炎 ……………………………………………………… 51
十七、贫血 …………………………………………………………………… 55
十八、肺结核 ………………………………………………………………… 57
十九、病毒性肝炎 …………………………………………………………… 61
二十、痢疾 …………………………………………………………………… 64
二十一、流行性腮腺炎 ……………………………………………………… 66
二十二、中暑 ………………………………………………………………… 68
二十三、黄疸 ………………………………………………………………… 71

二十四、腹水 …… 73
二十五、水肿 …… 75
二十六、腹泻 …… 78
二十七、便秘 …… 80
二十八、盗汗、自汗 …… 82
二十九、中风 …… 85
三十、头痛 …… 87
三十一、眩晕 …… 90
三十二、糖尿病 …… 93
三十三、白血病 …… 95
三十四、鼻咽癌 …… 98
三十五、甲状腺癌 …… 101
三十六、食道癌 …… 104
三十七、肺癌 …… 107
三十八、肝癌 …… 109
三十九、胃癌 …… 112
四十、肠癌 …… 115
四十一、膀胱癌 …… 119
四十二、乳腺癌 …… 122
四十三、宫颈癌 …… 124
四十四、卵巢癌 …… 127

第二章　外科验方

一、疮疥疔痈 …… 130
二、胆囊炎 …… 132
三、胆石症 …… 134
四、急性乳腺炎 …… 136
五、阑尾炎 …… 138
六、泌尿系结石 …… 140
七、疝气 …… 143
八、血栓闭塞性脉管炎 …… 145
九、痔疮 …… 148
十、腰腿痛 …… 149

第三章　儿科验方

一、小儿消化不良 …… 152
二、遗尿症 …… 155
三、小儿口疮 …… 159
四、小儿夜啼 …… 162
五、婴儿湿疹 …… 164
六、疳积 …… 169
七、水痘 …… 173
八、惊风 …… 176
九、鹅口疮 …… 179
十、小儿麻痹症 …… 182
十一、新生儿脐炎 …… 185

第四章　五官科验方

一、睑缘炎 …… 189
二、溃疡性角膜炎 …… 192
三、急性传染性结膜炎 …… 195
四、麦粒肿 …… 198
五、白内障 …… 201
六、虹膜睫状体炎 …… 204
七、青光眼 …… 207
八、慢性鼻炎 …… 209
九、慢性鼻窦炎 …… 212
十、鼻出血 …… 215
十一、咽喉炎 …… 217
十二、牙痛 …… 220
十三、急性扁桃体炎 …… 223
十四、外耳道炎 …… 226
十五、化脓性中耳炎 …… 229
十六、口腔溃疡 …… 232
十七、牙周炎 …… 235

第五章　皮肤科验方

一、头癣 ………………………………………… 239
二、体癣 ………………………………………… 241
三、手足甲癣 …………………………………… 243
四、神经性皮炎 ………………………………… 246

第一章 内科验方

一、上呼吸道感染

上呼吸道感染是鼻腔、咽喉部急性炎症的总称。临床表现以鼻塞、流涕、喷嚏、咳嗽、头痛、恶寒、发热、全身不适等为特征。大多数由病毒引起，少数为细菌所致。若全身症状较重，具有较强的传染性者，称为“流行性感冒”。感冒是感受风邪，出现鼻塞、流涕、喷嚏、咳嗽、头痛、恶寒、发热、全身不适等症状的一种疾病，如不及时治疗最易转变他症，为常见外感症之一。现代医学的普通感冒、病毒性、流行性感冒以及细菌性感染所引起的上呼吸道急性炎症与中医学感冒或时行感冒相似。

【方一】 苏杏丸

【出处】 《土、单、验方选编》

【组成】 苏叶 10 份，杏仁 5 份。

【功用】 发汗解表，止咳平喘。

【主治】 风寒性流感、感冒，症见恶寒、咳嗽者。

【方解】 苏叶发汗解表，杏仁润肺止咳，二者合用共奏解表止咳之效。

【药理】 现代药理研究发现苏叶煎剂具有解热和抗菌作用，能减少支气管分泌物，缓解支气管痉挛。紫苏成分石竹烯对豚鼠离体气管有松弛作用，对丙烯醛或枸橼酸引起的咳嗽有明显的镇咳作用，小鼠酚红法实验表明有祛痰作用，紫苏成分沉香醇也有平喘作用。

【用法】 共为细末，水泛为丸或打成片剂，每服 2 钱，日服 2 到 3 次，温水送服。

【方二】 败毒散

【出处】 《小儿药证直诀》

【组成】 柴胡6克，前胡6克，太子参6克，川芎6克，枳壳6克，茯苓6克，桔梗6克，羌活5克，独活5克，薄荷3克，生姜3片。

【功用】 扶正祛邪，祛风解表，开肺降气。

【主治】 病毒性上呼吸道感染。

【方解】 本方是益气扶正解表的方剂，适用于感冒风寒湿邪而体虚不耐发散的病症。方中羌活、独活、川芎、生姜发散风寒湿邪，羌、独、川芎又善除头、身之痛；柴胡、薄荷升清透表，能散肌表之热；前胡、枳壳、桔梗下气化痰，可除咳嗽胸闷等症；党参、茯苓、甘草益气健脾，尤其是在表散药中配用太子参一味扶正祛邪，可鼓邪从汗而解。前人以感冒时行，为疫毒所致，故以“败毒”名方。

【药理】 柴胡有较明显的解热、镇静、抗惊厥、镇痛、镇咳作用；前胡有较强的祛痰作用，能显著增加呼吸道的黏液分泌；羌活有解热、镇痛、抗炎、抗过敏和抗菌作用。

【用法】 每日1剂，水煎服。

【方三】 流感合剂

【出处】 《四川中医》

【组成】 板蓝根30克，鱼腥草30克，茵陈蒿30克，贯众15克，虎杖15克，牛蒡子10克，黄连10克，薄荷10克（后下）。

【功用】 清热解毒，利咽消肿，疏风利湿。

【主治】 病毒性上呼吸道感染。

【方解】 方中板蓝根、鱼腥草、茵陈蒿、贯众清热解毒，牛蒡子、薄荷利咽消肿，虎杖、黄连疏风利湿，本方虽以清热解毒药为主，但清中寓散，表里双解，并入渗利之品，故有清热解毒、疏风利湿等功效，与本病大多由于感受风热疫毒，且多兼夹湿邪的病因病机吻合，故获效显著。

【药理】 板蓝根、鱼腥草有抗病原微生物、抗内毒素、免疫增强的作用；茵陈蒿有解热、镇痛抗炎、抗菌、抗病毒等作用；贯众、虎杖有抗柯萨奇病毒、流感病毒、抗菌作用；牛蒡子煎剂对金黄色葡萄球菌、肺炎球菌、乙型链球菌和伤寒杆菌有不同程度的抑制作用。

【用法】 每日1剂，水煎服。

【方四】 一马煎

【出处】 《福建中医》

【组成】 一枝黄花50克，马鞭草50克。

【功用】 疏风清热，解毒消肿，活血散瘀。

【主治】 病毒性上呼吸道感染。

【方解】 一枝黄花功善疏风清热，解毒消肿，浙江省民间多用于治疗上感咽喉肿痛，效果显著；马鞭草功能清热解毒，散瘀消肿。两药配伍，对流行性感冒、上呼吸道感染有较好的疗效，尤其适用于发热、咽喉肿痛（急性扁桃体炎、急性咽喉炎）。

【药理】 一枝黄花煎剂对金葡菌、伤寒杆菌有不同程度的抑制作用、对红色癣菌及禽类癣菌有极强的杀灭作用，并能缓解喘息症状、有祛痰作用；马鞭草水及醇提取物有抗炎作用，水煎剂有一定的镇咳作用。

【用法】 每日 1 剂，水煎服。

【方五】 **感冒退热饮**

【出处】 《甘肃中医》

【组成】 羌活 10 克，薄荷 6 克，防风 10 克，青蒿 15 克，板蓝根 20 克。

【功用】 发汗解表退热。

【主治】 病毒性上呼吸道感染，高热。

【方解】 方中羌活、防风发汗力强，解表力胜，辅以苦寒味芳的板蓝根、青蒿，辛凉解表的薄荷，既发挥了辛温解表的特长，又可避免其助热、过度耗散之弊，诸药合用，旨在汗出邪除，邪随汗解。

【药理】 防风有解热、镇痛、抗炎作用、对溶血型乙型链球菌、肺炎链球菌、金葡菌、产黄青霉菌有不同程度的抑制作用；青蒿有平喘、抗变态反应作用。

【用法】 每日 1 剂，水煎服。

【方六】 **感冒平**

【出处】 《上海中医药杂志》

【组成】 黄芪 25 克，板蓝根 25 克，藿香 15 克。

【功用】 疏表解毒，益气健脾。

【主治】 病毒性上呼吸道感染，气虚者。

【方解】 方中板蓝根、藿香能清热解毒，发散风邪；黄芪益气固表，三味配合，共奏疏表解毒，益气健脾之效。

【药理】 现代实验研究表明板蓝根、藿香有抗多种病毒的作用；黄芪能增强机体免疫力，故对上呼吸道感染气虚者有良效。

【用法】 每日1剂，水煎服。

二、慢性支气管炎

支气管炎包括急性支气管炎和慢性支气管炎，均以咳嗽为主要症状，应从中医所说的咳嗽病去辨证施治。中医认为急性支气管炎属外感咳嗽，病因为风寒和风热。慢性支气管炎与肺脾肾三脏有关。由于病因不同，内脏虚实不同，故症状各异，常见肺虚寒夹痰饮、气虚痰浊、痰热、阴虚等症。

【方一】 止咳汤（沈炎南）

【出处】 广东省广州市中医院

【组成】 桑叶9克，北杏仁9克，桔梗12克，甘草8克，紫菀9克，款冬花12克，百部9克，白前9克。

【功用】 疏风散寒，止咳化痰。

【主治】 咳嗽。痰多色白，或痰虽不多，而难咯出，喉痒，或伴气促，尤宜于感冒之后，久咳不愈之症。

【方解】 本方由《医学心悟》止嗽散化裁而成，随症加减，对新久寒热咳嗽皆宜。桑叶疏风清肺，北杏仁、桔梗止咳化痰，紫菀、款冬花、百部、白前宗止嗽散之意，疏风清肺，润肺止咳。

【用法】 先将上药用水浸泡30分钟，再煎煮30分钟，每剂煎两次，将两次煎出的药液混合。每日1剂，早晚各服1次。

【按语】 若表寒仍在，恶风鼻塞，流涕者，加荆芥9克，薄荷6克，如肺热壅盛，咳嗽痰黄，咽干，口渴者去紫菀、冬花、加鱼腥草15克，如气逆，喘促，加苏子9克，五味子6克，如气阴已虚，咳而少痰，气短多汗，倦怠乏力者，加党参15克，麦冬9克，五味子3克；如久咳痰少，而难咯者，可另用款冬花10克，加冰糖适量，泡开水，代茶饮，以作辅助治疗，如表证明显，临床表现以感冒症状为主时，当应先行治疗感冒，待表证基本解除，咳嗽成为主证时方可应用本方。

【方二】 宣痹加贝汤（孟澍江）

【出处】 南京中医学院

【组成】 枇杷叶9克，郁金8克，豆豉6克，射干5克，通草8克，川贝4克。

【功用】　轻宣肺气，止咳化痰。

【主治】　咳嗽。风邪内伏；咳嗽不畅，夕咳甚则气急面红，咳势阵作而类顿咳，痰少胸痞者。

【方解】　宣痹汤源出《温病条辨》，为湿温闭肺，清阳郁闭致哕而设，轻宣肺痹，清阳宣畅，肺气肃降，则哕而止。本方用于外邪闭肺，肺失宣降而咳嗽，实有“轻可去实”之意。用本方轻清宣通肺气，肺气一通其咳自平，药量宜轻不宜重。若痰多色白而黏加法半夏9克，陈皮6克，闷气加苏子8克。

【用法】　先将药物用水浸泡30分钟，再在火上煎煮30分钟，每剂煎两次，将两次药液混合。每日1剂，分两次温服。

【方三】　清肺化痰健脾汤

【出处】　《浙江中医杂志》

【组成】　鱼腥草30克，黄芩9克，薏苡仁30克，贝母9克，杏仁9克，桑白皮15克，丹参15克，茯苓12克，炒白术12克，甘草6克。

【功用】　清肺化痰，健脾燥湿。

【主治】　慢性支气管炎继发感染，咳嗽、气喘、发热，咯吐黄痰。

【方解】　鱼腥草、黄芩、桑白皮、薏苡仁清肺热，化湿痰；贝母、杏仁、桔梗止咳化痰；茯苓、炒白术健脾燥湿，丹参活血凉血。

【用法】　水煎服两次，每日1剂，分两次早服。

【方四】　辛润止咳汤

【出处】　《吉林中医药杂志》

【组成】　半夏6克，细辛3克，生姜5片，炙远志6克，麦冬10克，炙马兜铃10克，炙枇杷叶12克，五味子6克，炒瓜蒌皮15克，天竺黄10克，炙甘草6克。

【功用】　清热化痰，止咳平喘。

【主治】　慢性支气管炎，干咳频作，喉痒无痰。

【方解】　细辛、生姜辛温散寒；炙远志、炙马兜铃、炙枇杷叶、炒瓜蒌皮、天竺黄清热化痰；半夏燥湿化痰，五味子敛肺止咳。该方甘凉清热，不燥不凉。

【用法】　水煎服两次，每日1剂，分两次早服。

【方五】 芎桃丹汤

【出处】 《新中药》

【组成】 川芎6克，桃仁10克，丹参10克，紫菀10克，补骨脂10克，半夏10克。

【功用】 温补脾肾，活血化痰。

【主治】 慢性支气管炎，咳喘痰多不能平卧、胸闷。

【方解】 川芎、桃仁、丹参活血化痰，补骨脂温补脾肾；紫菀止咳平喘；半夏燥湿化痰。本方重在活血与补益，适于久病咳喘者。

【用法】 水煎服两次，每日1剂，分两次早服。

【方六】 平喘汤

【出处】 流传民间

【组成】 蚤休15克，黄芩15克，全瓜蒌15克，马兜铃15克，石韦15克，广地龙15克，穿山龙15克，百部15克，青黛10克，海蛤粉10克，法半夏10克，橘红10克，麻黄10克。

【功用】 清热化痰，镇咳平喘。

【主治】 慢性支气管炎。

【方解】 蚤休、黄芩、全瓜蒌、马兜铃、橘红清热化痰，石韦、广地龙、穿山龙镇咳平喘；百部、青黛、海蛤粉清热镇咳，法半夏燥湿化痰；麻黄宣肺平喘。本方平喘之力强，适用于痰热蕴肺之咳喘。

【用法】 水煎服两次，每日1剂，分两次早服。

【按语】 方名自拟。

三、肺炎

肺炎是指肺实质的炎症，按病因可分为细菌性、霉菌性、病毒性和支原体性肺炎。临床常见的是细菌性肺炎，其中90%～95%是由肺炎球菌引起。临床有突发的寒颤、高热、咳嗽、血痰、胸痛等症状。肺炎的诱发因素有受寒、病毒感染、酒醉、全身麻醉、镇静剂或麻剂过量等。这些因素会削弱全身抵抗力和会厌的反射作用，破坏呼吸道黏膜一纤毛运动，减损细胞吞噬作用，使致病物能轻易地吸入而引起感染。此外，心力衰竭、有害气体的吸入、长期卧床的肺水肿、肺淤血，以及脑外伤等都有利于细菌的感染和生长繁殖，导致肺炎。

【方一】　白头翁汤

【出处】　《伤寒论》

【组成】　白头翁16克，黄连6克，黄柏6克，秦皮9克。

【功用】　发汗解表，止咳平喘。

【主治】　大叶性肺炎。症见：高热汗出，气促痰鸣，痰色铁锈，口渴喜冷饮，大便干结，舌红，苔黄腻，脉弦数。

【方解】　白头翁、秦皮凉血解毒；黄连、黄柏燥湿清热。

【用法】　将上药水煎服，每日1剂，分早晚两次服。

【方二】　活肺汤

【出处】　《新中医》

【组成】　丹参30克，毛冬青30克，桃仁15克，赤芍15克，牡丹皮15克，生地黄20克，川芎10克，柴胡9克，红花9克，枳壳9克，甘草6克。

【功用】　活血化瘀，清热化痰。

【主治】　病毒性肺炎。症见：发热，头痛，乏力，咳嗽咯黄痰，胸闷气急，发绀，舌暗红，苔黄腻，脉滑数。肺听诊可听见湿性罗音。

【方解】　丹参、赤芍、牡丹皮、毛冬青、生地黄凉血解毒；桃仁、川芎、红花活血化瘀；柴胡、枳壳开提肺气。

【用法】　将上药水煎服，每日1剂，分早晚两次服。

【方三】　清肺化痰汤

【出处】　流传民间

【组成】　银花12克，连翘12克，薄荷6克（后下），荆芥6克，杏仁10克，冬瓜仁12克，生苡仁12克，桃仁6克，黄芩10克，浙贝母10克，芦根20克。

【功用】　清热化痰。

【主治】　肺炎。

【方解】　银花、连翘清热解毒；杏仁、冬瓜仁、生苡仁、桃仁、浙贝母、芦根、黄芩清化痰热；薄荷疏风清热；荆芥辛温解表。

【用法】　先将药物用水浸泡30分钟，再在火上煎30分钟，每剂煎两次，将两次煎出之药液混合。每日1剂，早晚分服。

【按语】　加减若热甚加石膏；口渴加花粉；气喘加桑皮；便秘加大黄；痰稠加金荞麦。

【方四】 退热平喘汤

【出处】 流传民间

【组成】 麻黄6~15克（先煎），生石膏30~90克（先煎），芦根30~60克（先煎），杏仁10~15克，银花15~30克，连翘15~30克，黄芩15~30克，生苡仁30~60克，前胡10~15克，苏叶10~15克，蝉蜕6~9克，柴胡15~30克，甘草6~10克。

【功用】 清泄肺热，宣肺平喘。

【主治】 大叶性肺炎。

【方解】 麻黄、生石膏、杏仁宗麻杏石甘汤之意，宣肺泄热；银花、连翘清热解毒；黄芩、生苡仁、前胡清热化痰；芦根润肺生津；苏叶辛温解表；蝉蜕清火利咽；柴胡引药上行，解肌退热。

【用法】 先煎生石膏、麻黄、芦根30分钟，同时将余药浸泡30分钟后，合一起再煎30分钟，每剂煎两次，滤取药汁300毫升。每日1剂，分3次温服；病重者，每日两剂，分4~6次温服。

【按语】 便秘加大黄；恶心呕吐加竹茹、半夏；高热昏谵加安宫牛黄丸；高热抽搐加羚羊角、钩藤、白芍，药后取微汗，无汗加重药量，汗多则下次减量，热退则麻，杏、苏、柴等当随之而减。辛温之品不可多服，以免汗多伤津，反助里热。

【方五】 贝龙银黄汤

【出处】 《甘肃中医》

【组成】 银花30克，连翘10克，知母10克，浙贝母10克，地龙10克，甘草10克，黄连5克。

【功用】 宣肺平喘、清热化痰。

【主治】 支气管肺炎。症见壮热烦渴，喉鸣痰涌，咳嗽喘憋，甚则鼻翼煽动，颜面口唇发绀。

【方解】 支气管肺炎属于中医“肺炎喘嗽”，肺气郁闭是其主要病理机制，痰热是其主要病理产物。方中银花、连翘辛凉透表，清热解毒，重用银花，意在清热解毒，抑制细菌、病毒。黄连清热燥湿，泻火解毒，药理实验证实其对多种细菌和各型流感病毒均有一定抑制作用，特别是组成复方后抗菌效力明显提高。知母清热滋阴；浙贝母、地龙、甘草化热痰利咽喉，其中地龙解毒力强，并有显著舒张支气管平滑肌和镇静抗惊厥的作用，对肺炎喘嗽欲内陷厥阴之变证有防微杜渐的作用。方中银花、连翘、知母、黄连是针对“热”字而设，贝母、地龙、甘草是针对“痰”字而用，诸药化瘀清热，功效颇佳。

【用法】　水煎分次温服，每日 1 剂。

【方六】　*龙虎汤*

【出处】　《中国中医药信息杂志》

【组成】　麻黄 5 克，生石膏 10～15 克，知母 10～15 克，杏仁 10 克，地龙 10 克，甘草 15 克。

【功用】　清热解毒，止咳祛痰。

【主治】　支气管肺炎。

【方解】　龙虎汤为麻杏石甘汤、白虎汤加地龙而成，其中生石膏、知母对细菌、病毒、支原体等有广谱治疗作用；杏仁、甘草祛痰止咳；麻黄、地龙、甘草具有抗过敏、解痉定喘作用。诸药配伍，既有清热解毒抗感染，又有止咳祛痰定喘，标本兼治的综合功效。

【用法】　水煎分次温服，每日 1 剂。

四、肺脓肿

肺脓肿是由多种病原菌所引起的肺组织化脓性病变。早期为化脓性肺炎，继而形成脓肿。本病起病急骤，以高热、咳嗽和咳吐大量脓臭痰为主要症状。体温可高达 39～40℃，常伴有出汗、畏寒、胸痛、气急，还有精神萎顿，周身无力，食欲减退。有时痰中带血或中等量咯血，约1 周左右，脓肿自行破溃，痰量骤增，往往每日可咳出 300～500 毫升的脓性臭痰。此外，有一小部分病人还可出现胸膜炎，支气管不同程度的扩张，脓气胸或脑脓肿。现代医学认为本病的病因与细菌，原虫或免疫机能降低等因素有关。祖国医学则认为本病多由外感风热，或疮疡热毒客于营血，内传肺脏，热壅血瘀，郁结而成。本病属“肺痈”范畴。

【方一】　***桔梗汤，大瓜蒌散，养阴清肺汤***

【出处】　来源临症经验

【组成】

（一）桔梗汤

桔梗6 克，防己 6 克，炙桑皮 6 克，川贝母 6 克，枳壳 9 克，炙黄芪 9 克，生姜 3 片，炙杏仁 6 克，瓜蒌仁 9 克，炙百合 6 克，甘草 3 克，当归 6

克，薏苡仁9克。

（二）大瓜蒌散

大瓜蒌一个，炒杏仁数同蒌子，去皮尖，白蔻仁粒数与患者年龄相同，川贝母1两。

（三）养阴清肺汤

西洋参3克，生地6克，白芍6克，麦冬6克，元参6克，川贝母6克，牡丹皮6克，甘草3克。

【功用】 清热涤痰，排脓解毒。

【主治】 肺痈，咳嗽，咯脓状痰而有恶臭；发热、咽干，喘促难卧，胸肋疼，或便秘等。

【方解】 桔梗汤清热涤痰，重在化痰，故方中集中了桔梗、川贝母、瓜蒌仁、薏苡仁等清热化痰药，炙桑皮清肺中伏火，炙黄芪、当归托毒益气，适用于肺痈初期。大瓜蒌散重在排脓解毒，药力集中，适用于肺痈成痈期。养阴清肺汤益气养阴，气血兼顾。肺痈即肺脓疡。肺痈初起，尚未化脓，宜清肺为主（身体健壮，亦可攻下），清肺即可预防化脓。一经化脓，即当排脓。脓排出以后，宜顾气血，应用清阴清肺补气法。临症应用，须根据病情，灵活施治。

【用法】 大瓜蒌散：将大瓜蒌开一孔，倾出蒌仁；蒌仁多少粒，再配合装入去尖的杏仁等量；按患者年龄数，选大粒蔻仁米等数。杏仁和蔻仁米调匀，装入瓜蒌内。将瓜蒌孔用原皮盖住，用湿纸密封，再用黄泥在湿纸外密封。置微火上烧，存性。候冷去泥、纸，和川贝母共研为细末。以上为一料，先服桔梗汤一、二剂；次用大瓜蒌散，每服二克，白开水送服，每日早晚各一次，如便秘可用白蜜调服。连服一至三料。见效后，改服养阴清肺汤。

【方二】 **新增百合固金汤**

【出处】 流传民间

【组成】 百合24克，款冬花9克，天门冬12克，麦门冬12克，干生地18克，川贝母9克，桑白皮9克，枇杷叶6克，百部草6克，白芨3克，黄芩3克。

【功用】 润肺止嗽，清热化痰。

【主治】 肺痈及虚痨咳嗽症。

【方解】 来源根据人参固本汤、百合固金汤的方意，从临床经验中化裁而成。本方侧重清润补益，百合、款冬花、天门冬、麦门冬、枇杷叶、百部、干生地黄、川贝母蜜炙后养阴润肺，止咳化痰，桑白皮、黄芩清泄肺热。

【用法】 水煎，头煎宜晚上食远服，二煎于次晨服。连服二、三剂，症状见轻后可隔日 1 剂。

【按语】 加减初期肺痈，症现恶寒战栗，发烧，头痛者，加芦根 6 克，茅根 5 克，石膏 4 克，犀角 22 克；虚痨日久，身瘦体弱，自汗、盗汗者，加银柴胡 3 克，鳖甲 8 克，牡蛎、地骨皮各 4 克；痰中带血者，加炒侧柏叶、藕节各 5 克，大小蓟、牡丹皮，炒白芍各 3 克；大量咯血者，酌加三七面冲服（不宜入煎）。

【方三】 **桔梗贝母汤**

【出处】 流传民间

【组成】 桔梗 9 克，浙贝母 9 克，知母 9 克，当归 9 克，生黄芪 9 克，枳壳 9 克，瓜蒌仁 9 克，防己 6 克，薏苡仁 12 克，甘草 9 克。

【功用】 清热涤痰，排脓解毒。

【主治】 肺痈，咳嗽吐臭痰，甚则吐脓、吐血、发烧，脉象洪数。

【方解】 桔梗、浙贝母、瓜蒌仁清热涤痰，薏苡仁排脓解毒，枳壳宽胸理气，黄芪托毒升肌。

【用法】 水煎。每日晚服 1 剂；病重，每日早、晚各服 1 剂。

【按语】 加减胸痛加五味子一钱，大便燥加大黄三钱。禁忌烟、酒、辛辣及刺激性食物。

【方四】 **薏米槟榔粥**

【出处】 流传民间

【组成】 薏苡仁八两，槟榔一两。

【功用】 排脓解毒，宽胸理气。

【主治】 肺痈，咳嗽，咯黄绿色脓痰或带血；呼吸困难，胸胁疼痛；发热烦躁，口渴等。

【方解】 薏苡仁清热解毒，消痈排毒兼有健脾燥湿之功，槟榔宽胸下气，消胀除满。

【药理】 薏苡仁对金黄色葡萄球菌、乙型溶血型链球菌、炭疽杆菌、白喉杆菌有一定的抗菌活性；槟榔对体外纤维蛋白溶解有增强作用。

【制法】 共为粗末，加适量蜂蜜调成粥状，置锅内蒸熟。

【用法】 每次一至二两，白开水送服，每日服三次。儿童用量酌减。

【按语】 据清代严燮《医灯集焰》载有试肺痈之法："凡人觉胸中隐隐痛，咳嗽有臭痰。吐在水内，沉者是痈脓，浮者是痰。""令患者嚼生黄豆数粒，如不觉有生豆味者，便是肺痈"。这些简易鉴别诊断法，都是临床经验的积累，在医疗仪器设备不完善的条件下，可以试用。

【方五】 清热解毒汤（赵永兴）

【出处】 山东省昌潍结核病防治院

【组成】 金银花30克，蒲公英30克，芦根30克，败酱草30克，紫地丁30克，薏苡仁30克，鱼腥草30克，桔梗20克，知母15克，连翘15克，桃仁10克，甘草6克。

【功用】 清热涤痰，排脓解毒。

【主治】 急性肺脓肿。

【方解】 金银花、蒲公英、败酱草、紫地丁、薏苡仁、鱼腥草、连翘、桃仁清热涤痰，排脓解毒，桔梗、知母、芦根止咳化痰，养阴润肺。

【用法】 水煎服。

【按语】 有发热、畏寒表证者加荆芥10克、牛蒡子10克；热毒炽盛，体温高达39℃以上者加生石膏（先煎）30克、黄芩15克、栀子10克；胸肋疼痛者加乳香10克、没药10克、合欢皮15克；咯血、痰中带衄者加三七粉（冲服）3克、白芨10克、血余炭10克、藕节炭10克；气虚多汗者加黄芪30克，麻黄根20克，党参15克。

【方六】 肺痈方

【出处】 江苏省南通市第三人民医院方

【组成】 金荞麦根茎250克。

【功用】 清热解毒，排脓祛瘀。

【主治】 急性肺脓肿。

【药理】 金荞麦对金黄色葡萄球菌、肺炎球菌、大肠杆菌、绿脓杆菌均有抑制作用，且有抗炎、解热、祛痰镇咳作用。

【用法】 加清水或黄酒1250毫升，密封蒸煮3小时，得净汁1000毫升，另需加防腐剂备用。分水剂与酒精2种。一般肺脓疡采用水剂。当肺脓疡病情迁移，脓包不易破溃时。临床表现高热持续，臭脓痰排不出或排不尽，则以酒剂为佳。每次40毫升，每日3次。小儿酌减。

五、支气管哮喘

本病是在支气管高反应状态下由变应原或其他因素引起的气道广泛狭窄的疾病，其临床特点为间歇发作，往往经治疗或自行缓解。属于中医学的“哮证”范畴。主要由于中小型支气管平滑肌痉挛、黏膜充血，水肿，管腔内黏稠分泌物增多，使管腔狭窄，空气进出不畅，而表现为阵发性带有哮鸣音的呼吸困难。本病好发于冬秋季节，并常反复发作，不少病人自幼年即得病，延续多年，屡发不愈。日前认为哮喘发作的原因如下。

1. 机体对某些动物、尘埃、食物，花草、药物等过敏而发生。即祖国医学认为平素肺肾阴虚所致。

2. 大部分病人是由于呼吸系统的感染而诱发哮喘，可因受寒、热气候变化，情绪波动而诱发，即祖国医学所指肺有伏痰。

【方一】　复方石英冲剂

【出处】　《上海中医药杂志》

【组成】　蚤休 15 克，旋覆梗 15 克，麻黄 9 克，紫石英 30 克，白石英 30 克，皂荚 3 克，生甘草 8 克。

【功用】　温肺平喘。

【主治】　哮喘，对寒喘型及过敏型疗效显著。

【方解】　麻黄、紫石英、白石英、皂荚温肺平喘，温化寒痰；蚤休、旋覆梗解毒降逆。

【用法】　将上药浓煎成膏后和入珍珠层粉 3 克，制成冲剂，分成 4 包。1 日服 2～3 次，每次 1 包，哮喘发作时加服 1 包，连服两周为 1 个疗程。

【方二】　龙胆截喘方

【出处】　《中西医结合杂志》

【组成】　地龙 20 克，胆南星 15 克，北杏仁 15 克，桔梗 15 克，防风 15 克，瓜蒌 10 克，枇杷叶 12 克，川贝 12 克，甘草 8 克。

【功用】　清热化痰，止咳平喘。

【主治】　哮喘。

【方解】　胆南星、瓜蒌、枇杷叶清热化痰；地龙、北杏仁、桔梗、川贝止咳平喘；防风以辛温稍制其寒凉。

【用法】 每日1剂，水煎1次服。

【按语】 寒痰加款冬花12克、细辛10克；气喘重加葶苈子15克、苏子15克；热痰加连翘15克、制南星15克。

【方三】 哮喘外熨散

【出处】 《广西中医药》

【组成】 白芥子40克，紫苏子40克，莱菔子40克，生姜5片，食盐250克。

【功用】 温肺化痰平喘。

【主治】 小儿顽固性咳喘。

【方解】 白芥子、紫苏子、莱菔子、生姜性辛温，善散寒痰、顽痰。

【用法】 将上药焙干，混合并共研细末，炒热至50℃左右，装入薄纱布袋，扎紧袋口，在患儿背部两侧肺区及腋下来回熨烫，30～40分钟/次，日2～3次。1剂药可连续使用2日。每次治疗前，药末必须经过再加热。

【方四】 虫草芪枣汤

【出处】 经验方

【组成】 冬虫夏草10克，黄芪12克，大枣10枚，猪肺1具。

【功用】 补肾纳气平喘。

【主治】 哮喘。

【方解】 冬虫夏草补肾纳气，黄芪益气扶正，大枣缓中，猪肺为血肉有情之品，入肺大补元气。

【药理】 冬虫夏草、黄芪现代医学研究均有调节免疫，抗变态反应等作用，对过敏性哮喘有很好的疗效。

【用法】 取猪肺（不落水）与诸药清水炖烂，饮其汤食其肺。每于哮喘发作先兆时用。

【方五】 仙百合剂

【出处】 经验方

【组成】 仙茅10克，百部15克，百合15克，生黄芪15克，北沙参15克，麻黄5克，杏仁10克，桂枝10克，炒赤白芍各10克，白芥子10克，紫苏子10克，化橘红10克，枇杷叶15克，鱼腥草15克，制僵蚕12克，生军（后下）2克，六一散5克。

【功用】 润肺化痰，益气平喘。

【主治】 哮喘。

【方解】 仙茅、生黄芪补肾益气，百部、百合、北沙参、化橘红、枇杷叶润肺化痰，麻黄、杏仁、紫苏子宣肺平喘，桂枝、白芥子辛温散寒，炒赤白芍鱼腥草、制僵蚕、生军、六一散清热解毒，全方寒热病用，清补兼顾，使散不伤正，清润结合。

【用法】 哮喘发作期每日 1 剂，每剂煎 2 次，喘缓解后巩固疗效或于好发季节作预防发作治疗。

【方六】 加味止喘灵

【出处】 《黑龙江中医药》

【组成】 炙麻黄（发热者用生麻黄）3 克，杏仁 3 克，白果 3 克，半夏 3 克，地龙 3 克，甘草 3 克，射干 12 克，五味子 2 克，茶叶 1 克，生姜 1 片，葱白半支。

【功用】 宣肺清热，敛肺止咳。

【主治】 小儿支气管哮喘。

【方解】 炙麻黄、杏仁宣肺，白果、五味子敛肺止咳，地龙、射干、茶叶、半夏清热化痰，生姜、葱白、辛温解表，温化寒饮。

【用法】 每日 1 剂，水煎代茶频服。此为 3 ~ 5 岁小儿用量，视年龄大小适当调整剂量。

六、高血压病

高血压病是最常见的心血管疾病之一，又称原发性高血压。临床表现为原因不明的体循环动脉血压持续增高，伴有不同程度的脑、心、肾等脏器病变。高血压病的病因迄今未明。研究提示，高血压病与遗传、食盐摄入过高、高度集中及精神紧张的职业、缺少体力活动、肥胖、吸烟、大量饮酒、某些营养成分缺乏等有关。近来发现，较多高血压患者有胰岛素抵抗和高胰岛素血症。

高血压病在中医学中多见于“眩晕”“头痛”等病中。由于饮食劳倦、情志内伤、先天不足、后天失养、年老体衰而致肝肾阴阳失调，心脾冲任虚损，气血逆乱，风火内生，痰瘀互阻而发病。病初以邪实或本虚标实为主，晚期以虚证为主。治疗方法有：清肝泻火、温补脾肾、化痰祛湿、活血化瘀、滋水清心、补肾泻火等。

【方一】 育阴助阳方（刘亦选）

【出处】 《中国名医名方》

【组成】 熟地黄15克，桑寄生15克，麦冬15克，巴戟天15克，杜仲15克，山萸肉12克，肉苁蓉12克，党参15克，桂枝10克。

【功用】 育阴温阳，补肾益精。

【主治】 高血压病。肾精不足、阴阳两虚证。症见眩晕，心慌气短，神疲健忘，夜尿频多，腰膝酸软，胸闷作呕，阳痿遗精，畏寒肢冷，面色苍白，肢体浮肿，舌质淡嫩少苔。

【方解】 熟地黄养血滋阴、补精益髓；麦冬益胃润肺，养阴生津；桑寄生、杜仲、山萸肉补益肝肾；巴戟天补肾助阳，祛风除湿；肉苁蓉补肾助阳，润肠通便；桂枝温经通阳；党参补中益气，生津养血。

【药理】 现代药理研究表明：熟地黄、麦冬可调节机体免疫功能。桑寄生、杜仲、山萸肉具有降压利尿作用。肉苁蓉水浸液对实验动物有降低血压作用。巴戟天有类皮质激素样作用及降低血压作用。

【用法】 水煎服，日1剂。

【方二】 益心健脑汤（周次清）

【出处】 《中国名医名方》

【组成】 黄芪30～60克，葛根15～30克，桑寄生15～30克，丹参20～40克，生山楂9～15克，川芎6～9克。

【功用】 益气活血。

【主治】 高血压病，气虚血瘀证。

【方解】 黄芪补心肺之气，葛根升脾胃之气，桑寄生益肾气；丹参活心血，生山楂消中积，川芎行肝血。诸药合伍，益诸脏之气，活一身之血，使气旺血活，心脉得通，脑以得养，从而达到益心健脑之功能。

【药理】 现代药理研究表明：黄芪可能通过直接扩张外周血管起降压作用。葛根煎剂、浸剂和总黄酮都有一定的降压效果。山楂黄酮、水解物、三萜酸对麻醉猫均有降压作用。丹参、川芎可改善血液循环，抗血栓形成，降低血脂。

【用法】 水煎服，日1剂，分2～3次温服。

【方三】　双降汤

【出处】　《中国名医名方》

【组成】　黄精 20 克，首乌 20 克，山楂 15 克，菊花 10 克，草决明 15 克，丹参 5 克，桑寄生 20 克，豨莶草 15 克，泽泻 20 克。

【功用】　补益肝肾，活血泄浊。

【主治】　高血压病、高血脂症，肝肾阴虚、痰浊阻滞证。

【方解】　方用首乌、黄精、桑寄生补肝肾固精气；配泽泻、豨莶草清利下焦湿浊；草决明、菊花平肝潜阳、平降冲逆；山楂健脾渗湿，消食导滞；更用丹参活血，与山楂相伍行气解郁活血，斡旋阴阳。诸药相伍，补中有行，补而不腻，固而不涩，行而不散，共奏补益肝肾，行滞通脉，泻浊洁腑，降脂降压之功效。

【药理】　药理研究表明：黄精煎剂可明显降低高脂血症家兔甘油三酯、β－脂蛋白和血胆固醇。首乌、泽泻可改善脂质代谢，减少肠道胆固醇的吸收。山楂降压降血脂。决明子水浸液及醇浸液对实验动物有降压及利尿作用。豨莶草具有扩张血管，降低血压作用。桑寄生利尿降压。

【用法】　水煎服，日 1 剂。

【方四】　八味降压汤（周次清）

【出处】　《中国名老中医药专家学术经验集 4》

【组成】　何首乌 15 克，白芍 12 克，当归 9 克，川芎 5 克，炒杜仲 18 克，黄芪 30 克，黄柏 6 克，钩藤 30 克。

【功用】　益气养血，滋阴降火。

【主治】　高血压病，表现为阴血亏虚，头痛、眩晕、神疲乏力、耳鸣心悸等症者。

【方解】　方中首乌补益精血；白芍、当归、川芎养血活血；杜仲补益肝肾；黄芪益气；黄柏清热燥湿；钩藤清热平肝。

【药理】　何首乌能降血脂，防止动脉粥样硬化的发生和发展。芍药苷能明显扩张冠状血管和外周血管，降低血压。杜仲有较好的利尿降压作用。当归、钩藤能扩张外周血管，降低阻力。川芎改善外周血液循环，抑制血小板聚集，抗血栓形成。

【用法】　水煎服，每日 1 剂。

【方五】　天麻钩藤饮

【出处】　《杂病证治新义》

【组成】　天麻9克，钩藤（后下）12克，石决明（先煎）18克，栀子、黄芩各9克，川牛膝12克，杜仲、益母草、桑寄生、夜交藤、朱茯神各9克。

【功用】　平肝潜阳，滋养肝肾。

【主治】　高血压病，属肝阳上亢者。症见眩晕耳鸣，头痛且胀，遇劳、恼怒加重，肢麻震颤，失眠多梦，腰膝酸软，或颜面潮红，舌红苔黄，脉弦细数。

【方解】　方中天麻、钩藤平肝熄风；石决明平肝潜阳，清热明目，与天麻、钩藤合用，加强平肝熄风之力；川牛膝引血下行；栀子、黄芩清热泻火，使肝经之热不致上扰；益母草活血利水；杜仲、桑寄生补益肝肾；夜交藤、朱茯神安神定志。

【药理】　动物实验表明：天麻钩藤饮可调节中枢神经系统；对肾性、原发性、神经元性高血压犬均有明显的降压作用；同时具有抗血小板凝集，改善脑循环，抑制肝、心、脑、肾组织过氧化脂质生成的作用。

【用法】　水煎服。

【方六】　*龙胆泻肝汤*

【出处】　《医方集解》

【组成】　龙胆草6克，炒黄芩9克，炒栀子9克，泽泻9克，木通6克，炒当归3克，生地黄6克，柴胡6克，生甘草6克，车前子6克。

【功用】　清肝泻火，清利湿热。

【主治】　高血压病，属肝经实火湿热者。症见头痛目赤，胁痛口苦，烦躁易怒，寐少多梦，面红，小便短赤，舌红苔黄腻，脉弦数。

【方解】　方中龙胆草上清肝胆实火，下泻肝胆湿热；黄芩、栀子泻火解毒，燥湿清热；车前子、木通、泽泻渗湿泄热，导湿热从水道而去；生地养阴；当归补血；柴胡疏畅肝胆，引诸药归肝胆之经；甘草缓苦寒之品伤胃，兼能调和诸药。全方使火降热清，湿浊得消，则诸症可愈。

【药理】　实验研究，龙胆泻肝汤有利尿作用，可使尿量显著增加，但对钠、钾的排泄量则无显著影响。对麻醉猫有显著降压效果，剂量越大，作用越强。还能扩张离体兔耳血管，增加灌流滴数。

【用法】　水煎服。

七、高脂血症

由于脂肪代谢或运转异常使血浆中一种或多种脂质高于正常称为高脂血症，表现为高胆固醇血症、高甘油三酯血症或两者兼有。脂质不溶或微溶于水，必须与蛋白质结合以脂蛋白形式存在，因此，高脂血症常为高脂蛋白血症的反映。临床上分为两类：①原发性，属遗传性脂代谢紊乱疾病；②继发性，常见于控制不良的糖尿病、饮酒、甲状腺功能减退症、肾病综合征、透析、肾移植、胆道阻塞、口服避孕药等。长期高脂血症易导致动脉硬化加速，尤其是引发和加剧冠心病及脑血管疾病等。

高脂血症属中医的“痰证”“肥胖”“瘀血”等范畴。中医学认为本病为饮食偏嗜，脾胃失调；情志内伤，肝胆不利；年老体衰，肾元亏虚；生活安逸，多静少动等，最终导致膏脂停聚，痰浊瘀血内盛。其病机总属正虚邪实之证。正虚即脏腑气血虚衰，其重点在肝、脾、肾；邪实主要为痰浊、湿浊和瘀血。因此，治疗上多以扶正与祛邪并用。通过扶正，调整脏腑气血功能，以祛除过多的膏脂。

【方一】　清利湿热方（郭士魁）

【出处】　《名义方证真传》

【组成】　葛根20克，川芎12克，菊花15克，生地黄15克，丹参12克，泽泻15克，草决明20克，陈皮10克，茯苓10克，忍冬藤20克，全瓜蒌30克。

【功用】　清利湿热。

【主治】　高脂血症，属湿热内蕴，浊气上扰者。

【方解】　方用葛根、菊花、草决明清热；茯苓、泽泻利湿；配合全瓜蒌、陈皮、忍冬藤，导湿浊下行；丹参、川芎与生地黄合用，行气活血助泻热之功。

【药理】　葛根素能明显降低血清胆固醇。川芎可减少胆固醇在肠道的吸收，加速胆固醇在体内的转化。菊花既可抑制胆固醇的合成，又能促进其分解，从而使血中胆固醇水平下降。丹参、泽泻降血脂，抗动脉粥样硬化。

【用法】　水煎服。

【方二】 通冠降脂汤（李辅仁）

【出处】 《名义方证真传》

【组成】 生黄芪20克，丹参20克，炒白术15克，生首乌15克，生山楂15克，荷叶5克，泽泻15克，枸杞子10克，川芎10克，红花5克，草决明30克。

【功用】 益气通痹，活血化瘀。

【主治】 高脂血症、冠心病。胸闷、气短、腹胀、心烦、四肢作胀、腰腿酸痛等症。

【方解】 方以黄芪、枸杞子、丹参、川芎、红花益气补肾，活血化瘀；生首乌、草决明、泽泻、荷叶、山楂、白术健脾降脂。全方能使血脉通畅，脾气健运，肾气充足，达到标本同治的疗效。

【药理】 丹参降血脂，抗动脉粥样硬化。首乌能减少肠道总胆固醇的吸收，阻止总胆固醇在肝内沉积，缓解动脉粥样硬化的形成。山楂通过抑制胆固醇的合成而发挥降血脂作用。泽泻通过干扰外源性胆固醇的吸收、酯化和影响内源性胆固醇的代谢降低胆固醇。枸杞可降低大鼠血中胆固醇，对家兔实验性动脉粥样硬化形成有抑制趋势，能抑制脂质过氧化。

【用法】 水煎服。

【方三】 降脂通脉饮（邵念方）

【出处】 《中华名医名方薪传·心血管病》

【组成】 制首乌、金樱子、决明子、生苡仁各30克，茵陈、泽泻各24克，生山楂18克，柴胡、郁金各12克，酒军6克。

【功用】 滋阴降火，通脉泄浊。

【主治】 高脂血症、冠心病，肝肾阴虚，痰瘀阻络者。症见胸痛心悸、头痛、不寐、多梦、纳少、便秘溲赤。舌红、苔白、脉弦细等。

【方解】 方中用何首乌、金樱子补肝肾固精气；泽泻、茵陈清利下焦湿热；以决明子、酒军润肠通便，导滞泄浊；生苡仁、生山楂健脾渗湿，消食导滞；更用柴胡、郁金行气解郁活血，斡旋阴阳。全方补而不腻，固而不涩，行而不散，共奏滋阴降火，行滞通脉，泄浊洁腑，降低血脂之效。

【药理】 首乌能减少肠道总胆固醇的吸收，阻止总胆固醇在肝内沉积，缓解动脉粥样硬化的形成。金樱子煎剂有降血脂作用。决明子能抑制血清胆固醇升高和主动脉粥样硬化斑块的形成。柴胡皂苷肌内注射能使实验性高脂血症动物的胆固醇、甘油三酯和磷脂水平降低。郁金有减轻高脂血症的作用，并能明显防止家兔主动脉、冠状动脉及其分支内膜斑块的形成。

【用法】 每日1剂，用水500毫升文火煎至250毫升，分两次服，每两周为1个疗程。

【方四】 激浊扬清滋阴方（傅宗翰）

【出处】 《中华名医名方薪传心血管病》

【组成】 枸杞子15克，熟地黄15克，何首乌15克，桑寄生15克，黑芝麻10克，葛根20克，泽泻15克，山楂15克。

【功用】 滋阴养肝，化浊生津。

【主治】 高脂血症，阴虚浊泛者。症见血脂高，但形体瘦削，头晕耳鸣，口干腰酸，少寐健忘，舌红脉细。

【方解】 方中枸杞子、熟地黄、何首乌、桑寄生、黑芝麻以补肾滋阴，养液益血；葛根、泽泻、山楂激浊扬清，升提清阳。

【药理】 枸杞可降低大鼠血中胆固醇。熟地黄抗脂质过氧化。首乌的有效成分是磷脂、羟蒽醌类和均二苯化合物，其通过促进肠蠕动增加总胆固醇的排泄而减少其吸收。葛根素、泽泻能明显降低血清胆固醇。山楂通过抑制胆固醇的合成而发挥降血脂作用。

【用法】 每日1剂，水煎服，每早晚两次服。

【按语】 如出现阴虚阳亢之象或出现阴虚内热诸症，加珍珠母、罗布麻、决明子或加鳖甲、青蒿、白薇平肝清热。

【方五】 归脾逍遥汤（王异凡）

【出处】 《中华名医名方薪传心血管病》

【组成】 党参15克，黄芪15克，白术10克，当归15克，甘草10克，远志10克，枣仁10克，木香10克，龙眼肉10克，柴胡10克，赤芍10克，茯苓10克，薄荷6克。

【功用】 健脾养心，疏肝解郁。

【主治】 高脂血症，肝郁不解、心脾两虚证者。症见头晕乏力、心悸、胁痛，腹中不时作痛，脉左寸关虚软。

【方解】 本方为归脾汤、逍遥丸两方相合而成。其中归脾汤补脾养心，逍遥丸疏肝解郁，正虚得扶，气机舒展，而血脂自然得以降低。

【药理】 当归水溶性成分阿魏酸能抑制肝脏合成胆固醇的限速酶，使肝脏内胆固醇合成减少，血浆胆固醇含量下降。柴胡皂苷肌内注射能使实验性高脂血症动物的胆固醇、甘油三酯和磷脂水平降低。

【用法】 每日1剂，水煎服，分早晚两次服。

【方六】 双降汤

【出处】 《中国名医名方》

【组成】 黄精20克，首乌20克，山楂15克，菊花10克，草决明15克，丹参5克，桑寄生20克，豨莶草15克，泽泻20克。

【功用】 补益肝肾，活血泄浊。

【主治】 高血脂症、高血压病，肝肾阴虚、痰浊阻滞证。

【方解】 方用首乌、黄精、桑寄生补肝肾固精气；配泽泻、豨莶草清利下焦湿浊；草决明、菊花平肝潜阳、平降冲逆；山楂健脾渗湿，消食导滞；更用丹参活血，与山楂相伍行气解郁活血，斡旋阴阳。诸药相伍，补中有行，补而不腻，固而不涩，行而不散，共奏补益肝肾，行滞通脉，泻浊洁腑，降脂降压之功效。

【药理】 黄精煎剂可明显降低高脂血症家兔甘油三酯、β－脂蛋白和血胆固醇。首乌、泽泻可改善脂质代谢，减少肠道胆固醇的吸收。山楂、菊花降压降血脂。决明子能显著降低血浆胆固醇和甘油三酯的含量。丹参降血脂，抗动脉粥样硬化。

【用法】 水煎服，日1剂。

八、慢性胃炎

慢性胃炎系指不同病因引起的胃黏膜的慢性炎症或萎缩性病变，可分为慢性浅表性胃炎和慢性萎缩性胃炎。发病原因尚未完全阐明，一般认为与周围环境的有害因素及易感体质有关，如长期饮浓茶、烈酒、咖啡，食过热、过冷、过于粗糙的食物；长期大量服用非甾体类消炎药、吸烟；细菌尤其是幽门螺旋杆菌（HP）感染；免疫因素；继发于其他疾病等。慢性胃炎缺乏特异性症状，大多数病人常无症状或有程度不同的消化不良症状如上腹隐痛、食欲减退、餐后饱胀、返酸等。萎缩性胃炎患者可有贫血、消瘦、舌炎、腹泻、出血等。

该病属中医学“胃痛”“胃痞”等范畴。其病位在胃，与肝、脾、肾等脏腑有关。本病病因繁多，饮食所伤、情志不遂、脾胃素虚、失治误治等皆可引发。

【方一】 加味香苏饮（董建华经验方）

【出处】 《中国名老中医经验集萃》

【组成】 香附10克，橘皮10克，枳壳10克，炒鸡内金5克，香橼皮10克，佛手5克，大腹皮10克，砂仁5克，焦三仙各10克，木香6克。

【功用】 调气和胃，疏肝止痛。

【主治】 慢性胃炎。症见胃胀多气，时伴隐痛，反复发作，食后脘胀尤甚，不思饮食者。

【方解】 本方以香附、橘皮为主药。香附入肝，解郁理气止痛；橘皮理气和胃化湿，为脾胃宣通疏利之要药，具有能散、能燥、能泻、能补、能和之功，与香附相配，既能调气和胃，又可舒肝止痛。配枳壳以破气消积，利膈宽中，能消胃脘胀满、通大、小肠；佐大腹皮下气行水，调和脾胃；香橼皮、佛手宽胸除胀止痛。诸药相伍，共奏行气、和胃、通降、舒肝、止痛之功。

【药理】 陈皮挥发油对胃肠道有温和的刺激作用，能促进消化液分泌和排除肠内积气。鸡内金可增高胃液的分泌量、酸度和消化力，使胃运动加强、排空加快。砂仁挥发油能促进胃液分泌，可排除消化道积气，故能行气消胀。木香、佛手能调整胃肠运动。

【用法】 水煎服，日1剂。

【按语】 如伴见胁肋胀痛、口苦泛恶、肝郁不舒症状者，可加柴胡、青皮、郁金等味以舒肝解郁；若伴便秘、腹胀、腑行不畅者，可入酒军或瓜蒌、莱菔子以导滞通腑；如伤食生冷，胃寒作痛者，可加良姜或毕澄茄等品以行气散寒止痛；如顽固腹胀，反复不愈，则可配用鸡金散（鸡内金、沉香或木香、砂仁、香橼皮等量研末，每服3克，日两次），健胃消胀化滞（亦可用于汤剂）。

【方二】 平胃散

【出处】 《太平惠民和剂局方》

【组成】 苍术15克，厚朴9克，陈皮9克，甘草4克，生姜3片，大枣两枚。

【功用】 燥湿运脾，行气和胃。

【主治】 慢性胃炎。症见脘腹胀满，不思饮食，恶心呕吐，嗳气吞酸或口苦无味，肢体倦怠，胸闷气短，大便溏薄，舌淡胖，苔白腻而厚者。

【方解】 苍术除湿运脾；厚朴行气化湿，消胀除满；陈皮理气和胃，芳香醒脾；甘草甘缓和中，调和诸药；煎加姜枣，其调和脾胃之功益佳。诸药相合，使湿浊得化，气机调畅，脾气健运，胃得和降，则诸症自除。

【药理】 苍术、厚朴可调整胃肠运动。陈皮挥发油对胃肠道有温和的刺激作用，能促进消化液分泌和排除肠内积气。生姜可止吐，促进胃液分泌，松弛肠平滑肌。甘草对胃平滑肌有解痉作用。

【用法】 水煎服，日1剂。

【方三】 楂梅益胃汤

【出处】 《江西中医药》

【组成】 沙参30克，麦冬、玉竹、生地黄、木瓜各10克，山楂、山药各15克，石斛、乌梅、白芍各12克，甘草6克。

【功用】 养阴益胃。

【主治】 慢性胃炎。症见胃脘嘈杂，似饥非饥，似痛非痛，口干舌燥，少苔、无苔或花剥苔。证属脾阴不足、胃土燥热型者。

【方解】 方中用乌梅、山楂、木瓜、白芍之类以酸甘化阴，配沙参、麦冬、玉竹、生地黄、石斛等养阴益胃，伍山药健脾和胃，甘草调和诸药。

【药理】 沙参、麦冬、生地黄具有增强免疫，调节免疫平衡的功能。木瓜似有缓和胃肠肌痉挛的作用。山楂促进消化，对胃肠功能具有一定的调节作用。乌梅煎剂能促进胆汁分泌，增强机体免疫功能。白芍与甘草合用，可解除胃肠平滑肌痉挛、镇痛。

【用法】 水煎服，日1剂。

【方四】 一贯煎加味（赵清理经验方）

【出处】 《中华名医名方薪传胃肠病》

【组成】 辽沙参15克，生地黄12克，麦冬12克，枸杞子15克，太子参12克，焦山楂30克，乌梅肉15克，鸡内金12克，广木香6克，甘草3克。

【功用】 甘寒养阴，和中益胃。

【主治】 慢性萎缩性胃炎。症见胃脘灼痛，嘈杂干呕，不思饮食，食后胃脘痞满胀痛，口燥咽干，体倦乏力，舌质红苔少，脉细数无力。证属胃阴不足，胃失濡养。

【方解】 本方取太子参、枸杞、山楂、乌梅、甘草之酸甘以化阴，助沙参、生地黄、麦冬滋阴生津之力；鸡内金补胃体；广木香理气，防酸甘之滞，助生生之机。以上诸药合用，益胃阴、养胃体。

【药理】　沙参、麦冬、生地黄、枸杞多糖具有增强免疫，调节免疫平衡的功能。乌梅煎剂能促进胆汁分泌，增强机体免疫功能。鸡内金可增高胃液的分泌量、酸度和消化力，使胃运动加强、排空加快。木香能调整胃肠运动，促进胃的排空。

【用法】　水煎服，日再服，早晚各一次。

【方五】　温阳健胃汤（张继泽经验方）

【出处】　《中华名医名方薪传胃肠病》

【组成】　潞党参15克，炒白术10克，白芍10克，炒枳壳10克，高良姜5克，陈皮6克，法半夏10克，桂枝3克，木香5克，炙甘草3克。

【功用】　温运脾阳，健胃和中。

【主治】　萎缩性胃炎，伴灶性肠腺化生。症见胃脘隐痛，胃胀嗳气，大便或干或烂，脉细，舌苔薄白。辨证为中虚气滞者。

【方解】　方中党参、白术益气补中，桂枝温经通阳，白芍缓急止痛，良姜温中祛寒，木香行气止痛，陈皮、半夏理气化痰降逆，枳壳破气宽中，甘草调和诸药，共奏温运脾阳，健胃和中之效。

【药理】　党参具有保护胃黏膜功能。炒枳壳水煎液能明显促进小鼠胃肠蠕动。高良姜低浓度水煎剂对离体肠管有兴奋作用。陈皮挥发油对胃肠道有温和的刺激作用，能促进消化液分泌和排除肠内积气。木香能调整胃肠运动，促进胃的排空。

【用法】　水煎服，日1剂，分两次服。

【方六】　砂半理中汤（宋孝志方）

【出处】　《名医方证真传》

【组成】　清半夏9克，制香附9克，高良姜9克，炒枳壳9克（或炒枳实），砂仁9克（打碎）。

【功用】　理气散寒、和胃止痛。

【主治】　慢性胃炎、消化性溃疡证属寒凝气滞者。症见胃脘疼痛，泛酸嗳气，或吐涎沫，脘腹胀满，痛引胁背或胸中，舌质淡红，苔薄白或白腻，脉沉迟或弦紧。

【方解】　方中半夏燥湿化痰、降逆止呕、和中健脾，砂仁健胃理气止痛、化食积；枳壳（或枳实）能消心下痞塞之痰，泄腹中滞塞之气，推胃中隔宿之食，消腹内连扯之积，故做为脾胃病之主药。香附舒肝理气，良姜温中祛寒。

【药理】　半夏促进胃肠运动，抗实验性胃溃疡。香附可促胆汁分泌，抗炎镇痛。高良姜低浓度水煎剂对离体肠管有兴奋作用。砂仁挥发油能促进胃液分泌，可排除消化道积气，故能行气消胀。

【用法】　水煎服，日 1 剂，分两次温服。

【按语】　若口苦吐酸，为胆火较盛，加生栀子 6～9 克；胁痛较重者，可加川楝子 9 克；若兼大便干燥或不能，为大肠有热，可加大黄 2～3 克；若腰酸小腹胀甚，可加沉香末 2 克（另冲）；同时有小便不利者，可加肉桂末 2 克（另冲）；若中焦痞满，上下不通，此乃兼有三焦症状，可加黄连 2～3 克，肉桂末 2 克（另冲）。

九、胃与十二指肠溃疡

胃与十二指肠溃疡是常见的慢性消化系统疾病，又称消化性溃疡。溃疡的形成有各种因素，其中酸性胃液对黏膜的消化作用是溃疡形成的基本因素。研究表明，胃酸分泌过多、幽门螺杆菌感染和胃黏膜保护作用减弱等因素是引起胃与十二指肠溃疡的主要环节。胃排空延缓和胆汁返流、胃肠肽的作用、遗传因素、药物因素、环境因素和精神因素等，都和溃疡的发生有关。临床表现主要有上腹部疼痛，呈慢性、周期性、节律性发作，多为钝痛、灼痛或饥饿样疼痛。此外可伴有唾液分泌增多、烧心、反胃、嗳酸、嗳气、恶心、呕吐等其他胃肠道症状。

胃与十二指肠溃疡属中医学“胃脘痛”“嘈杂”“吞酸”等的范畴。发病机制较为复杂，但总不外乎脾胃气机壅滞，升降失常、气滞血瘀为患。治疗原则以“理气止痛”为常法，兼以审证求因，辩证施治。根据寒、热、虚、实、在气、在血的不同，分别施以温、清、补、泻、行气、活血等法。

【方一】　**金延桔槟汤加减（董建华经验方）**

【出处】　《中国名老中医经验集萃》

【组成】　金铃子 10 克，元胡索 5 克，香附 10 克，青陈皮各 5 克，枳壳 10 克，黄连 2.5 克，吴萸 1.5 克，乌贼骨 10 克，煅瓦楞 12 克，佛手片 5 克，炒五灵脂 10 克。

【功用】　调血和气，疏肝止痛。

【主治】　十二指肠球部溃疡，辨证属肝胃不和、气血瘀阻者。症见胃脘疼痛、呕吐酸水，空腹痛甚，口渴干苦、纳差、大便结、小便黄，舌边紫，苔中心黄腻，脉弦。

【方解】　金铃子入肝，行气通滞；香附理气开郁，主入气分，行气之中兼行气中血滞，为气中血药；元胡索活血利气，主入血分，行血之中兼行血中气滞，为血中气药。以上三味配合，活血止痛，理气宽中；陈皮理气和胃化湿，与元胡索、香附、金铃子为伍，既能活血止痛和胃，又能舒肝理气；配以枳壳，消胀除满，通利大小肠；黄连、吴萸清火解郁行气；乌贼骨、煅瓦楞止酸；佛手宽胸除胀止痛；炒五灵脂活血化瘀。

【药理】　延胡索有明显的镇痛作用，还可以抑制胃酸分泌，保护实验性胃溃疡。乌贼骨、煅瓦楞含碳酸钙能中和胃酸，减轻胃溃疡之疼痛。黄连及小檗碱均具有抗实验性胃溃疡作用。吴茱萸具有对抗胃溃疡，镇痛抗炎作用。

【用法】　水煎服，日 1 剂。

【方二】　温胆汤加味（步玉如经验方）

【出处】　《中国名老中医经验集萃》

【组成】　竹茹 20 克，生姜 10 克，法夏 10 克，茯苓 16 克，陈皮 10 克，生甘草 6 克，炒枳壳 10 克，元胡 10 克，川楝子 10 克。

【功用】　清化痰热，行气止痛。

【主治】　胃溃疡，证属痰热郁阻者。胃脘胀闷疼痛，饥时减轻，食后加重，不喜按压。时有恶心、嘈杂、腹胀、口苦、不思饮、大便干溏不调。舌苔黄白相兼而厚腻，脉滑。

【方解】　方中竹茹清热化痰；生姜、法夏降逆止呕；茯苓、陈皮健脾除湿；枳壳、元胡、川楝子行气止痛。

【药理】　生姜可止吐，促进胃液分泌，抗溃疡。半夏能显著抑制胃液分泌，抑制胃液酸度，抑制胃蛋白酶活性，对急性胃黏膜损伤有保护和促进恢复作用，促进胃肠运动，止呕。茯苓对大白鼠实验性胃溃疡有防治作用，可降低胃酸浓度。炒枳壳水煎液能明显促进小鼠胃肠蠕动。川楝子调节胃肠平滑肌，改善微循环和血液流变学指标。

【用法】　水煎服，日 1 剂。

【方三】 化瘀生肌汤

【出处】 《北京中医》

【组成】 五灵脂6克，当归、延胡索各10克，没药5克，黄芪12克，珍珠末0.3克（冲服），冬虫夏草2克。

【功用】 活血化瘀，益气生肌。

【主治】 胃、十二指肠溃疡。

【方解】 方中灵脂、当归、延胡索、没药行气活血，化瘀止痛；黄芪补中益气，且有托疮生肌之用；配珍珠末生肌敛疡，促使溃疡面愈合；冬虫夏草大补阴阳之气。

【药理】 五灵脂具有抗血小板聚集，镇静镇痛作用。延胡索有明显的镇痛作用，还可以抑制胃酸分泌，保护实验性胃溃疡。黄芪能降低胃液和胃酸分泌。珍珠末含碳酸钙，能中和胃酸，减轻胃溃疡之疼痛。

【用法】 水煎服，日1剂。10天为1个疗程。如症状得到控制改服粉剂，每次服6克。早、午、晚饭前各服1次，3个月为1个疗程。

【按语】 胃返酸有烧灼感者，加海螵蛸、瓦楞子；神疲气短者加党参；嗳气频作者，加丁香、柿蒂；大便潜血试验阳性者，加阿胶珠、艾叶炭、地榆炭。

【方四】 肝胃百合汤（夏度衡经验方）

【出处】 《常见消化系统疾病的中医治疗》

【组成】 百合15克，甘草6克，柴胡10克，郁金10克，乌药10克，川楝子10克，黄芩10克，丹参10克。

【功用】 疏肝理胃，化瘀敛疡。

【主治】 消化性溃疡，属肝胃气机失常，气血瘀阻，胃络损伤者。症见上腹部疼痛，吞酸嗳腐，神疲乏力，舌淡红苔薄黄，脉沉小而弦。

【方解】 方中百合、甘草调中利气而扶土抑木；柴胡疏肝解郁，活血而止痛；黄芩性味虽属苦寒，但与辛温之乌药相配，能避寒凉之性而取苦降之用，以降胃气；丹参、郁金、川楝子活血通络调气。综观全方，从调畅肝的气机入手，以复其脾胃之升降，从而达到治肝安胃敛疡之功。

【药理】 甘草有抗溃疡作用，可改善胃溃疡面环境、吸附盐酸、改变胃酸胃液浓度，并对胃平滑肌有解痉作用。柴胡有增强机体免疫、镇痛的作用。乌药可使麻醉犬在位肠肌蠕动加速、收缩增强。川楝子调节胃肠平滑肌，改善微循环和血液流变学指标。黄芩明显拮抗乙酰胆碱所致回肠痉挛。

【用法】 水煎服，日 1 剂。

【方五】 钟乳石方（祝谌予经验方）

【出处】 《中国中西医结合杂志》

【组成】 钟乳石 30 克，蒲公英 30 克，肉桂 5 克，黄柏 10 克，甘草 6 克。

【功用】 暖脾温肾，清热燥湿，寒热并调。

【主治】 消化性溃疡病，证属寒热错杂，虚实夹杂，脾胃不和者。

【方解】 方中钟乳石甘温入肾，温阳以暖脾，安五脏，补虚损；肉桂辛甘大热，入脾、胃两经，温肾阳，暖脾土，除冷积，通血脉；黄柏苦寒入肾、膀胱、大肠经，清热燥湿，滋肾降火；蒲公英苦甘寒，入肝、胃二经，清热解毒且有健胃作用；甘草甘平，补中健脾，缓急止痛，调和诸药。诸药合用，苦寒泻热，辛甘散寒，寒热并调，补虚扶正，以达到阴阳调和的目的。

【药理】 现代药理研究，钟乳石含碳酸钙，能中和胃酸。肉桂皮油可刺激胃液分泌，促进消化功能，并可缓解胃肠痉挛，起到止痛作用。蒲公英有促进溃疡面愈合的作用。黄柏可增强家兔离体肠管收缩，保护大鼠实验性胃溃疡。

【用法】 水煎服，日 1 剂。

【方六】 马勃散（丁启后经验方）

【出处】 《中国名医名方》

【组成】 马勃粉 100 克，鸡蛋壳 100 克，三七 50 克，瓦楞壳 100 克，青木香 40 克。

【功用】 散瘀止血，行气止痛。

【主治】 胃、十二指肠溃疡。症见胃脘胀痛，连及两胁，恶心呕吐，口苦吞酸，夜寐不宁，大便溏、色黑，小便黄，舌红苔黄腻。

【方解】 马勃辛平，敛疮、止血、解毒；鸡蛋壳咸寒，化痰饮止痛，凉血止血；三七甘微苦温，止血散瘀，止痛；瓦楞壳甘咸平，化痰软坚，散瘀止痛；青木香辛苦寒，行气止痛，清热解毒，散结通郁。诸药合用，咸寒软坚，散瘀止血，行气止痛，故有止胃痛，愈溃疡的作用。

【药理】 马勃有促进溃疡面愈合的效用。鸡蛋壳、瓦楞壳有制胃酸作用。三七有很好的抗炎、镇痛、止血作用，可保护胃黏膜。木香能调整胃肠运动促进胃的排空；木香丙酮提取物对胃黏膜有保护作用。

【用法】 上药研末，日服3次，每次2~3克，三餐前空服。

十、急性胃肠炎

急性胃肠炎是胃肠黏膜的急性炎症，由于饮食不当，食入过多生冷不易消化、刺激性食物，或摄入被细菌、毒素污染的食物所致。此病好发于夏秋季节，起病急，临床表现以恶心、呕吐、腹痛、腹泻、发热为主，严重者可出现脱水、休克等。可分为三型：以胃痛、恶心呕吐为主者，称急性胃炎；以腹痛、腹泻为主者，称急性肠炎；二者兼有者，称急性胃肠炎。

本病属中医学“呕吐”“胃脘痛”“泄泻”“腹痛”“霍乱”等范畴。多由中焦元气素亏，外感风寒暑湿之邪；或饮食不洁，损伤脾胃，以致运化失职，脾失健运，胃失和降，浊阴内阻，清浊相干，乱于胃肠而成。临床本着“急则治其标”的原则，突出止呕、止泻、止痛，然后针对病因采用散寒、理气、清热、消食、活血、祛湿、收涩、健脾、疏肝、和胃等方法，调畅胃肠气机，使邪去正安。

【方一】 葛根芩连汤

【出处】 《伤寒论》

【组成】 葛根15克，甘草6克，黄芩9克，黄连9克。

【功用】 解表清里。

【主治】 急性胃肠炎，属表证未解，里热甚者。症见身热汗出，泻下急迫，气味臭秽，肛门灼热，胸脘烦热，口渴，舌红苔黄，脉数或促。

【方解】 方中重用葛根，既能解表退热，又能升发脾胃清阳之气而止下利，为君药；臣以黄芩、黄连清热燥湿，厚肠止利；使以甘草甘缓和中，调和诸药。

【药理】 葛根芩连汤对内毒素所致的发热家兔有显著的解热作用；对福氏痢疾杆菌、伤寒杆菌、金黄色葡萄球菌、人轮状病毒等有抑制作用；对内毒素所致小鼠腹泻有抑制作用；能促进小鼠胃排空；使家兔离体肠肌松弛，并能对抗乙酰胆碱对肠管的兴奋作用。

【用法】 水煎服，日1剂，早晚分服。

【方二】　藿香正气散

【出处】　《太平惠民和剂局方》

【组成】　大腹皮、白芷、紫苏、茯苓各5克；半夏曲、白术、陈皮、厚朴、苦桔梗各10克、藿香15克，炙甘草12克，生姜3片，大枣1枚。

【功用】　解表化湿，理气和中。

【主治】　急性胃肠炎，外感风寒，内伤湿滞证。症见脘腹疼痛，上吐下泻，泄泻清稀，甚如水样，或伴恶寒发热，头痛，舌苔白腻。

【方解】　方中藿香辟秽和中，升清降浊，为君；配以紫苏、白芷辛香发散，助藿香外散风寒，兼可芳化湿浊；半夏曲、陈皮燥湿和胃，降逆止呕；白术、茯苓健脾运湿，和中止泻；厚朴、腹皮行气化湿，畅中除满；桔梗宣肺利膈；姜、枣、甘草谐营卫而调药和中。

【药理】　研究表明，藿香正气水有抑制离体肠管收缩、抑制胃肠推进功能和体外抑菌作用，对金黄色葡萄球菌，甲、乙型副伤寒杆菌，痢疾杆菌有明显的抑制作用。

【用法】　水煎服。

【方三】　连朴饮

【出处】　《霍乱论》

【组成】　制厚朴6克，姜川连、石菖蒲、制半夏各3克，炒香豉、焦栀子各9克，芦根60克。

【功用】　清热化湿，理气和中。

【主治】　急性胃肠炎，湿热并重者。症见上吐下泻，胸脘痞闷，心烦躁扰，小便短赤，舌苔黄腻，脉滑数等。

【方解】　芦根清热和胃，除烦止呕；又以黄连清热燥湿，厚朴理气祛湿，菖蒲芳香化湿，半夏和胃燥湿，四者合用，可使湿去热清，气机调和；佐以栀子、豆豉清宣胸脘郁热，而除烦闷。诸药配伍，使湿热除，脾胃和，吐泻立止。

【药理】　厚朴可调整胃肠运动，对肠管，小剂量出现兴奋，大剂量则为抑制。高浓度黄连小檗碱可抑制离体豚鼠回肠痉挛。石菖蒲煎剂对豚鼠离体回肠有很强的解痉作用，还能促进消化液分泌，制止胃肠的异常发酵。制半夏可抑制呕吐中枢而止呕。

【用法】　水煎温服。

【方四】 木香槟榔丸

【出处】 《儒门事亲》

【组成】 木香、槟榔、青皮、陈皮、莪术、黄连各3克，黄柏、大黄各5克，炒香附子、牵牛各10克。

【功用】 行气导滞，攻积泄热。

【主治】 急性胃肠炎，属湿热食积者。症见脘腹痞满胀痛，嗳腐酸臭，泻下黏腻臭秽，里急后重，舌苔黄腻，脉沉实等。

【方解】 方中木香、槟榔行气导滞，消脘腹胀满，除里急后重；大黄、牵牛攻积导滞泄热；青皮、香附行气化积；莪术疏肝解郁，破血中之气；陈皮理气和胃，健脾燥湿；黄连、黄柏清热燥湿。全方以行气导滞为主，配以清热、攻下、活血之品，共奏行气导滞，攻积泄热之功。

【药理】 木香能调整胃肠运动促进胃的排空。槟榔、牵牛子增加肠蠕动。陈皮挥发油对胃肠道有温和的刺激作用，能促进消化液分泌和排除肠内积气。黄柏可增强家兔离体肠管收缩。大黄小剂量可促进胃液分泌，对离体胃有促进胃运动的作用。

【用法】 水煎服。

【方五】 保和丸

【出处】 《丹溪心法》

【组成】 山楂18克，神曲6克，半夏、茯苓各9克，陈皮、连翘、莱菔子各6克。

【功用】 消食和胃。

【主治】 急性胃肠炎，属食积内停者。症见腹痛肠鸣，泻下粪便，臭如败卵，泻后痛减，脘腹胀满，嗳腐酸臭，不思饮食，苔垢浊或厚腻，脉滑。

【方解】 方中重用山楂，能消一切饮食积滞，尤善消肉食油腻之积；神曲消食健脾，善化酒食陈腐之积；莱菔子下气消食，长于消谷面之积；半夏、陈皮行气化滞，和胃止呕；茯苓渗湿健脾，和中止泻；连翘清热散结。诸药相合，共奏消食和胃，清热祛湿之功。

【药理】 实验研究，本方无糖颗粒剂灌胃，能显著增加小鼠肠蠕动频率，加速小肠推进运动，增加胃液分泌，提高胃蛋白酶活性，使胃蛋白酶和胰蛋白排出量增加。

【用法】 水煎服。

【方六】 半夏泻心汤加味

【出处】 《光明中医》

【组成】 姜半夏12克，黄连9克，黄芩9克，党参12克，广木香12克，厚朴12克，白芍15克，干姜6克，苍术12克，车前子（包煎）15克，炙甘草6克，大枣5枚。

【功用】 寒热平调，散结除痞。

【主治】 急性胃肠炎，症见胃脘不适或痞满，恶心、呕吐，肠鸣绞痛，腹泻黄色水样便或带黏液，或有发热，舌质偏红，舌苔多腻。

【方解】 半夏泻心汤中半夏为君，辛苦入胃，以和胃消痞，降逆止呕；辅以干姜辛温散寒，增强其辛开散结之功；黄连、黄芩苦寒泻热，增强其苦降除逆之力；佐以参、草、枣补脾益气以和中。同时在原方基础上酌加白芍以缓急止痛；广木香行肠胃滞气；厚朴除胃满积滞；苍术燥湿，以除脾湿，升清阳；车前子以利小便实大便。全方寒热、辛苦、补泻同施，而使胃气得和，升降复常，则痞满吐利诸症自消。

【药理】 姜半夏可抑制呕吐中枢而止呕。黄芩、黄连有较强的体外抗菌作用，能抑制葡萄球菌、痢疾杆菌等；黄连小檗碱还可对抗霍乱弧菌和大肠杆菌所致肠分泌亢进、腹泻及死亡。苍术挥发油可抑制胃肠平滑肌运动。干姜具有解痉镇痛、抗炎止泻作用。

【用法】 每日1剂，水煎两次，分两次服，3日为1疗程。服药时应以少量多次为原则，以免药汁入胃即吐。对个别恶心呕吐严重者，服药前应先服生姜汁半勺，以开胃止呕。

十一、胃下垂

胃下垂是指人体直立时胃的下缘达盆腔，胃小弯弧线的最低点降到髂嵴连线以下。它是由多种因素导致胃组织及韧带松弛和胃壁的迟缓而形成。轻者临床表现不明显。重者可见胃脘隐痛、腹胀，食后加重；消化不良，厌食、恶心，消瘦乏力，嗳气，便秘或溏；腹部有重坠感，平卧或以手托腹部则感舒适；胀痛以立位较重，卧位时即减轻或消失，劳累后加重。久病后可见心烦失眠、焦躁、心悸、眩晕、血压低等症状。亦可有其他内脏下垂表现。

中医学无胃下垂病名，根据其临床特点，属于“胃痞”“胃脘痛”“胃缓”的范畴。近代医家将本病的病机概括为脾胃失和，中气下陷。病因有饮食不节、内伤七情、劳累过度或脾胃虚损等。治疗以补中益气，升阳举陷为基本方法，兼以消食导滞、养阴和胃、疏肝解郁、温阳助运、活血化瘀等法。

【方一】 补中益气汤

【出处】 李杲《脾胃论》

【组成】 黄芪18克，炙甘草9克，人参6克，当归3克，橘皮6克，升麻6克，柴胡6克，白术9克。

【功用】 补中益气，升阳举陷。

【主治】 胃下垂。

【方解】 方中重用黄芪，补中益气，升阳固表；配人参、炙甘草、白术补气健脾，与黄芪合用，增强其补中益气之功；当归养血和营；陈皮理气和胃，使诸药补而不滞；少量升麻、柴胡升阳举陷。诸药合用，使气虚者补之，气陷者升之。

【药理】 黄芪具有增强小肠运动和平滑肌紧张度的效应。白术煎剂有明显促进小鼠胃排空及小肠推进功能的作用。当归及其成分当归多糖、阿魏酸均有增强机体免疫功能作用。柴胡能调节胃肠运动机能，如柴胡粗皂苷能明显增强乙酰胆碱对豚鼠离体小肠和家兔离体肠肌的收缩作用。升麻提取物能轻度增强氯化乙酰胆碱及血管收缩素引起的胃肠平滑肌收缩。

【用法】 水煎服，日1剂。

【方二】 枳术汤

【出处】 张仲景《金匮要略》

【组成】 枳实30克，白术30克。

【功用】 益气健脾，行气消痞。

【主治】 胃下垂。症见脘腹胀满隐痛，嗳气、纳少；舌淡，苔薄腻，脉细。

【方解】 方中枳实行气导滞，消痞除胀；白术益气健脾，燥湿和中。共奏消补兼施，升降并用之功效。

【药理】 药理研究证明，枳实对动物胃肠有兴奋作用，能使胃肠蠕动增强而有节律。白术可促使胃肠分泌旺盛，蠕动增速。

【用法】 水煎服。

【方三】 柴平汤

【出处】 《湖南中医杂志》

【组成】 柴胡、枳实、黄芩、法半夏、厚朴、陈皮、苍术各10克，大黄6克，白芍、蒲公英、芦根各15克，甘草5克。

【功用】 清热燥湿，行气止痛。

【主治】 胃下垂。症见形体消瘦，脐下隆起，胃脘部痞满，灼热痛牵引两胁肋，小腹坠胀，舌质红、苔黄腻，脉弦细滑。

【方解】 柴平汤是以大柴胡汤清肝胆郁热；平胃散燥湿运脾健胃，行气宽中；白芍、甘草缓急止痛；蒲公英清热利湿；芦根清热生津和胃。诸药合用，使郁热得清，湿化热退。

【药理】 柴胡粗皂苷能明显增强乙酰胆碱对豚鼠离体小肠和家兔离体肠肌的收缩作用。苍术醇提液对正常大鼠胃平滑肌有轻度兴奋作用。厚朴煎剂对家兔离体肠肌有明显兴奋作用。大黄小剂量对离体胃有促进胃运动的作用，还可兴奋结肠平滑肌。

【用法】 水煎服，日1剂，分早、晚服。15天为1个疗程，间隔3天，行下1个疗程，共治疗3个疗程。

【方四】 调中益气汤

【出处】 《新中医》

【组成】 黄芪45克，人参（另煎）、升麻各9克，苍术、木香各30克，橘皮12克，甘草6克。

【功用】 调中益气，行气降逆。

【主治】 胃下垂。

【方解】 方中黄芪、人参、柴胡、升麻、甘草具有补中益气、升阳举陷之功；木香、橘皮具有行气、调中降逆之功；苍术燥湿健脾。

【药理】 黄芪具有增强小肠运动和平滑肌紧张度的效应。人参对免疫功能有明显的促进作用。木香能使血中胃动素升高而促进胃排空，其提取液可使离体兔肠肠蠕动幅度和肌张力明显增强。

【用法】 水煎服，日1剂。15天为1个疗程，疗程结束后，停药3天，再进行第2个疗程。治疗期间忌食生冷辛辣刺激食物。此外，药渣趁热用布包外敷于胃脘部，同时自行按顺、逆时针方向各按摩15分钟，力量要适中，每天2次。

【按语】 脾肾阳虚者，加熟附子、干姜；胃阴虚者，加沙参、石斛；瘀血者，加蒲黄、五灵脂。

【方五】 枳实理中汤

【出处】 《吉林中医药》

【组成】 枳实、白术各30克，茯苓、党参各15克，柴胡、法半夏各10克，干姜、甘草各6克。

【功用】 温补脾胃，消积逐饮。

【主治】 胃下垂，证属脾胃虚寒，饮浊内停者。症见脘胁痞满，时有坠痛，空腹为轻，进食后加剧，时而泛吐清涎及饮食物，形体消瘦，舌质淡、苔薄腻，脉迟缓。

【方解】 枳实理中汤以理中汤温补脾胃，枳实、茯苓逐水化积、理气消痞，再加法半夏合方中的茯苓化痰湿而和胃气，加柴胡升提中气，使清升浊降。诸药合用，补中有消，降中有升，脾胃升降有序，胃复其位。

【药理】 枳实对动物胃肠有兴奋作用，能使胃肠蠕动增强而有节律。白术煎剂有明显促进小鼠胃排空及小肠推进功能的作用。党参可调整胃肠运动，党参液使离体豚鼠回肠张力升高、收缩幅度增大。半夏能显著增强家兔肠道输送能力。

【用法】 水煎服，日1剂。

【按语】 食积者，加莱菔子、炒山楂、神曲、麦芽；泛酸者，加海螵蛸、煅瓦楞子；胁肋胀痛者，加制香附、延胡索；便秘者，加大黄；血瘀者，加丹参；夹热者，加黄连。

【方六】 消补汤

【出处】 《浙江中医学院学报》

【组成】 神曲、谷麦芽、山楂各30克，黄芪、柴胡各15克，党参、白术各10克，枳壳、陈皮、升麻各5克。

【功用】 消食除痞，益气升阳。

【主治】 胃下垂，脾胃虚弱，饮食不化，宿食停积者。

【方解】 方中的山楂消肉食油腻，神曲消酒食陈腐，谷麦芽消谷食，陈皮理气，枳壳下气，增强气机运动，共成消食除痞为主；再以黄芪、党参、白术健脾益气，升麻、柴胡升举清阳为辅，使脾气健旺，下垂之胃上升。

【药理】 神曲、谷麦芽促进消化。山楂对大鼠弛张状态下的胃平滑肌具有促收缩作用。党参可调整胃肠运动，党参液使离体豚鼠回肠张力升高、收缩幅度增大。白术可促使胃肠分泌旺盛，蠕动增速。升麻提取物能轻度增强氯化乙酰胆碱及血管收缩素引起的胃肠平滑肌收缩。

【用法】 水煎服，日 1 剂，20 天为 1 个疗程，治疗 3 个疗程。

十二、肝硬化

肝硬化是常见的慢性肝病，由各种病因长期损害肝脏，引起肝脏慢性、进行性、弥漫性纤维性病变。其以肝组织弥漫性纤维化、假小叶和再生结节形成为特征。临床上分为肝功能代偿期和失代偿期。代偿期症状轻，主要表现为乏力、食欲减退、腹胀不适、上腹隐痛、轻微腹泻、肝脾轻度肿大等。失代偿期症状显著，主要为肝功能减退和门静脉高压症两大类临床表现，可见脾大、腹水、肝脏硬、出血、贫血等。晚期常出现消化道出血、肝性脑病、继发感染等严重并发症。

肝硬化属中医的“积聚”“鼓胀”等范畴，在代偿期多属“积聚”，失代偿期多属“鼓胀”。积聚的发生主要关系到肝、脾两脏；气滞、血瘀、痰结是形成积聚的主要病理变化。鼓胀的病机重点为肝脾肾三脏功能失调，气滞、瘀血、水饮互结于腹中。治疗时，根据疾病不同阶段，在辨别虚实的基础上，灵活采用攻法和补法，或以攻邪为主，或以扶正为主，或攻补兼施。

【方一】 软肝汤（姜春华经验方）

【出处】 《临床中医家姜春华》

【组成】 生大黄 6~9 克，桃仁 9 克，丹参 9 克，地鳖虫 3~9 克，鳖甲 9 克，炮山甲 9 克，黄芪 9~30 克，白术 15~60 克，党参 9~15 克。

【功用】 活血化瘀，软肝散结，益气健脾。

【主治】 早期肝硬化，轻度腹水。

【方解】 方中大黄荡涤瘀血，桃仁活血化瘀，地鳖虫逐瘀破结，三味相合，破血之力颇猛；丹参活血祛瘀，凉血消肿；炮山甲咸能软坚，性善走窜，鳖甲味咸气寒，入肝脾血分，既能滋阴退热，又可软坚散结，两药均对肝硬化肝脾肿大有较好治疗效果；佐以黄芪、白术、党参健脾益气之品，符合仲景“见肝之病，当先实脾之旨”。上药共具攻补兼施，活血化瘀，软肝散结之功。

【药理】 现代药理研究证明，大黄抑制血小板聚集，改善微循环；并具有保肝作用，可使急性肝损伤大鼠肝细胞肿胀、变性及坏死明显减轻，促进肝细胞再生。丹参可促进肝脏生理机能好转，并能使肝脾肿大缩小变软。鳖甲能抑制肝脾结缔组织增生，提高血浆白蛋白水平。白术有明显的利尿作用，故能消肿。

【用法】 水煎服，日1剂。

【方二】 软肝煎（邓铁涛经验方）

【出处】 《中国名老专家学术经验集》

【组成】 太子参30克，白术15克，云苓15克，川萆薢10克，楮实子12克，菟丝子12克，鳖甲（先煎）30克，土鳖虫（研末冲服）3克，丹参18克，甘草6克。

【功用】 健脾护肝，化癥软坚。

【主治】 早期肝硬化。

【方解】 本方取四君子汤补脾气，健运脾阳以“实脾”；用川萆薢入肝胃两经升清降浊；加楮实子、菟丝子、鳖甲以养肝肾。病已及血分，故用土鳖、丹参以祛瘀活血。

【药理】 四君子汤具有增强免疫、护肝作用；并可促进代谢，提高小鼠肝糖原的含量。鳖甲能抑制肝脾结缔组织增生，提高血浆白蛋白水平。丹参可改善肝脏微循环，且能清除自由基，保护肝细胞。

【用法】 水煎服，每剂药煎两次，日两服。

【方三】 苍牛防己汤（方药中经验方）

【出处】 《当代名老中医临证萃（第一册）》

【组成】 苍术、白术各30克，川牛膝、怀牛膝各30克，汉防己、大腹皮各30克。

【功用】 健脾疏肝，活血利水。

【主治】 肝硬化腹水。症见腹胀尿少，面色灰暗，下肢水肿，舌暗红苔薄白，脉弦细数。

【方解】 方以苍术、白术补脾燥湿治其本：以川牛膝、怀牛膝益血活血，缓肝疏肝以利补脾；以汉防己、大腹皮行水利尿以治其标。诸药合用，共奏健脾活血，行水之效。

【药理】 苍术保肝，对鼠肝细胞损害有显著的预防作用，对肝脏蛋白质合成亦有明显促进作用。白术有明显的利尿作用，故能消肿。牛膝增强免疫，加速肝脏蛋白质合成能力。防己具有抗肝纤维化作用，能抑制胶原蛋白合成，对成纤维细胞的增殖亦有抑制作用，还可维护肝细胞的稳定性。

【用法】　水煎服，日 1 剂，早晚分服。可连服 2 ~3 周。

【方四】　消水丹（李昌源经验方）

【出处】　《当代名老中医临证萃（第一册）》

【组成】　甘遂 10 克，枳实 15 克，沉香 10 克，琥珀 10 克，麝香 0.15 克。

【功用】　行气利水。

【主治】　肝硬化腹水。症见胁下痞块胀痛，腹胀，小便短少，大便秘结。

【方解】　本方以甘遂泻腹水而破瘀血为主；辅以枳实破结气而逐停水；沉香降逆气而暖脾肾；佐琥珀利小便而通经络；麝香通诸窍而活血滞。将上药装入胶囊，枣汤送服，其旨在顾护脾胃，免伤正气。诸药合用，气滞散则腹水消，气血脏腑可望恢复。

【药理】　枳实理气消胀的功效与其增强小肠电活动的效应、兴奋胃肠平滑肌等药理作用有关。沉香所含挥发油有促进消化液分泌及胆汁分泌等作用。

【用法】　将上药共研细末，装空心胶囊，每次 4 粒，隔日 1 次，兑大枣汤空心平旦吞服。

【方五】　丹金强肝散（杜雨茂经验方）

【出处】　《中国名医名方》

【组成】　丹参 30 克，郁金 15 克，三七 12 克，鸡内金 15 克，党参 24 克，茯苓 30 克，青黛 12 克。

【功用】　清热活血，健脾益气。

【主治】　早期肝硬化，属于正气方虚，湿热毒邪留恋及气血凝滞者。症见面色黯黑微黄似熏，唇紫，面肢轻度浮肿，右胁下隐痛不舒，腹胀不思食，小便黄而不利，脉细弦，舌淡红不鲜，苔白。

【方解】　丹参活血养血，善消积聚，解毒止痛；郁金辛苦且凉，既能凉血破瘀，又可行气解郁，清热止痛；三七化瘀生新，止血止痛；青黛清热解毒，凉血泻肝。此四味药俱可入肝，使气行瘀散，热清毒解，痛消而正安，为本方之主药。党参、茯苓、鸡内金甘平而淡，益气健脾，消利湿热，消积开胃，以之为佐，寓有见肝之病当先实脾之意。诸药合用，可使湿热、毒瘀俱祛，脾气健旺，化源充沛，肝复滋荣，以达肝强健脾之目的。

【药理】 据近代药理研究，丹参、三七、青黛有抗菌及抗病毒作用，单味丹参又有消肝脾肿大之功。茯苓可促进实验性肝硬变动物肝脏胶原蛋白降解，使肝内纤维组织重吸收。

【用法】 共为细粉，每日 2 ~3 次，每次服 3 克，开水冲服。

【方六】 臌胀黄疸方（金洪元经验方）

【出处】 《中国名医名方》

【组成】 茵陈 15 ~20 克，郁金 12 克，鸡内金 10 克，金钱草 30 克，生大黄 3 ~6 克。

【功用】 清热利湿，理气化瘀。

【主治】 肝硬化，湿热黄疸，伴腹胀，苔腻，便秘或出血者。

【方解】 茵陈为清热除、利胆退黄之要药，用量宜重；郁金性寒味辛苦，入气分则行气解郁，入血分则凉血祛瘀，尤宜气滞血瘀之症；鸡内金有健脾开胃，运化水谷之功，能除脘腹胀满而助消化；金钱草清化湿热，利水解毒；大黄荡涤瘀热，推陈致新。全方合用，可收清利湿热，理气祛瘀之效。

【药理】 茵陈促进胆汁分泌，且具有保肝作用，能降低肝损伤大鼠血清谷丙转氨酶活力，减轻肝细胞变性、坏死。大黄为治黄疸要药，具有利胆退黄作用，能疏通胆小管及微细胆小管胆汁瘀滞，增加胆管舒缩，加强胆红素排泄及抑制溶血反应。金钱草抗炎利胆。

【用法】 水煎服。

【按语】 舌红少苔者加沙参 10 克、麦冬 10 克；胁痛而舌黯有瘀斑者，加茜草 10 克；胁痛兼胀者加青皮 10 克、川楝子 10 克；便溏不畅者，去大黄加木香 10 克、苡米 30 克。

十三、急性肾小球肾炎

急性肾小球肾炎（简称“急性肾炎”）是由免疫反应而引起的弥漫性肾小球毛细血管内增生性损害，多由链球菌感染或其他细菌、病毒及寄生虫感染后引起。好发于学龄儿童及青少年，男多于女。其特点为急性起病，患者出现血尿、蛋白尿、水肿和高血压，并可伴有一过性氮质血症。本病大多预后良好。

急性肾炎一般属于中医“水肿”（阳水）、“尿血”等范畴。其发病机理，多因感受外邪，肺失宣肃，不能通调水道，风遏水阻，溢于肌肤而发水肿；湿热蕴结膀胱、灼伤血络而发尿血；脾失健运、肾气不固而现蛋白尿。病位在肺、脾、肾，累及膀胱、三焦。治疗上根据辨证，分别采用宣肺利尿、凉血止血、清热解毒、健脾利湿、收涩固精等方法。

【方一】　坤草茅根汤（钟新渊）

【出处】　《名医名方录第四辑》

【组成】　白茅根30克，白花蛇舌草30克，益母草30克，车前草30克。

【功用】　清热解毒，活血利水。

【主治】　急性肾小球肾炎。

【方解】　茅根能“除瘀血血闭寒热、利小便”，与益母草“消水行血”为主导，辅以车前草通五淋，利小便，白花蛇舌草清热解毒。四药合方，集甘寒、辛微苦之味，俾利气机灵动，行而不伤正，奏澄本清源、邪去正安之功效。

【药理】　白茅根能缓解肾血管痉挛，使肾滤过增加而产生利尿作用。白花蛇舌草能刺激网状内皮系统增生，促进抗体形成，使网状细胞、白细胞的吞噬能力增强，而达到抗菌消炎的目的。益母草可以改善肾脏微循环、改善细胞膜通透性，从而消除水肿、蛋白尿。车前草可抗菌消炎利尿，降低血肌酐水平。

【用法】　上方分两次煎，合两煎药液浓缩约150毫升，分3次空腹服，日两次、夜1次。

【方二】　宣肺靖水饮（张志坚）

【出处】　《名医名方录第四辑》

【组成】　荆芥10克，连翘15克，僵蚕10克，蝉衣10克，生黄芪15克，防风10克，生白术10克，石苇30克，生地黄10克，炙鸡内金5克，生甘草3克。

【功用】　宣肺祛风，扶正洁源。

【主治】　急性肾炎。症见尿蛋白长期不消失，反复感冒，咽痛，面肢浮肿，舌苔薄，脉细或浮细。

【方解】　本方用荆芥、连翘、僵蚕、蝉衣宣肺祛风，散结破聚，开上焦而逐恋邪，宣肺气以净水源；石苇助肺肾之精气，上下相交，使水道行而小便利。方中合玉屏风散，旨在益气固卫以调整免疫机能；加甘草、鸡内金，调和诸药，健脾助运；生地黄以滋养肾阴扶助下元。全方合奏宣肺祛风、扶正逐邪、洁源净水之功。

【药理】 荆芥、防风、蝉衣对于链球菌有抑制作用。连翘对金黄色葡萄球菌、溶血性链球菌、痢疾杆菌、流感病毒、鼻病毒等多种病原微生物有抑制作用，还具有抗炎、利尿作用。石苇具有抗组织胺作用和利尿作用。黄芪能增强免疫机能，缓解肾小球血管痉挛，使肾血流量及滤过率增加。

【用法】 每日1剂，头煎、二煎药液合并共约400毫升，分早晚两次于饭后1小时温服。症状缓解取得疗效后，可守原方隔日服1剂，或以上方剂量比例研末为丸，分早晚两次，于饭后各取6～9克吞服，以资巩固，以尿蛋白持续消失3月停药。

【方三】 疏风利水汤（邹云翔）

【出处】 《中华当代名医妙方精华》

【组成】 金银花、连翘、茯苓、玄参、石斛、六一散（滑石6份，甘草1份，共研细末混匀）各9克，苡米12克，芦根30克，桃仁、红花各3克。

【功用】 疏风清热，和络渗利。

【主治】 急性肾炎。症见眼睑浮肿，精神萎靡，口干欲饮，脉细。

【方解】 方中金银花、连翘疏风清热；桃仁、红花和血化瘀；苡米、茯苓、六一散、芦根渗湿利水；玄参、石斛顾护阴津。上药合用，则能疏风清热，和络渗利。

【药理】 金银花、连翘等清热解毒药有提高机体免疫功能，抗变态反应性炎症，改善肾脏血液循环，促进肾脏病理损害的修复和纤维蛋白的吸收作用。茯苓素具有和醛固酮及其拮抗剂相似的结构，其利水渗湿作用还与对机体水盐调节机制的影响有关。芦根对溶血链球菌有抑制作用。桃仁、红花扩张血管，改善肾脏血液循环。

【用法】 每日1剂，水煎分服。

【方四】 芳化清利汤

【出处】 《河北中医》

【组成】 白花蛇舌草30克，连翘15克，黄芩10克，蝉蜕10克，牛蒡子20克，佩兰10克，苍术20克，薏苡仁30克，白茅根30克，益母草30克，萆薢20克，牛膝15克，陈皮6克。

【功用】 清热利湿，祛风解毒。

【主治】 急性肾小球肾炎，湿热证。

【方解】 方中白花蛇舌草、连翘、黄芩、蝉蜕、牛蒡子清热解毒，宣利上焦肺气，盖肺主一身之气，气化则湿亦化；佩兰、薏苡仁、苍术、萆薢利湿热而健脾；益母草、白茅根、牛膝活血利水而益肾；陈皮芳香醒脾，疏利气机。全方清热利湿，祛风解毒、消散血结气聚。

【药理】 药理研究证实，白花蛇舌草等清热解毒中药具有清除抗原、抑制抗体，抑制活性免疫细胞产生及抑制过敏介质的释放等作用；白花蛇舌草等还能刺激网状内皮系统增生，增强吞噬细胞功能。牛蒡子等可清除尿蛋白，抑制免疫复合物形成对肾脏的损害；益母草、牛膝等活血化瘀药物具有增加肾血流量，改善微循环，调节免疫功能，并有对抗自由基损伤作用。

【用法】 水煎服，日 1 剂。

【方五】 **麻桂苏蝉白术汤**

【出处】 《河南中医》

【组成】 麻黄、桂枝、苏叶各 10 克，蝉衣 6 克，白术 30 克，生姜 3 片。

【功用】 解表利水。

【主治】 急性肾小球肾炎，初起有风寒表证者。

【方解】 方中麻黄发汗解表；桂枝调和营卫；配苏叶、蝉衣宣通气机；白术、生姜健脾利水。诸药合用，共奏“开鬼门，洁净府”，宣上达下之功。

【药理】 麻黄扩张肾血管使肾血流增加，并阻碍肾小管对钠离子重吸收而发挥利尿作用。桂枝抗炎、抗过敏，且有一定的利尿作用。苏叶、蝉衣对于链球菌有抑制作用。白术水煎剂和流浸膏灌胃或静脉注射对大鼠、家兔、犬有明显而持久的利尿作用。

【用法】 水煎温服，每日 1 剂，分 2 ~ 4 次服。

【方六】 **麻黄连翘赤小豆加丹参汤**

【出处】 《湖北中医杂志》

【组成】 麻黄 4 ~ 9 克，连翘 8 ~ 15 克，赤小豆 15 ~ 25 克，桑白皮 9 ~ 12 克，苦杏仁 6 ~ 9 克，生姜 3 ~ 6 克，益母草 9 ~ 15 克，大枣 4 ~ 6 枚，丹参 9 ~ 15 克。

【功用】 清热解表，活血利水。

【主治】 急性肾小球肾炎，湿热兼表证者。

【方解】 方中麻黄宣肺利水消肿，杏仁降肺气；连翘清热解毒，与桑白皮合用泻肺行水；生姜既能助麻黄宣散水气，又可助杏仁降肺逆；大枣安中和中，赤小豆利水，两药合用可使脾肾功能渐复；益母草活血利水；丹参活血祛瘀。诸药合用，共奏疏风消肿利水之功。

【药理】 现代药理研究证实，麻黄使肾血流增加而利尿。连翘抗菌、消炎利尿。桑白皮有利尿作用，可使动物尿量及钠、钾、氯化物排出量均增加。益母草可以改善肾脏微循环、改善细胞膜通透性，从而消除水肿、蛋白尿。丹参是氧自由基的强力清除剂，还有降血脂、降压、强心、抗炎、抑菌等作用。

【用法】 每日1剂，水煎服，分早晚两次口服。

十四、慢性肾小球肾炎

慢性肾小球肾炎简称慢性肾炎，本病为一多因素导致的慢性、进行性肾损害。临床表现有水肿、高血压、贫血、蛋白尿、血尿及肾功能下降，至晚期，由于肾小球大部分被破坏导致肾功能衰竭。仅有少数慢性肾炎是由急性肾炎发展所致，绝大多数慢性肾炎的确切病因尚不清楚，起病即属慢性。起始因素多为免疫介导炎症。本病可发生于任何年龄，但以青中年为主，男性多见。

慢性肾小球肾炎属中医“水肿”（阴水）、“虚劳”“腰痛”等范畴。病机主要是肺、脾、肾的虚损，气血、阴阳的失调。肺脾肾亏虚，气化不利，水湿内泛；久病入络，气滞血瘀；瘀血、水湿相互转化，互为因果，致病势缠绵，经久不愈。病变由虚致实，因实更虚，虚实夹杂。治疗上常应用益气、温阳、育阴、活血、健脾、益肾、固涩诸法，以利水消肿，固摄精微，扶正祛邪。

【方一】 资肾益气汤（盛国荣）

【出处】 《中华当代名医妙方精华》

【组成】 生晒参10克（药汤炖），黄芪30克，车前子20克，茯苓皮30克，杜仲20克，地骨皮15克，泽泻15克。

【功用】　扶正祛邪，益气养阴。

【主治】　慢性肾炎属气阴两虚者。

【方解】　方用人参、黄芪补气益血；茯苓皮、车前子、泽泻渗湿利尿；杜仲补肝肾；地骨皮凉而不峻，气轻而清，去浮游之邪。本方补而不滞，利而不伐，气阴正常而邪自去。

【药理】　人参对免疫功能有明显的促进作用，可改善血液流变学，防止动脉粥样硬化，并对急慢性炎症均有显著抑制作用。黄芪能增强免疫机能，缓解肾小球血管痉挛，使肾血流量及滤过率增加。杜仲对狗、大小鼠均有利尿作用，还有增强机体免疫功能。泽泻利尿，可使尿中钠、钾、氯及尿素的排泄量增加。

【用法】　水400毫升，先浸药10分钟，煎20分钟，去药渣，将汤炖生晒参10分钟，分两次服。

【方二】　益气化瘀补肾汤（朱良春）

【出处】　《中华当代名医妙方精华》

【组成】　生黄芪30克，仙灵脾20克，石苇15克，熟附子10克，川芎10克，红花10克，全当归10克，川续断10克，怀牛膝10克。

【功用】　益气化瘀，温阳利水，补肾培本。

【主治】　慢性肾炎日久，肾气亏虚，络脉瘀滞，气化不行，水湿潴留。肾功损害，缠绵不愈者。

【方解】　方中黄芪益气培本利水；仙灵脾补肾阳、祛风湿；附子补阳益火，温中焦，暖下元；石苇利尿通淋；川芎活血理气；红花活血、破瘀生新；当归补血活血，且有利尿之效；川续断、怀牛膝补益肝肾；益母草活血利水消肿。

【药理】　黄芪能增强免疫机能，缓解肾小球血管痉挛，使肾血流量及滤过率增加。附子，仙灵脾具有肾上腺皮质激素样作用。石苇能消除肾小球病变。红花降低血压。益母草用大剂量时，能消除尿蛋白。

【用法】　本方须用益母草90～120克，煎汤代水煎药。

【方三】　健脾温运汤（邹云翔）

【出处】　《中华当代名医妙方精华》

【组成】　党参、山药、茯苓、薏苡仁、川椒、当归、白芍、神曲各9克，干姜、法半夏、陈皮各6克，鸡内金3克，大枣5枚。

【功用】　健脾化湿，温中助运。

【主治】 慢性肾炎。症见腰酸，神疲乏力，脘痛纳少，恶心欲吐，口多黏涎，苔白腻，脉细。

【方解】 方中党参、山药、内金，神曲健脾益气；茯苓、薏苡仁淡渗利湿；当归、白芍养血柔肝；川椒、干姜、半夏、陈皮温中运脾，使脾胃功能健旺，水肿得消。

【药理】 党参、山药调节机体免疫功能。茯苓素具有和醛固酮及其拮抗剂相似的结构，调节机体水盐代谢。薏苡仁可增强体液免疫，促进抗体产生。白芍增强免疫、扩张血管、降低血压。半夏促进胃肠运动、止呕。陈皮促进消化液分泌和排除肠内积气。

【用法】 每日1剂，水煎分服。

【方四】 加减参苓白术散（邓铁涛）

【出处】 《中华当代名医妙方精华》

【组成】 党参、薏苡仁各15克，黄芪20克，茯苓皮25克，白术、山药、牛膝、猪苓、桂枝各12克，甘草4克。

【功用】 健脾化湿利水。

【主治】 慢性肾炎，脾虚湿阻证。症见面色㿠白，或面色萎黄不华，身重倦怠，胸闷纳呆，气短自汗，大便时溏，小便短少，舌边有齿印，苔白腻，脉缓弱。

【方解】 方用黄芪、党参、山药健脾益气；茯苓皮、白术、猪苓、薏苡仁健脾渗湿消肿；甘草调中和胃；桂枝温阳化气；牛膝引水下行。群药相伍，能健脾化湿利水。

【药理】 黄芪、党参、山药、薏苡仁调节机体免疫。茯苓调节机体水盐代谢。白术有明显而持久的利尿作用。猪苓抑制肾小管对电解质和水的重吸收，从而发挥利尿作用。牛膝提取物有降压及利尿作用。

【用法】 每日1剂，水煎分服。

【方五】 益肾汤

【出处】 《深圳中西医结合杂志》

【组成】 黄芪15~30克，熟地黄15~30克，淮山药10克，茯苓10克，泽泻15~30克，半边莲30克，雷公藤15克，山茱萸6克，葫芦巴15克，益母草30克，苏叶30克。

【功用】 益气养阴，祛湿化瘀。

【主治】 慢性肾小球肾炎，气阴两虚、兼湿浊瘀血者。

【方解】　方中黄芪，补气、固表、利水；熟地黄补血滋阴；淮山药补脾胃，益肺肾；茯苓健脾化痰，利水渗湿；泽泻利水渗湿；半边莲利尿消肿；雷公藤有大毒，能祛风除湿，活血通络；山茱萸补益肝肾；葫芦巴温补肾阳；益母草活血化瘀，利水消肿；苏叶行气宽中。全方合用，共奏益气养阴，祛湿通络之功效。

【药理】　现代药理研究，黄芪有提高机体免疫力的作用，有助于肾病的恢复及预防并发的作用；雷公藤有激素样的作用，而无激素的副作用；益母草有消除蛋白尿的作用。半边莲、苏叶有抑菌作用。

【用法】　水煎服。

【方六】　**蛋白宁汤**

【出处】　《实用中医内科杂志》

【组成】　生黄芪30克，芡实30克，茯苓15克，金樱子15克，黄精15克，百合15克。

【功用】　健脾补肾，固摄精微。

【主治】　慢性肾小球肾炎，蛋白尿长期不退者。

【方解】　方中黄芪、白术、茯苓、党参健脾益气、统摄精微；山药、菟丝子、黄精补肾助封藏精微；芡实、金樱子涩精止遗，直接治疗尿蛋白下泄；百合养阴清心。

【药理】　现代药理研究证实百合对尿蛋白有治疗作用。黄芪、黄精有提高机体免疫力的作用。

【用法】　每日1剂，水煎两次混合后分3次服。

十五、风湿性关节炎

风湿性关节炎是风湿热的临床表现之一，多见于青少年。风湿热是一种与A族乙型溶血性链球菌感染有关的自身免疫性疾病，病变主要累及心脏、关节、皮下组织。风湿性关节炎呈游走性，受累关节常为大关节，尤其是膝、踝、肘和腕关节。典型表现为红、肿、热、痛、压痛和活动受限。炎症消退后，关节功能完全恢复而很少出现关节畸形。

本病属中医“痹证”范畴，系由先天不足或后天失养，致正气不足，卫外不固，风、寒、湿、热外邪侵袭人体，或壅滞于经，或郁塞于络，气血凝滞，脉络痹阻而成。治疗以祛邪为主，兼以扶正。

【方一】 清热宣痹汤（张沛虬）

【出处】 《名医名方录第四辑》

【组成】 生石膏30克，知母10克，生甘草5克，桂枝10克，防己15克，忍冬藤30克，天花粉30克，威灵仙30克，豨莶草15克，黄柏12克。

【功用】 清热通络，宣痹胜湿。

【主治】 风湿性关节炎急性期（热痹），症见高热，关节肿痛，口渴，苔白腻或黄腻。

【方解】 本方由仲景白虎加桂枝汤化裁而成。方中石膏、知母清泄肌热；忍冬藤、豨莶草、威灵仙、防己、黄柏清热宣痹，舒筋通络；桂枝辛温，在大队寒药中，能增强该方祛风湿通经络的效果。天花粉、生甘草清热生津，调和诸药。共奏清热通络、宣痹胜湿的作用。

【药理】 白虎汤有显著解热作用，并可抗感染。桂枝有明显的抗炎、抗过敏作用，桂枝总挥发油对急性炎症有明显的抑制作用，对过敏性炎症模型大鼠佐剂型关节炎有抑制作用。防己有抗炎作用，能明显减轻甲醛性关节炎大鼠的踝关节肿胀程度；还有抗过敏和免疫抑制作用。

【用法】 上药中先煎石膏，约半小时后，将其余药物一起兑入，再煎半小时取服，每剂煎两次，日服1剂，分两次温服。如病情严重，可日服两剂，分4次服用。

【方二】 五桑四藤防己汤（魏长春）

【出处】 《名医方证真传》

【组成】 桑叶10克，桑白皮10克，桑枝15克，桑椹子12克，桑寄生10克，钩藤10克，鸡血藤15克，忍冬藤15克，天仙藤15克，防己10克。

【功用】 清热除湿，舒筋活络。

【主治】 本方适用于风湿性关节炎，属阴虚血热或久服辛燥走窜之品致阴液亏虚者。症见风湿性痹痛，骨节酸楚，脉弦细，舌苔白滑。

【方解】 本方以五桑为主，四藤及防己为辅。方中桑寄生补肾健腰；桑椹子补肝肾、养气血；桑枝祛风湿、利关节；桑白皮清热利湿；桑叶疏风散热；鸡血藤活血养血，通痹止痛；忍冬藤清热祛风；钩藤平肝熄风舒筋；天仙藤疏通气血、利湿蠲痹；防己治关节肿痛。10味合用，具挟正达邪，驱除风湿，舒筋活络，调和气血之功。

【药理】 桑叶煎剂体外实验对金黄色葡萄球菌、乙型溶血性链球菌等多种致病菌有抑制作用。桑白皮有镇痛作用。忍冬藤、鸡血藤具有抗炎作用。防己有抗炎作用，能明显减轻甲醛性关节炎大鼠的踝关节肿胀程度；还有抗过敏和免疫抑制作用。

【用法】 每日1剂，水煎分服。

【方三】 ***调湿方***

【出处】 《中华临床医学研究杂志》

【组成】 地骨皮30克、羚羊骨18克、薏苡仁30克、云苓皮30克、桑枝30克、威灵仙15克、白茅根18克、生石膏30克、鸡血藤30克、穿破石30克、接骨木30克。

【功用】 清热利湿，活血祛风，通络止痛。

【主治】 风湿性关节炎，湿热痹阻经脉，气血运行不畅者。症见大关节红肿热痛，伴有全身酸困，发热，烦渴，纳差，尿黄、便干，舌质红，苔黄腻，脉弦数。

【方解】 方中地骨皮清骨泻火，达肾凉血；羚羊骨、水牛角深入筋骨，熄风清热止痛；生石膏、鸡血藤缓筋通络，活血清热，气血两清，入筋止搐；云苓皮、白茅根善清温火，功专消肿，专利皮肤水结；老桑枝祛风活络，通利关节，善治周身风湿痹痛；接骨木、穿破石祛风利湿，舒筋通络，活血止痛，攻坚散结，壮骨和胃；蜈蚣、威灵仙通经达络，走而不守，引药力直达病所。诸药合用，可入络清热，入筋祛湿，入皮消肿，入血通脉，入骨止痛，入关利节。

【药理】 地骨皮水、醇提取物对发热家兔有解热作用。薏苡仁抑制肌肉收缩，镇痛解热。白茅根可抗菌解热。生石膏对内毒素发热有明显的解热效果。鸡血藤有抗炎作用。

【用法】 将上药用冷水浸泡30分钟，文火煎30分钟，取汁约300毫升，日服两次，1次150毫升。每日或隔日1剂。

【方四】 ***独活寄生汤***

【出处】 《中华中西医学杂志》

【组成】 独活15克、寄生40克、秦艽15克、防风15克、细辛3克（后下）、川芎15克、当归15克、熟地黄20克、白芍40克、桂枝20克、茯苓15克、杜仲15克、川牛膝20克、党参20克、甘草10克。

【功用】 祛风除湿，散寒止痛，扶正祛邪。

【主治】 慢性风湿性关节炎，表现为肌肉、关节酸痛、麻木、重着、屈伸不利，每遇潮湿或气候变化疼痛加重，舌质淡红，苔薄白，脉弦。

【方解】 方中独活长于祛下焦风寒湿邪，蠲痹止痛，为君药；防风，秦艽祛风散湿，桂枝温经散寒，通利血脉，细辛祛寒止痛为臣药；佐以寄生、牛膝、杜仲补益肝肾，强壮筋骨；当归、白芍、熟地黄、川芎养血活血；党参、茯苓、甘草补气健脾，扶助正气均为佐药；甘草调和诸药，又为使药。本方特点以祛风散寒除湿为主，辅以补肝肾，益气血之品。攻补兼顾，祛邪扶正，扶正不碍邪。

【药理】 药理研究显示，独活寄生汤有抗炎作用，对角叉菜胶和甲醛所致足跖肿胀有抑制作用；还可以镇痛，调节机体免疫功能，提高单核巨噬细胞吞噬功能。

【用法】 水煎早晚温服，疗程 15～30 天。

【方五】 身痛逐瘀汤

【出处】 《现代中医药》

【组成】 当归 30 克，川芎 15 克，红花 9 克，桃仁 9 克，五灵脂 9 克，威灵仙 15 克，秦艽 15 克，羌活 12 克，川牛膝 12 克，香附 12 克，地龙 15 克，乳香 9 克，没药 9 克，甘草 6 克。

【功用】 活血通络，逐瘀止痛。

【主治】 风湿性关节炎，瘀血阻络者。症见关节刺痛难忍，伴有麻木感，屈伸不利，舌质暗兼有瘀点，脉涩而沉。

【方解】 方中当归、川芎、红花、桃仁活血逐瘀；五灵脂、乳香、没药消肿止痛，活血逐瘀；地龙、川牛膝、秦艽、羌活、威灵仙祛风除湿，通络止痛；甘草调和诸药。

【药理】 秦艽具有抗炎作用，所含秦艽碱甲可抑制大鼠甲醛性及蛋清性关节肿和足肿；并有抗过敏和镇痛作用。牛膝可提高机体免疫功能，激活小鼠巨噬细胞对细菌的吞噬能力以及扩张血管，改善循环，促进炎性病变吸收等，以发挥抗炎消肿作用。羌活对多种实验性足肿胀有明显抑制作用，并能促进佐剂型关节炎模型动物全血白细胞吞噬功能。

【用法】 水煎每日 1 剂，每次服 250 毫升，早晚各服 1 次，10 剂为一个疗程。

【方六】 四妙汤加减

【出处】 《中国校医》

【组成】 忍冬藤 20 克，苍术 10 克，薏苡仁 15 克，知母 10 克，牛膝

6克，木瓜10克，赤芍10克，川芎6克，当归10克，生甘草3克。

【功用】　清热祛湿，活血通络。

【主治】　风湿性关节炎，属湿热者。

【方解】　方中忍冬藤清热解毒，善治热痹；黄柏苦寒清热，苍术苦温燥湿，二者配合具有清热燥湿之效；苍术、黄芪、牛膝、木瓜既能祛湿，又能舒筋通络；生地入血分清热凉血；芍药、甘草敛阴养血，缓急止痛，佐以川芎、当归有助于血脉之畅通；诸药合用药症相合，使湿祛热清，病症自除。

【药理】　忍冬藤具有抗炎作用。知母有解热抗炎作用，对大肠杆菌所致家兔发热有解热作用，对鹿角菜胶性大鼠脚爪水肿及棉球性肉芽肿均有显著抑制作用。木瓜对动物实验性关节炎有明显消肿作用。

【用法】　每天1剂，水煎两次分服。10~20天为1个疗程。

十六、类风湿性关节炎

类风湿性关节炎是一个累及周围关节为主的多系统性炎症性的自身免疫病，其特征性的症状为对称性、周围性多个关节慢性炎性病变，临床表现为受累关节疼痛、肿胀、功能下降，病变呈持续、反复发作过程。

本病属中医“痹证”范畴，其发生主要由肝肾不足，气血虚弱，风、寒、湿、热诸邪侵袭人体，流注经络，致气血闭阻而成。治疗以祛邪活络，缓急止痛为大法，采用散风、散寒、祛湿、清热、活血通络等法以祛邪，佐以健脾、补益肝肾以扶正。

【方一】　加减痛风方（汪履秋）

【出处】　《名医名方录》

【组成】　生麻黄10克，川桂枝10克，制苍术10克，熟附片10克，防风10克，防已10克，威灵仙10克，制南星10克，桃仁10克，红花10克，鸡血藤15克，全蝎3克，露蜂房15克，雷公藤15克。

【功用】　祛风宣湿，化痰消瘀。

【主治】　类风湿性关节炎。症见手指、足趾关节肿胀疼痛，甚则强硬变形，张口不利，或伴四肢关节肿痛，舌苔淡薄微腻，脉象细弦带涩。

【方解】　方中麻黄发散风寒；苍术苦温燥湿；附子温经散寒；防风祛风胜湿；桂枝祛在上之风；防已除在下之湿；威灵仙通行十二经脉，祛风通络；南星化痰燥湿；桃仁活血消瘀；鸡血藤活血养血；全蝎、露蜂房搜风剔络；雷公藤祛风解毒。

【药理】 麻黄有解热抗炎作用，能明显降低腹腔毛细血管的通透性，抑制由致炎物角叉菜胶等引起的炎症反应；麻黄有镇痛作用；此外，麻黄可体外抑制溶血链球菌。桂枝有明显的抗炎、抗过敏作用。苍术可清除动物体内免疫复合物。附子具有肾上腺皮质激素样作用。

【用法】 水煎，每日1剂，每剂煎服两次，首次煎煮时间不少于45分钟。

【方二】 热痹饮

【出处】 《名医名方录第四辑》

【组成】 当归12克，黄芩9克，连翘12克，忍冬藤12克，生苡仁24克，防风12克，防己12克，海桐皮12～15克，生甘草12～15克。

【功用】 清热利湿，宣痹通络。

【主治】 类风湿性关节炎。属湿热为主，风寒为兼，寒热虚实错杂，气血流通不畅的热痹证者。

【方解】 方中当归养血活血，善止肌肉、关节、神经痛；黄芩清热燥湿；甘草调和诸药，缓急止痛；防风散风寒湿痹、解热镇痛，治一身尽痛；防己苦寒泄热；海桐皮祛风湿，通经络，消肿止痛；连翘升浮宣散，流通气血，泄诸经络之热；薏苡仁除湿而不助燥，清热而不伤阴，益气而不滋湿热；忍冬藤清热解毒，通经脉而调气血。九药合用，湿化热清，结散痹通。

【药理】 当归对急性渗出性炎症有较显著的抑制作用，对变态反应性炎症也有一定影响，并可镇痛。黄芩抗炎，对大鼠佐剂型关节炎继发性损害有预防保护作用，能抑制骨质退化和破坏；并对链球菌有体外抑制作用。连翘具有显著的抗炎作用，能显著抑制炎性渗出、水肿。防风、防己亦有抗炎作用。

【用法】 水煎，1剂煎两次，上午煎头煎，下午煎二煎，煮开煎半小时，每次煎成1小碗，饭后1小时服，1日1剂。

【方三】 乌头细辛汤

【出处】 《湖北中医杂志》

【组成】 黄芪60克，白术、枸杞、豨莶草各30克，制川乌、制草乌、红花各12克，生石膏50克，知母20克，制乳香、制没药、秦艽各15

克。

【功用】　清热祛风，散寒止痛，攻补兼施。

【主治】　寒热错杂型类风湿性关节炎。

【方解】　方中川乌、草乌散寒止痛；秦艽、豨莶草祛风除湿；黄芪、白术、枸杞益气养血，扶助正气；生石膏、知母清热解毒滋阴，并可制约二乌的偏性；乳香、没药、红花活血通络。

【药理】　黄芪、白术、枸杞具有调节免疫功能的作用。制川乌对于实验性关节炎具有消炎和镇痛作用。豨莶草抗炎、抑制细胞免疫和体液免疫，扩张血管，改善微循环。乳香、没药、红花能改善血液循环，增加组织的血氧供给，促进炎症吸收。

【用法】　每日 1 剂，浓煎两次，每剂药煎 1 小时，煎取药液 300 毫升，日服 3 次，每次 100 毫升，饭后温服。

【方四】　**痹通汤**

【出处】　《光明中医》

【组成】　乌梢蛇 15 克，炙僵蚕 10 克，炙地鳖虫 10 克，炙蜂房 10 克，广地龙 10 克，当归 10 克，威灵仙 30 克，鸡血藤 30 克，甘草 6 克。

【功用】　祛风散寒，除湿通络，涤痰化瘀。

【主治】　类风湿性关节炎。

【方解】　方中乌梢蛇、威灵仙祛风除湿、蠲痹通络止痛；地鳖虫、鸡血藤、当归散瘀通络、舒筋活血；炙僵蚕化痰消坚、通经活络；广地龙清热解毒，泻热通络；蜂房兴阳起痹，散肿定痛；甘草调和诸药药性。诸药合用，益肾壮督，祛风散寒，除湿通络，涤痰化瘀。

【药理】　僵蚕在体内外具有较强的抗凝血作用。地龙直接抑制凝血酶－纤维蛋白原反应，具有很好的抗凝、抗血栓之功。

【用法】　每日 1 剂，水煎分 2 次服用。

【方五】　**独活寄生汤加味**

【出处】　《中国中医急症》

【组成】　独活 35 克，桑寄生 20 克，杜仲 15 克，牛膝 20 克，细辛 5 克，秦艽 20 克，茯苓 20 克，肉桂 5 克，全蝎 5 克，蜈蚣 3 条，防风 20 克，川芎 15 克，红参 20 克，甘草 10 克，当归 20 克，白芍 20 克，生地黄 15 克。

【功用】　祛风湿，止痹痛，益肝肾，补气血。

【主治】 类风湿性关节炎，日久不愈、肝肾两亏、气血不足之证。

【方解】 方中独活为君，取其理伏风，善祛下焦与筋骨间风寒湿邪；伍以细辛发散阴经风寒，搜剔筋骨风湿而止痛；防风祛风胜湿；秦艽除风湿而舒筋；桑寄生、杜仲、牛膝祛风湿兼补肝肾；当归、川芎、生地黄、白芍养血活血；红参、茯苓补气健脾；肉桂温通血脉；全蝎、蜈蚣通络止痛。

【药理】 药理研究显示，独活寄生汤有抗炎作用，对角叉菜胶和甲醛所致足跖肿胀有抑制作用；还可以镇痛，调节机体免疫功能，提高单核巨噬细胞吞噬功能。

【用法】 每日1剂，文火煎取汁250毫升，早晚分服。

【方六】 **独仙子汤**

【出处】 《光明中医》

【组成】 独活10克，威灵仙12克，制马钱子1克，竹茹10克，松节15克，防风10克，川断15克，骨碎补12克，桂枝9克，白芍12克，穿山甲10克，地龙10克，全蝎10克，当归12克，乌梢蛇10克。

【功用】 祛风除湿，养血活血，通络止痛。

【主治】 类风湿性关节炎。

【方解】 方中独活、威灵仙、松节、防风祛风除湿；川断、骨碎补益肾养精；桂枝、白芍调和营卫，祛风活血；当归养血活血；马钱子搜风活络，散结开痹；地龙、全蝎、穿山甲、乌梢蛇活血祛瘀，通络止痛，祛风除湿；竹茹祛湿调胃。

【药理】 独活抗炎，所含成分可抑制角叉菜胶引起的大鼠足肿胀，并有镇痛作用。马钱子通络散结止痛与兴奋中枢神经系统、镇痛、改善微循环等药理作用有关。骨碎补能促进骨对钙的吸收，并有一定的改善软骨细胞功能、推迟细胞退行性变的作用。

【用法】 水煎服，每日1剂两煎，每煎1小时。早晚分服，疗程三个月。

【按语】 服药后一旦出现恶心、眩晕等不适感时，可去马钱子或减量。

十七、贫血

在一定容积的循环血液内红细胞计数、血红蛋白量以及红细胞压积均低于正常标准者称为贫血。其中以血红蛋白最为重要，成年男性低于120g/L（12.0g/dL），成年女性低于110g/L（11.0g/dL），一般可认为贫血。贫血是临床最常见的表现之一，然而它不是一种独立疾病，可能是一种基础的，有时是较复杂疾病的重要临床表现。一旦发现贫血，必须查明其发生原因。

中医学中没有贫血的名称，但从患者临床所呈现的证候，如面色苍白、身倦无力、心悸、气短、眩晕、精神不振、脉见细象等，则相似于“血虚”“阴虚”诸疾。一般可将贫血划入“血虚”或“虚劳亡血”的范畴。

【方一】　海参猪骨大枣汤

【出处】　《广西中医药》

【组成】　海参（干品）50 克，猪骨 10 只，大枣 200 克。

【功用】　补益气血。

【主治】　再生障碍性贫血。

【方解】　海参益气养血，猪骨补髓生血，大枣健脾养血，共收补益气血之功。

【药理】　现代药理研究发现，海参的活性成分具有抗凝血、抗肿瘤、增加免疫力及抗病毒等作用，猪骨、大枣能促进造血机能。

【用法】　每天 1 剂，10 天为一疗程，每个疗程间隔 2 ~4 天。

【方二】　野菊猪肉汤

【出处】　《辽宁中医杂志》

【组成】　野菊根茎 30 克，鲜精猪肉 30 克。

【功用】　清热养血。

【主治】　再生障碍性贫血。

【方解】　野菊根茎清热，鲜精猪肉补气养血，共收清热养血之功。

【药理】　现代药理研究发现，野菊花煎剂对多种致病菌有抑制作用，精猪肉含有丰富的蛋白质。

【用法】　药同煎煮，去渣。

【方三】　参芪仙补汤

【出处】　《中医杂志》

【组成】　人参6克，黄芪24克，补骨脂15克，仙鹤草24克。

【功用】　益气养血。

【主治】　慢性再生障碍性贫血。

【方解】　参芪益气健脾，补骨脂、仙鹤草补肾养血，共收益气养血之功。

【药理】　现代药理研究发现，参芪仙补汤具有促进机体造血功能，提高人体免疫力的作用。

【用法】　水煎服，日1剂。

【方四】　凉血解毒汤

【出处】　《北京中医》

【组成】　羚羊角粉1克（冲服），牡丹皮、板兰根各10克，生地黄、茜草各24克，黄芩6克，苍耳子12克，辛夷9克，三七、琥珀各2克（冲服）。

【功用】　清热凉血。

【主治】　急性再生障碍性贫血。

【方解】　羚羊角粉、板兰根清热泻火，生地黄、牡丹皮、茜草、黄芩凉血止血，苍耳子、辛夷疏风，三七、琥珀收敛止血，共收清热凉血之功。

【药理】　现代药理研究发现，凉血解毒汤具有镇痛、解热、抗炎、止血作用。

【用法】　水煎服，日1剂。

【方五】　填精补血汤

【出处】　《上海中医药杂志》

【组成】　紫河车10克，熟地黄12克，龟板9克，鹿角胶9克，党参9克。

【功用】　补肾填精，益气补血。

【主治】　再生障碍性贫血。

【方解】　紫河车补养气血，熟地黄、龟板、鹿角胶补肾填精，党参补气生血，共收补肾填精，益气补血之功。

【药理】　现代药理研究发现，填精补血汤具有保护骨髓，促进造血功能的作用。

【用法】 水煎服，日 1 剂。

【方六】 芪附汤

【出处】 《辽宁中医杂志》

【组成】 炙黄芪 12 克，黑附块 9 克，仙灵脾 12 克，仙茅 12 克，菟丝子 12 克，肉桂 45 克（分两次后入），仙鹤草 30 克，旱莲草 12 克，炙甘草 9 克，盐水炒牛膝 12 克，乌鸡白凤丸 1 粒（每日 3 次）。

【功用】 温补脾肾。

【主治】 再生障碍性贫血脾肾阳虚者。

【方解】 黄芪、附子、仙灵脾、仙茅、菟丝子、肉桂温补脾肾，仙鹤草、旱莲草滋补肾阴，牛膝补肾活血，乌鸡白凤丸补气养血，共收温补脾肾，化生气血之功。

【药理】 现代药理研究发现，芪附汤具有类肾上腺皮质激素样作用，能增强机体免疫功能，乌鸡白凤丸具有明确的补血、补肾、抗炎、抗疲劳及耐高、低温，耐缺氧作用。

【用法】 水煎服，日 1 剂，分 3 次冲服乌鸡白凤丸。

【按语】 此为吴圣农主任医师验方。

十八、肺结核

肺结核是由结核杆菌引起的一种慢性肺部感染性疾病。常见的全身症状有周身不适，精神萎靡，易倦乏力，性情烦躁，心悸、食欲减退，体重减轻，盗汗，不规则低热，两颧潮红，妇女月经不调等。本病中医属“痨瘵”范畴，亦称“肺痨”。

【方一】 鸡汁救肺汤（黄一峰）

【出处】 江苏省苏州市中医院

【组成】 南沙参 15 克，天冬、麦冬各 10 克，炙百部 10 克，炙紫菀 8 克，桔梗 8 克，肥玉竹 15 克，茯苓 10 克，生甘草 8 克，地骨皮 10 克，生牡蛎 30 克（先煎），十大功劳叶 10 克，母鸡 1 只（重 500 克）。

【功用】 培元固本，益气养阴。

【主治】 空洞型肺结核。阴虚火旺，形瘦潮热，口干舌绛少津或见痰血者。

【方解】 母鸡肉煮汁可补五脏，续绝伤，疗劳病，益气力。空洞型肺结核，形精俱亏，非血肉有情之品，难以复康，故以鸡汁大补五脏为主药，培元固本，以沙参、天冬、麦冬等益气养阴，降火祛痰，标本兼顾。现代药理研究也证明：百部、紫菀、桔梗、玉竹、甘草、地骨皮、生牡蛎、功劳叶等都有不同程度的抗痨作用。

【用法】 取母鸡净身之肉，不放盐酒等，文火煮浓汁 6 杯。余药用水浸泡 30 分钟，文火煎煮 40 分钟，滤取药液，加水再煎 30 分钟，过滤，将两次药液混合成两杯（约 400 毫升）。每日上下午各服中药 1 杯，鸡汁 1 杯。

【按语】 空洞型肺结核是肺结核（肺痨）的一种证型，是由痨虫侵蚀损坏肺叶，耗伤肺络、肺体而形成的肺叶空洞之病。属肺阴亏耗，阴虚火旺之证。治痨多用杀虫、补虚两大原则：补虚培元、增强正气，以提高抗病能力；杀虫是针对病因治疗，以绝其根本。因此，长期坚持服用本方，对于空洞型肺结核可获良效。如伴咯血者，加茅针花、侧柏炭等凉血止血之品。服药期间应严忌烟、酒、辛辣及房事。遇有风寒表证、食积内停者，当先治新疾。

【方二】 益脾滋肺膏（李聪甫）

【出处】 湖南省中医药研究院

【组成】 炙黄芪 70 克，西党参 70 克，淮山药 70 克，抱茯神 70 克，麦门冬（米炒）70 克，熟地黄 100 克，山萸肉 50 克，炒枣仁 70 克，薏苡米 70 克，肥玉竹 70 克，宣百合 70 克，阿胶珠（蛤粉炒）70 克，当归身 70 克，川贝母 50 克，枇杷叶（炙）70 克，川续断 50 克，紫菀茸 50 克，款冬花 50 克，炙甘草 30 克，净白蜜 1000 克，广冰糖 500 克。

【功用】 益脾滋肺，化痰降火。

【主治】 肺痨病（肺结核），咳嗽，吐血，咽喉燥痒，两颧泛赤，胃纳锐减，午后潮热，精神萎弱等。

【方解】 益脾滋肺膏虽未明言补肾，实亦在其中。方中以大量芪、参、地、归等补气益血滋阴，肺脾肾同补，以治其本，并以川贝、杷叶、紫菀、冬花等止咳化痰降火，咳痰兼疗，而治其标。用膏者，一则服用方便，二则缓补药力持久。

【用法】 将血驴胶用蛤粉炒成珠状，即阿胶珠，余药（除蜜、冰糖外）加入水浸泡 24 小时，浓煎 3 次，去渣，过滤再煎浓缩，加入阿胶珠、冰糖、白蜜收膏，装瓶备用。每日早中晚各服1汤匙，开水冲服。

【按语】　肺痨是痨虫侵蚀肺叶引起的慢性传染性疾患，病位在肺，久病可及脾、肾，对肺痨的治疗，一要补虚以补其元，二要杀虫以绝其根。补虚当补肺脾肾。临证若咳血甚者，加白茅根、侧柏炭、仙鹤草、生地炭，盗汗，加五味子、浮小麦；大便干结，加黑芝麻；低热心烦，加肥知母、地骨皮、川郁金。服药期间，严禁烟、酒、姜、椒及生冷等物品，亦忌房事。若患感冒，应暂停服用。

【方三】　保肺露（黄如玉）

【出处】　江西中医学院附属医院

【组成】　百部10克，天浆壳10克，乌贼骨10克，龙胆草10克，石决明15克，白芍10克，麦冬10克，紫菀10克，秋石8克，潼沙苑10克，百合30克。

【功用】　养肺阴，清肝火，益肾精。

【主治】　肺痨（轻中型浸润型肺结核）。咳嗽痰血，五心烦热，形容消瘦或骨蒸潮热，颧红，舌质红，脉细数。

【方解】　本方为自拟方，以百合、麦冬、天浆壳润肺宁心，清热止咳；百部、紫菀润肺杀虫，散结降气；秋石滋阴降火；潼沙苑益肾气，清肺气；乌贼骨味咸而涩，通经闭，治血枯；龙胆草清泻肝火；石决明清肝经风热而潜降；白芍补养肝血兼敛肺气。因典型的肺痨多有喘咳痰血，骨蒸潮热，五心烦热，胸胁掣痛等木火刑金之候，龙胆草配石决明清泻潜降肝火，肝火清，则诸火渐息，可见清泻肝火以保肺阴，较之滋肾水以养肺阴更捷。龙胆草系泻肝保肺常用之品，其用量6～10克为宜，因其大苦大寒，火势降，咯血止，即当停用，不可过服久服，以免苦燥伤阴。

【用法】　先将上药用水浸泡30分钟，文火煎煮40分钟，滤汁。加水再煎30分钟。两煎共滤取药汁约400毫升，混合。用法：每日1剂，早晚分两次温服。

【按语】　临证若咳血甚者，加三七粉、白芨粉、仙鹤草以止血，痰多者加川贝母、全瓜蒌以清热化痰。

【方四】　保肺愈劳汤（高宜民）

【出处】　吉林省浑江市中医院

【组成】　太子参（或党参、西洋参）20克，沙参25克，百合50克，川贝母15克，炙百部15克，知母20克，紫菀20克，玉竹25克，五味子

10 克，地骨皮 30 克，桔梗 15 克，生地黄 30 克。

【功用】 滋阴润肺，止咳化痰。

【主治】 肺痨。证见咳嗽痰少，痰中带血，五心烦热，自汗盗汗，气短形消者。

【方解】 本方由紫菀汤和百合固金汤两方加减化裁而成，两方均为治疗阴虚、痨嗽之名方，现汇合于一方，更集中治阴虚痨嗽之优势。

【用法】 用水将药浸泡 30 分钟，文火煎煮 40 分钟，滤汁加水再煎 30 分钟，将两次煎出之药汁混合。每日 1 剂，分 2 ~ 3 次温服。

【按语】 临床应用仍需随症加减：咯血，痰中带血者，加白芨、阿胶珠、三七粉；盗汗易汗者，加生黄芪、牡蛎；低热或五心烦热者，加鳖甲、白薇、青蒿；口干舌燥无痰者，加天麦冬；胸闷胁痛者，加瓜蒌、枳壳；纳呆者，加陈皮、砂仁、焦三仙。并应注意加强营养，适当休息，保持心情舒畅，预防感冒，方能收到更佳的疗效。

【方五】 加味犀角地黄汤（沈炎南）

【出处】 广州中医学院

【组成】 犀角 8 克（水磨冲服），生地黄 30 克，白芍 12 克，牡丹皮 12 克，黄芩 9 克，蒲黄炭 12 克，侧柏炭 12 克，艾叶炭 9 克，荷叶炭 9 克，白茅根 24 克，三七粉 9 克（分冲），花蕊石 9 克。

【功用】 清热解毒，凉血止血。

【主治】 肺结核大咯血。证见咳嗽气逆，咯血不止，胸闷不舒，烦热神倦，面颊红，舌质红，苔黄，脉虚数。

【方解】 本方系《千金要方》之犀角地黄汤加味而成。凡温热燔于血分，阳络伤而血外溢，阴络伤而血内溢，所引起的咳、吐、衄、便诸般血证，皆可应用，又加蒲黄、侧柏叶、艾叶、藕节、茜草、荷叶、大小蓟等炭剂，以加强收敛止血之力，又合茅根、花蕊石、三七活血止血。共奏凉血止血之效。本方药专力宏，疗效显著。

【用法】 先将上药用水 800 毫升，浸泡 30 分钟，再煎煮 30 分钟，每剂煎两次共滤取药液 400 毫升，二煎混合。每日 1 剂，凉服。少量多次，缓缓饮下。

【按语】 临床应用若见出血过多，有气随血脱之势者，加党参 60 克（或人参 10 克）煎汤内服，若无犀角者，可用水牛角粉 30 克代。

【方六】 三七止血汤（刘晓汉）

【出处】 黑龙江中医学院附属医院

【组成】 参三七粉5克（分冲），白芨35克（捣碎），藕节15克，茅根15克，侧柏炭15克，生地黄20克，川贝15克，天冬15克，炙百合15克，桔梗15克，阿胶15克，当归15克，白芍15克，元参15克，大黄8克，甘草10克。

【功用】 凉血止血，养血敛阴。

【主治】 肺痨大咳血。

【方解】 本方系经验方。方用三七止血，兼能消瘀，白芨止血敛肺，藕节、茅根、侧柏炭均有止血之功；生地凉血止血，川贝、百合、天冬、桔梗、元参润肺止咳，桔梗载药上行，用量以3～5克为宜，过则升提太过，反对止血不利，用时应斟酌，阿胶、当归、白芍养血敛阴，甘草调和诸药。咳血多因火旺迫血妄行所致，大量咳血，咳逆气呛病势凶猛之际，必用大黄清热降冲，折其火势，导血下行，不可因肺痨日久体弱恐大黄性猛而畏惧不用，但剂量不宜过大，凡咳血减轻，病势已去，即应减去。血止后仍需继续抗痨治疗，以免复发。

【用法】 用水600毫升将上药（除三七外）浸泡30分钟，煎煮至200毫升。先以凉白开水送服三七粉，随即服下汤药。

十九、病毒性肝炎

病毒性肝炎是由肝炎病毒引起的急性传染病，目前可分为甲、乙、丙、丁、戊五型，传染性较强，传播途径复杂，发病率较高，乙、丙、丁三型易演变成慢性，或发展为肝硬化并有发生肝细胞癌的可能。

病毒性肝炎属于中医"黄疸""胁痛""郁证""癥积聚"等范畴。中医学认为本病多因脾湿内郁复感湿热疫邪所致。多因平素饮食不节，过食油腻或嗜好饮酒，损伤脾胃，以致脾胃运化功能失常，湿浊内生，郁而化热；加上外感湿热疾邪，蕴结脾胃，内外合邪，上而宣散不畅，下而利泄不及，湿热交阻，脾湿肝郁而发病。

【方一】 茵陈散

【出处】 《单验方选》

【组成】 茵陈120克，鸡蛋2个，包谷面30克。

【功用】 利胆消炎，健脾开胃。

【主治】 急性黄疸性肝炎。

【方解】 茵陈清热利湿，利胆消炎，包谷面、鸡蛋健脾开胃。

【药理】 现代药理研究发现，茵陈有保肝、解热、降压、抗病毒的作用。

【用法】 每次用15克茵陈面和鸡蛋、包谷面蒸吃。

【方二】 **麻连汤**

【出处】 《黑龙江中医药》

【组成】 净麻黄5克，连翘、杏仁各6克，赤小豆30克，桑皮、甘草各6克，茵陈15克，鲜生姜3片，红枣6枚。

【功用】 健脾和胃，清热利湿。

【主治】 急性黄疸性肝炎。

【方解】 麻黄、连翘、杏仁、赤小豆、桑皮宣肺利湿，茵陈清热利湿退黄，姜、枣、草益气健脾，共收健脾和胃，清热利湿之功。

【药理】 现代药理研究发现，麻连汤具有保肝、解热、抗病毒的作用。

【用法】 水煎服，日1剂。

【方三】 **苦白汤**

【出处】 《江西中医药》

【组成】 苦参12克，炒苍、白术各9克，白芍12克，木香9克，制香附9克，茵陈15克，当归12克，山楂15克，佛手9克，泽兰9克，生牡蛎15克，王不留行12克。

【功用】 疏肝活血，健脾和胃。

【主治】 慢性肝炎，证属肝滞血瘀，脾失键运型。

【方解】 木香、香附、茵陈、佛手、山楂疏肝和胃，苦参、苍白术祛湿，当归、白芍、泽兰、生牡蛎、王不留行活血化瘀，诸药合用，共收疏肝活血，健脾和胃之功。

【药理】 现代药理研究发现，苦白汤具有抗病毒保肝、抗肝纤维化的作用。

【用法】 水煎服，日1剂。

【按语】 此为关幼波教授验方。

【方四】 参苓汤

【出处】 《江西中医药》

【组成】 党参9克，茯苓9克，制大黄9克，地鳖虫6克，桃仁6克，龙胆草6克，山栀9克，玉米须30克，阿胶9克（烊化冲服），炮山甲1.2克（另吞）。

【功用】 疏肝行气，活血化瘀。

【主治】 慢性肝炎肝硬化，证属肝气郁结，气滞血瘀型。

【方解】 党参、茯苓益气健脾，山栀、龙胆草、玉米须祛湿，大黄、地鳖虫、桃仁、山甲、阿胶活血养血。

【药理】 现代药理研究发现，参苓汤具有保护肝功能，抗肝纤维化，利尿，降低胆红素等作用。

【用法】 水煎服，日1剂。

【按语】 此为姜春华教授验方。

【方五】 柴芩汤

【出处】 《江西中医药》

【组成】 柴胡9克，黄芩12克，白芍9克，三棱9克，甘草9克，鳖甲15克，丹参18克，佛手9克，郁金9克，法半夏9克，太子参9克，生姜3片。

【功用】 疏肝清热，益气活血。

【主治】 慢性肝炎，转氨酶长期不降者。

【方解】 方中以柴胡、佛手、半夏、郁金行气疏肝，黄芩清热，三棱、莪术、丹参、白芍活血养血，太子参益气养阴，诸药合用，共收疏肝清热，益气活血之功。

【药理】 现代药理研究发现，柴芩汤具有保肝降酶的作用。

【用法】 水煎服，日1剂。

【按语】 此为步玉如名老中医验方。

【方六】 玫川汤

【出处】 《山东中医杂志》

【组成】 玫瑰棉30克，川楝子12克，香附9克，白术12克，橘络6克，丹参12克，甘草3克，生姜2片，大枣3枚。

【功用】 疏肝活血，健脾开胃。

【主治】 慢性肝炎。

【方解】 方中以玫瑰棉、川楝子、香附、丹参疏肝活血，白术、橘络、姜、枣健脾开胃，肝脾同治。

【药理】 现代药理研究发现，玫川汤具有保肝降酶的作用。

【用法】 水煎服，日1剂。

【按语】 此为吕学泰名老中医验方。

二十、痢疾

痢疾是指以腹部疼痛、里急后重、下赤白脓血便为主症的肠道传染性疾病，多发于夏秋季节，冬春两季也可见到。现代医学认为本病是由痢疾杆菌所引起的急性肠道传染病，简称菌痢。主要通过病人或带菌者的粪便污染水、食物和手传播，苍蝇来去于粪便、饮食之间，对散播菌痢也起着重要作用。

中医学认为本病的发生主要由于感受夏秋季节湿热之邪，湿热侵入肠胃，或饮食生冷不洁之物，积滞肠中，或脾胃素虚，大肠功能虚弱，使得风寒暑湿之邪乘虚而入，以上因素作用于肠间使大肠功能受损，传导功能失常，从而出现一系列消化道症状。

【方一】 **单味夏枯草**

【出处】 《浙江中医杂志》

【组成】 夏枯草60克。

【功用】 清热利湿，消炎杀菌。

【主治】 痢疾。

【方解】 本方以大剂量夏枯草清热利湿，消炎杀菌止痢。

【药理】 现代药理研究发现，夏枯草具有消炎杀菌的作用。

【用法】 水煎服，日1剂，分四次口服，7日为一疗程。

【方二】 **马鞭龙芽草饮**

【出处】 《浙江中医杂志》

【组成】 马鞭草、龙芽草各900克，海蚌含珠600克，大蒜120克。

【功用】 清热利湿，解毒杀菌。

【主治】 痢疾。

【方解】 本方以马鞭草、龙芽草清热利湿，海蚌含珠、大蒜解毒杀菌，共奏止痢之功。

【药理】 现代药理研究发现，马鞭龙芽草饮具有消炎杀菌的作用。

【用法】 将上药洗净，置锅内，加水 10000 毫升，煎至 600 毫升，去滓，浓缩至 4400 毫升，酌加食糖适量调味。

【方三】 青葙草

【出处】 《广东中医》

【组成】 青葙全草（鲜品）150～180 克、青葙全草（干品）30～60 克。

【功用】 清热利湿。

【主治】 痢疾。

【方解】 本方用大剂量青葙草清热利湿，以奏止痢之功。

【药理】 现代药理研究发现，青葙草具有消炎杀菌的作用。

【用法】 水煎服，日 1 剂，分 4～5 次服。小儿酌减。

【方四】 椿根皮口服液

【出处】 《上海中医药杂志》

【组成】 椿根皮 1000 克。

【功用】 清热利湿，杀菌止痢。

【主治】 细菌性痢疾。

【方解】 本方用大剂量椿根皮清热利湿，以奏止痢之功。

【药理】 现代药理研究发现，椿根皮口服液具有消炎杀菌的作用，对金黄色葡萄球菌、肺炎球菌、伤寒杆菌、甲型副伤寒杆菌、费氏痢疾杆菌、绿脓杆菌及大肠杆菌有抑制作用。

【用法】 将上药加温水 5000 毫升，温浸半小时后，加热煮沸 1 小时，过滤，滤液贮瓶保存，残渣再加水 2～3 倍，煮沸 40 分钟，过滤后与前滤液合并，蒸发浓缩至 1000 毫升，再加入 0.25% 苯甲酸钠液适量以防腐。每日 3 次，每次 10 毫升，极量不超过 15 毫升。

【方五】 土大黄根

【出处】 《中华医学杂志》

【组成】 土大黄根 500 克。

【功用】 清热解毒，活血消炎。

【主治】 细菌性痢疾。

【方解】 本方用大剂量土大黄根清热利湿，活血消炎，以奏止痢之功。

【药理】 现代药理研究发现，土大黄能使毛细血管收缩，通透性降低。它也能增加机体免疫作用，抗炎效应，抗氧化作用。

【用法】 将上药洗净，加水适量，浓缩取汁500毫升，加入单糖100毫升，苯甲酸钠1克，装瓶备用。每次20毫升，每日3~4次。

【方六】 **全苍耳液**

【出处】 《河南中医》

【组成】 全苍耳（鲜品，根叶茎俱全）20~30克，白糖10克。

【功用】 清热解毒，活血消炎。

【主治】 细菌性痢疾。

【方解】 本方用大剂量苍耳液清热解毒，活血消炎，以奏止痢之功。

【药理】 现代药理研究发现，全苍耳液具有抗病毒、抗过敏以及调节免疫功能的作用。

【用法】 水煎服，日1剂，分3次服。

二十一、流行性腮腺炎

流行性腮腺炎是由腮腺炎病毒引起的急性、全身性感染，多见于儿童及青少年。以腮腺肿大、疼痛为主要临床特征，有时其他唾液腺亦可累及。脑膜脑炎、睾丸炎为常见合并症，偶也可无腮腺肿大。

流行性腮腺炎相当于中医学所称的“痄腮”，俗称“蛤蟆瘟”。中医学认为，它是由风热时毒引起的急性传染病。

【方一】 **仙人掌外敷方**

【出处】 《中医单方验方选》

【组成】 仙人掌1块。

【功用】 清热解毒，消肿止痛。

【主治】 流行性腮腺炎。

【方解】 仙人掌味淡性寒，可起到清热解毒、消肿止痛的作用。

【药理】 现代药理研究发现，仙人掌有抑菌作用，对急、慢性炎症都有明显的抗炎作用，并是免疫增强剂。

【用法】 选鲜而多汁的仙人掌 1 块，剥掉外皮和小刺，捣烂如泥，外敷患处，1 日换敷 1 次，2~3 天可治愈。

【方二】 **马齿苋泥**
【出处】 流传民间或医界
【组成】 马齿苋适量。
【功用】 清热解毒。
【主治】 流行性腮腺炎。
【方解】 马齿苋清淡鲜香，风味独特，具有清热解毒，健脾养胃，散血消肿的功效。
【药理】 现代药理研究发现，马齿苋对痢疾杆菌、大肠杆菌和金黄色葡萄球菌等多种细菌都有较强抑制作用，有“天然抗生素”的美称。
【用法】 将马齿苋洗净，捣烂如泥，敷于患处。每日换 1 次。
【按语】 方名自拟。

【方三】 **大黄葱白膏**
【出处】 《陕西中医》
【组成】 大黄粉 30 克，葱白 2 根。
【功用】 泻火解毒。
【主治】 流行性腮腺炎。
【方解】 本方以大黄粉泻火解毒，葱白通阳散结解毒，共奏解毒散结之功。
【药理】 现代药理研究发现，大黄葱白膏有抗菌、抗病毒、抗炎、解热、泻下、利尿、调节免疫功能等作用。
【用法】 取葱白洗净，捣烂如泥，调入大黄粉成膏状，敷于患处。每日换 1 次。

【方四】 **大蒜糊**
【出处】 流传民间或医界
【组成】 陈醋、大蒜。
【功用】 清热解毒。
【主治】 流行性腮腺炎。
【方解】 方以大蒜、陈醋清热解毒，散结消痈。
【药理】 现代药理研究发现，大蒜糊具有抗病菌、抗原虫作用，大蒜被誉为“广谱抗菌素”其挥发性物质、大蒜汁、大蒜侵出液及蒜素对多种致病球菌、杆菌和弧菌都有明显的抑制和杀灭作用。

【用法】 将陈醋与去皮的大蒜捣成糊状，敷于患处，每日换敷2~3次，现捣现敷，直至消退为止。

【方五】 **绿豆白菜汤**

【出处】 流传民间或医界

【组成】 取绿豆100克，白菜心3个。

【功用】 清热解毒。

【主治】 流行性腮腺炎。

【方解】 本方重用大剂量绿豆、白菜心清热解毒散结，以收散火消痈之功。

【药理】 现代药理研究发现，绿豆白菜汤具有抗过敏、抗菌、增强食欲、保肝护肾等作用。

【用法】 先将绿豆洗净，加水适量煮烂，然后将白菜心放入再煮20分钟即成，1日分两次食用，连吃3天。

【方六】 **青根汤**

【出处】 《山西中医》

【组成】 大青叶20~30克，板蓝根20~30克，夏枯草20克。

【功用】 清热解毒散火。

【主治】 流行性腮腺炎。

【方解】 方中以苦寒之品大青叶、板兰根清热解毒，夏枯草泻火散结消肿，诸药合用，共奏解毒消痈之功。

【药理】 现代药理研究发现，青根汤具有抗病毒、杀菌消炎的作用。

【用法】 每日1剂，将上药浸泡1小时，用文火煎煮20分钟，一二煎兑匀，早晚分服。

二十二、中暑

中暑是指在高温和热辐射的长时间作用下，机体体温调节障碍，水、电解质代谢紊乱及神经系统功能损害的症状的总称。表现为骤然高热、出汗、神昏、嗜睡，甚则躁扰抽搐。

中暑属于“暑证”范畴。颅脑疾患的病人，老弱及产妇耐热能力差者，尤易发生中暑。

【方一】　**绿豆汤**

【出处】　流传于民间或医界

【组成】　绿豆适量。

【功用】　清热解暑。

【主治】　中暑。

【方解】　本方重用绿豆煎汤清热解毒利尿，以收防暑祛暑功效。

【药理】　现代药理研究发现，绿豆汤具有解暑利尿之功。

【用法】　水煎汤服。

【方二】　**芳化汤**

【出处】　《新编单方验方大全》

【组成】　葛根、白芍、泽泻、鲜藿香、佩兰各12克，黄芩、广木香各9克，黄连6克。

【功用】　清暑化湿。

【主治】　中暑高热。

【方解】　暑易夹湿，故本方清暑化湿并用，以芩、连、葛根清热，藿香、佩兰醒脾化湿，泽泻利水，木香行气，芍药滋阴。

【药理】　现代药理研究发现，芳化汤中藿香、佩兰含有多种挥发油，可祛痰消炎，对流感病毒有直接抑制作用；黄连、黄芩对多种病毒有较强的抑制作用，并且抗病毒范围很广。

【用法】　水煎服。

【方三】　**青蒿扁豆汤**

【出处】　《新编单方验方大全》

【组成】　青蒿、白扁豆各6克，连翘、云苓、西瓜翠衣各10克，通草、生甘草各3克。

【功用】　清暑利湿。

【主治】　中暑暑湿证。

【方解】　方中以青蒿、西瓜翠衣、连翘清热，扁豆、茯苓、通草祛湿，甘草和合诸药，共收清暑利湿之功。

【药理】　现代药理研究发现，青蒿扁豆汤具有消暑、解热、利尿之功。

【用法】 水煎服，日1剂。

【方四】 扁豆汤

【出处】 《新编单方验方大全》

【组成】 扁豆15克，薏苡仁10克，莲叶梗30克，柳叶3克。

【功用】 健脾祛湿，解暑。

【主治】 中暑恢复期。

【方解】 方中以扁豆、薏苡仁健脾祛湿，莲叶、柳叶解暑，以收祛暑醒脾之功。

【药理】 现代药理研究发现，扁豆汤具有消暑、解热、利尿之功。

【用法】 水煎服。

【方五】 万金锭

【出处】 《北京市中药成方选集》

【组成】 京墨2两，儿茶、胡黄连、川黄连各1两，冰片6分，麝香当门子、西牛黄各5分，熊胆2钱。

【功用】 清热祛暑，解毒止血。

【主治】 吐血衄血，口舌生疮，牙齿疼痛及小儿热症。

【方解】 本方京墨、儿茶、胡黄连、川黄连、熊胆清热解毒，麝香当门子、西牛黄、冰片解毒散结，重在散解暑热之毒。

【药理】 现代药理研究发现，万金锭具有抗病毒、解热、镇静、强心、抗惊等作用。

【用法】 上为细末，再用人乳合糊为丸，如梧桐子大，金箔为衣。每服四五分，小儿减半，熟汤化下。

【方六】 天生白虎汤

【出处】 《冯氏锦囊》

【组成】 西瓜汁。

【功用】 清解暑热。

【主治】 中暑。

【方解】 本方重用大量西瓜汁来清解暑热，补气养阴。

【药理】 现代药理研究发现，西瓜汁液中几乎包括了人体所需要的各种营养成分，如维生素A、维生素B、维生素C和蛋白质、葡萄糖、蔗糖、果糖、苹果酸、谷氨酸、瓜氨酸、精氨酸、磷酸及钙、铁、磷和粗纤维等，具有解暑、利尿作用。

【用法】　捣西瓜取汁，滤去滓，灌之即醒。

二十三、黄疸

黄疸是由于胆红素形成过多或排泄障碍，使大量胆红素蓄积在体内，以面、目、皮肤熏黄，小便黄赤为主要表现的疾患。主要涉及病毒性肝炎，各种严重的细菌感染及其他微生物的感染，各种原因所导致的肝硬化、各种溶血性黄疸、胆石症、胆管炎、肿瘤等多种疾病。

从中医角度分析，黄疸主要的原因有肝、胆、脾、胃功能失调，寒湿阻遏、湿热蕴蒸、瘀血阻滞等，以及气机郁滞，胆失疏泄，胆汁渗溢于肌肤而发为黄疸。

【方一】　**枣矾丸**

【出处】　《实用单方验方大全》

【组成】　大枣 500 克，皂矾 120 克（炒透研面），白面适量。

【功用】　健脾利湿，消炎退黄。

【主治】　黄疸。

【方解】　方中皂矾气味酸、凉、无毒，有燥湿杀虫补血之功，合大枣健脾养血，共奏健脾利湿，消炎退黄之功。

【药理】　现代药理研究发现，枣矾丸具有消炎退黄的作用。

【用法】　共捣泥，做成丸如楝子大。每日服 1～3 丸。

【方二】　**车茵柳汤**

【出处】　《实用单方验方大全》

【组成】　车前子 300 克，茵陈 15 克，鲜柳叶 500 克。

【功用】　清热利湿。

【主治】　黄疸。

【方解】　本方以车前子、鲜柳叶利湿清热，茵陈利湿退黄，诸药合用，共奏祛湿邪，退黄疸之功。

【药理】　现代药理研究发现，车茵柳汤具有利胆、促进胆红素排泄和利尿等作用。

【用法】 水煎，不拘量，代茶饮。

【方三】 二香小豆散

【出处】 《实用单方验方大全》

【组成】 苦丁香、公丁香、赤小豆各49粒。

【功用】 芳香开窍，补血利湿。

【主治】 黄疸。

【方解】 本方以苦丁香、公丁香芳开窍，赤小豆利湿补血，吹鼻用以使湿邪从鼻窍流出。

【药理】 现代药理研究发现，二香小豆散具有抑菌、解热、抗氧化、利尿等作用。

【用法】 共为细末，吹鼻用，每日3次。

【方四】 木贼草汤

【出处】 《实用单方验方大全》

【组成】 干木贼草30克。

【功用】 清肝退黄。

【主治】 黄疸型肝炎。

【方解】 本方以大剂量木贼草清肝利湿，以奏利湿退黄之效。

【药理】 现代药理研究发现，木贼草汤具有利胆退黄的作用。

【用法】 水煎服，日1剂。

【方五】 青蒿根煮肉汤

【出处】 《实用单方验方大全》

【组成】 青蒿根100克，瘦猪肉100克，红糖30克。

【功用】 清热利湿，补益气血。

【主治】 黄疸型肝炎。

【方解】 本方重用青蒿清热利湿，合用瘦猪肉、红糖补益气血，诸药合用，祛邪和扶正并用。

【药理】 现代药理研究发现，青蒿根煮肉汤利胆、促进胆红素排泄的作用。

【用法】 水煎煮，吃肉喝汤。每日1剂，连服5天。

【方六】 茵陈二草汤

【出处】 《实用单方验方大全》

【组成】 茵陈 30 克，金钱草 30 克，鲜车前草 30 克，冰糖少许。

【功用】 清热利湿，消炎利胆。

【主治】 急性黄疸型肝炎。

【方解】 本方重用青蒿清热利湿，合用金钱草、车前草增强利湿之力，诸药合用，共奏消炎利胆之功。

【药理】 现代药理研究发现，茵陈二草汤具有消炎利胆、促进胆红素排泄，利尿等作用。

【用法】 水煎服，日 1 剂。

二十四、腹水

积聚于腹腔的过量游离液体叫作“腹水”，也称“水臌”，或“水臌胀”。腹水既可以单独出现，也可以是全身性水肿的一部分。分析腹水的病因，首位是肝硬化，占 42.5%，其次是肿瘤，占 25.9%，第三位是结核性腹膜炎，占 21.8%，其他病变占9.8%。

腹水属于中医学“水鼓”“鼓胀”的范畴。每因肝不条达，失于疏泄，肝虚传脾，脾失健运，脾虚传肾，水湿停聚。肝、脾、肾三脏俱病，三焦决渎失常，膀胱气化不利，致水湿停留不化，水谷精微不能正常输布，水湿不能正常排泄于体外。

【方一】 葫芦车前饮

【出处】 《中医单方验方选》

【组成】 陈葫芦 30 克，车前子 9 克。

【功用】 利水消肿。

【主治】 肝硬变兼腹水。

【方解】 本方重用陈葫芦利水消肿，合用车前子增强利水之力，二药合用，共奏利水消肿之功。

【药理】 现代药理研究发现，葫芦车前饮具有利尿消肿的功能。

【用法】 水煎服，日 1 剂。

【方二】 蝼蛄粉

【出处】 《中医单方验方选》

【组成】 蝼蛄适量。

【功用】 活血通络，利水消肿。

【主治】 肝硬变腹水。

【方解】 蝼蛄性味咸寒，直入膀胱经，能利水消肿，活血通络。

【药理】 现代药理研究发现，蝼蛄可促进肝脏生理机能好转，并能使肝脾肿大缩小变软。

【用法】 水煎服，日1剂。

【方三】 白背树根汤

【出处】 《新医药》

【组成】 白背树根30克，黄脚鸡30克，葫芦茶30克，五指毛桃30克，木通12克。

【功用】 健脾益肾，利湿消肿。

【主治】 肝硬化腹水。

【方解】 方中以白背树根、葫芦茶清热利湿，解毒清热，五指毛桃益气补虚、行气解郁、壮筋活络、健脾化湿，黄脚鸡益气养阴，木通利湿，诸药合用，共奏健脾益肾，利湿消肿之功。

【药理】 现代药理研究发现，白背树根汤具有利尿消肿功能。

【用法】 水煎服，日1剂。服至病人腹水消退，症状改善为止。

【按语】 治疗期间病人宜戒盐或低盐饮食。

【方四】 全猪汤

【出处】 《实用单方验方大全》

【组成】 猪心、猪肝、猪肺各1具，柿子醋1000毫升，蒜瓣24个，砂仁30克。

【功用】 补益心肺，保肝和胃。

【主治】 肝硬变腹水、肝功能受损、球白倒置。

【方解】 本方以砂仁、醋、蒜瓣蒸制猪心、猪肝、猪肺，食用之可以补益心肺，保肝和胃，从而促进肝功能恢复，水肿消除。

【药理】 现代药理研究发现，本方具有改善肝功能，纠正白球蛋白倒置，提高机体免疫力等作用。

【用法】 将猪心、肝、肺放砂锅内水煮半熟，弃水加醋、蒜瓣、砂仁共蒸至醋干，用竹刀切片。吃猪心、肝、肺。忌食辣椒。

【按语】　义乌孙定邦验方。

【方五】　**羊脑**

【出处】　《实用单方验方大全》

【组成】　羊脑子1具。

【功用】　保肝利水。

【主治】　肝硬化腹水。

【方解】　方以羊脑一味，保肝利水。

【药理】　现代药理研究发现，本方具有促进肝功能恢复及腹水消退的作用。

【用法】　煮食，每具羊脑分3天服用。

【按语】　密县马杰验方。

【方六】　**猫眼草**

【出处】　《中级医刊》

【组成】　猫眼草（泽漆）7根，鸡蛋7个，黄酒250克。

【功用】　补气血，消肿。

【主治】　腹水。

【方解】　方以猫眼草活血利水，鸡蛋、黄酒补气血，共奏活血利水之功。

【药理】　现代药理研究发现，猫眼草具有利尿、消炎、退热的作用。

【用法】　先将鸡蛋煮熟去壳，将猫眼草切成1寸长，每个鸡蛋上插上7~8个，将鸡蛋放入砂锅内，倒入黄酒，文火煮之，酒尽为度。任意食之，7个即单为一剂，病不好，隔10天再食第2剂，一般吃3~4剂即愈。

【按语】　食后忌盐。

二十五、水肿

水肿是中医病名，是指体内水液潴留，泛滥肌肤，而引起眼睑、头面、四肢、腹背甚至全身泛肿的病证。严重者还可以伴有胸水、腹水。在西医诊断中水肿只是一种症状，多见于内科的急慢性肾小球肾炎、肾病综合征等病，妇科常见的多为功能性水肿。

水肿的病机与肺、脾、肾、肝、三焦对水液代谢功能失调有关。常因风邪外袭，肺的治节、肃降失司，可以出现水肿，脾虚不能运化则水湿潴留也可发生水肿；肾虚不能化气，亦可水湿潴留而肿。

【方一】　五苓散

【出处】　《方剂学》

【组成】　猪苓9克，泽泻15克，白术9克，茯苓9克，桂枝6克。

【功用】　利水渗湿，温阳化气。

【主治】　蓄水证，水湿内停，痰饮。

【方解】　方以茯苓、猪苓、白术、泽泻利水渗湿，桂枝温阳化气，上药合用，共奏利水消肿之功。

【药理】　现代药理研究发现，五苓散具有利尿、调整水电解质代谢的作用。

【用法】　水煎服，日1剂，分3次服。

【方二】　四苓散

【出处】　《方剂学》

【组成】　猪苓9克，泽泻9克，白术9克，茯苓9克。

【功用】　渗湿利水。

【主治】　水肿。

【方解】　方以茯苓、猪苓、白术、泽泻利水渗湿，上药合用，共奏利水消肿之功。

【药理】　现代药理研究发现，四苓散具有利尿、调整水电解质代谢的作用。

【用法】　水煎服，日1剂，分两次服。

【方三】　胃苓汤

【出处】　《方剂学》

【组成】　五苓散、平胃散各3克。

【功用】　祛湿和胃，行气利水。

【主治】　水肿。

【方解】　方以五苓散利水渗湿，温阳化气，平胃散祛湿和胃，二散合用，共奏行气利水之功。

【药理】　现代药理研究发现，胃苓汤具有利尿、调整水电解质代谢的作用。

【用法】 上和合，姜枣汤，空心服。

【方四】 防己黄芪汤

【出处】 《方剂学》

【组成】 防己 12 克，黄芪 15 克，甘草 6 克，白术 9 克。

【功用】 益气祛风，健脾利湿。

【主治】 风水或风湿。

【方解】 方以防己祛风利水，黄芪、白术、甘草益气健脾，运化水湿，上药合用，共奏祛风利湿消肿之功。

【药理】 现代药理研究发现，防己黄芪汤具有抗炎，镇痛，利尿，降血脂，调节免疫的作用。

【用法】 水煎服，日 1 剂。

【方五】 防己茯苓汤

【出处】 《方剂学》

【组成】 防己 9 克，黄芪 9 克，桂枝 9 克，茯苓 18 克，甘草 6 克。

【功用】 益气通阳利水。

【主治】 皮水。

【方解】 方以防己、茯苓祛风利水，黄芪、桂枝、甘草益气温阳助运，上药合用，共奏祛风利水消肿之功。

【药理】 现代药理研究发现，防己茯苓汤具有利尿作用。

【用法】 水煎服，日 1 剂，分温三服。

【方六】 五皮散

【出处】 《方剂学》

【组成】 生姜皮、桑白皮、陈皮、大腹皮、茯苓皮各 9 克。

【功用】 利水消肿，理气健脾。

【主治】 皮水。

【方解】 方以五种利水行气药物的外皮，专走皮肤，以利水消肿，消除皮水。

【药理】 现代药理研究发现，五皮散具有利尿作用。

【用法】 水煎服，日 1 剂，温服。

二十六、腹泻

腹泻是指排便次数多于平日，粪便稀薄，水分增加，或含未消化食物或脓血。腹泻常见伴有排便急迫感、肛周不适、失禁等症状。根据病理生理可分四类：①肠腔内渗透压增加，超过血浆渗透压，引起高渗性腹泻；②收功能障碍引起的吸收障碍性腹泻；③分泌增多引起的分泌性腹泻；④运动功能失调，蠕动亢进，引起运动性腹泻。

腹泻属中医学“泄泻”范畴，以大便溏薄而势缓者为泄，以大便清稀如水而直下者为泻。中医学认为“泄泻之本，无不由于脾胃”，故多责之脾虚湿盛。

【方一】　白术车前煎剂

【出处】　《中医单方验方选》

【组成】　土炒白术 30 克，车前子 15 克（包）。

【功用】　健脾益气，利水止泻。

【主治】　水泻。

【方解】　方中以白术健脾益气，土炒后入脾，车前子利水渗湿止泻。

【药理】　现代药理研究发现，白术车前煎剂具有双向调节胃肠功能、利尿等作用。

【用法】　水煎服，日 1 剂。

【方二】　三鲜饮

【出处】　《中医单方验方选》

【组成】　鲜藿香 15 克，鲜荷叶 9 克，鲜扁豆叶 9 克，六一散 9 克（包）。

【功用】　芳香化湿，祛暑止泻。

【主治】　暑热泄泻。

【方解】　方中以藿香、荷叶、扁豆芳香醒脾化湿，六一散利水，上药合用，共奏芳香化湿，祛暑止泻之功。

【药理】　现代药理研究发现，三鲜饮具有解暑、利尿等作用。

【用法】　水煎服，日 1 剂。

【方三】　芍甘汤

【出处】　《中医单方验方选》

【组成】　杭芍药 90 克，甘草 6 克。

【功用】　柔肝止痛。

【主治】　腹痛腹泻。

【方解】　方中重用芍药养阴柔肝，缓急止痛，体现了抑木扶土的治法。

【药理】　现代药理研究发现，芍甘汤具有镇痛镇静、抗炎抗溃疡、解热解痉、利尿等作用。

【用法】　水煎服，日 1 剂。

【方四】　苍术砂仁散

【出处】　《山西医刊》

【组成】　苍术、砂仁各适量。

【功用】　健脾开胃，燥湿止泻。

【主治】　腹泻。

【方解】　方以苍术燥湿健脾，砂仁养胃，二药合用，共奏健脾开胃，燥湿止泻之功。

【药理】　现代药理研究发现，苍术砂仁散具有抗炎抗溃疡的作用。

【用法】　研成细末，装瓶备用。每次 1 ~ 1.5 克，每日 3 次，白开水送下。

【方五】　枫叶汤

【出处】　《浙江中医杂志》

【组成】　枫叶（陈旧者佳）30 克。

【功用】　祛风，利湿，止泻。

【主治】　腹泻。

【方解】　方中重用枫叶一味祛风、利湿、止泻。

【药理】　现代药理研究发现，枫叶汤具有抗炎、抗过敏的作用。

【用法】　水煎服，日 1 剂。

【方六】　防风汤

【出处】　《浙江中医杂志》

【组成】　防风 15 克。

【功用】 祛风利湿，消炎杀菌。

【主治】 慢性腹泻。

【方解】 方中重用防风一味祛风利湿，消炎杀菌止泻。

【药理】 现代药理研究发现，防风汤具有抗炎、抗过敏的作用。

【用法】 水煎服，日1剂。

二十七、便秘

便秘是一种症状而非疾病的名称。便秘是指便次太少，或排便不畅、费力、困难、粪便干结且量少。

中医认为便秘是大便秘结不通，排便时间延长或欲大便而艰涩不畅的一种病证。在我国古代医学中，便秘有很多名称，如“大便难”“后不利”“脾约”“闭”“阴结”“阳结”“大便秘”“大便燥结”“肠结”等。古代医家对便秘的产生原因有许多论述，认为引起便秘的原因很多，其中，便秘与肾、脾、胃、大肠、肺、气血津液、寒热虚实等均有关。

【方一】 瓜蒌饮

【出处】 《中医单方验方选》

【组成】 瓜蒌30克，玄明粉10克。

【功用】 宽胸行气，泻下通便。

【主治】 老年体弱便秘。

【方解】 方以瓜蒌行气宽胸，玄明粉润下通便，二药合用，共收行气通便之功。

【药理】 现代药理研究发现，瓜蒌饮能增加肠蠕动。芒硝经加工处理使之失去水分，即为玄明粉。芒硝的药理作用为硫酸钠水解后产生硫酸根离子，不易被肠壁吸收，存留肠内形成高渗溶液，阻止肠内水分的吸收，从而软化大便。

【用法】 水煎服，日1剂。

【方二】 单味肉苁蓉汤

【出处】 《中医单方验方选》

【组成】 肉苁蓉30克。

【功用】 润肠通便。

【主治】　年老体虚便秘。

【方解】　方中重用大剂量肉苁蓉温润肠道，从而起到通便之功。

【药理】　现代药理研究发现，肉苁蓉具有润肠的作用。

【用法】　水煎服，日 1 剂。

【方三】　大黄麻仁饮

【出处】　《中医单方验方选》

【组成】　大黄 6 克，火麻仁 15 克。

【功用】　通腑泄热，润肠通便。

【主治】　一般便秘。

【方解】　方以大黄通腑泄热，火麻仁润肠通便，二药合用，共奏泻热润肠通便之功。

【药理】　现代药理研究发现，大黄麻仁饮具有消炎、抗病毒、润肠等作用。

【用法】　水煎服，日 1 剂。

【方四】　苏子汤

【出处】　《中医单方验方选》

【组成】　苏子 10 克，蜂蜜 30 克。

【功用】　降气通便。

【主治】　习惯性便秘。

【方解】　方以苏子降气，蜂蜜润肠，二药合用，共奏降气通便之功。

【药理】　现代药理研究发现，苏子汤具有润肠的作用。

【用法】　苏子炒焦研碎，清晨空腹用蜂蜜送服，连服 10 天。

【方五】　枳实汤

【出处】　《江苏中医杂志》

【组成】　枳实 6 ~ 10 克。

【功用】　行气通便。

【主治】　老年性便秘。

【方解】　肠道气滞则大便不行，方以枳实行气消滞，推导大便下行。

【药理】　现代药理研究发现，枳实汤具有增加肠蠕动的作用。

【用法】　水煎服，日 1 剂。

【方六】 夏黄粉

【出处】 《中医单方验方选》

【组成】 半夏9克，硫磺3克。

【功用】 健脾和胃，解毒通便。

【主治】 寒证便秘。

【方解】 寒性收引，寒凝则气滞，肠道受寒则气滞大便不行。方以硫磺温阳通便，半夏散结和胃，共奏健脾和胃，解毒通便之功。

【药理】 现代药理研究发现，夏黄粉具有的消炎、杀菌作用。

【用法】 共研细粉，装瓶备用。每次3克，每日两次。

二十八、盗汗、自汗

自汗、盗汗是汗液外泄失常的病证。不因外界环境因素影响，而白昼时时汗出，动辄益甚为自汗；寐中汗出，醒来自止者称为盗汗。

自汗、盗汗的中医学病机是由于阴阳失调，腠理不固，而致汗液外泄失常。病变脏腑涉及肝、脾胃、肺、肾。病理性质属虚者为多。自汗多属气虚不固，盗汗多属阴虚内热。因肝火、湿热等邪热所致者，则属实证。病程久者，或病变重者，则会出现阴阳虚实错杂的情况。自汗久则可以伤阴，盗汗久则可以伤阳，出现气阴两虚，或阴阳两虚之证。邪热郁蒸，病久伤阴，则见虚实兼夹之证等。

【方一】 玉屏风散

【出处】 《世医得效方》

【组成】 黄芪15克，白术10克，防风6克，党参10克，浮小麦20克，糯稻根15克，麻黄根10克，煅牡蛎30克（先煎），大枣5枚，甘草6克。

【功用】 益气固表。

【主治】 自汗为主，伴有盗汗，以头、颈、肩背尤为明显，动则益甚，神倦乏力，面色少华，肢端欠温，易患感冒。舌质淡，苔薄白，脉细弱。

【方解】 方以黄芪、白术、人参、甘草益气固表，浮小麦、糯稻根、麻黄根、煅牡蛎收敛止汗，大枣和中健脾，诸药合用，共奏益气固表之功。

【药理】　现代药理研究发现，玉屏风散有很好的免疫调节和增效作用。

【用法】　水煎服，日1剂。

【方二】　**黄芪汤**

【出处】　《儿科证治》

【组成】　黄芪9克，党参9克，白术9克，白芍9克，五味子9克，龙骨15克，牡蛎15克，浮小麦30克，大枣3枚，炙甘草3克。

【功用】　益气固表。

【主治】　自汗，盗汗。

【方解】　方以黄芪、党参、白术、大枣、甘草益气固表，芍药、五味子、龙骨、牡蛎、浮小麦敛阴止汗，诸药合用，共收益气敛阴之功。

【药理】　现代药理研究发现，黄芪汤能兴奋中枢神经系统、增强网状内皮系统的吞噬功能、提高抗病能力。

【用法】　水煎服，日1剂。

【方三】　**桂枝汤加减**

【出处】　《伤寒论》

【组成】　桂枝6克，白芍10克，生姜2片，大枣5枚，黄芪10克，浮小麦15克，糯稻根15克，煅龙骨20克（先煎），甘草6克。

【功用】　调和营卫。

【主治】　自汗为主，汗出遍身，微寒怕风，低热或不发热，神疲纳呆。舌淡，苔薄白，脉缓。

【方解】　方以桂、芍、姜、枣、草调和营卫，黄芪益气，浮小麦、糯稻根、龙骨收敛止汗，诸药合用，共奏调营卫，敛汗之功。

【药理】　现代药理研究发现，桂枝汤对体温、汗液分泌、肠道蠕动、免疫功能等均具有双向调节作用，并有抗炎、镇痛、镇静、抗病毒的作用。

【用法】　水煎服，日1剂。

【方四】　**加减黄芪桂枝五物汤**

【出处】　《实用中医儿科学》

【组成】　桂枝6克，白芍6克，黄芪9克，大枣3枚，浮小麦15克，煅牡蛎20克，炙甘草6克。

【功用】 调和营卫，收敛止汗。

【主治】 自汗。

【方解】 方以桂、芍、枣、草调和营卫，黄芪益气，浮小麦、牡蛎收敛止汗，诸药合用，共奏调营卫，敛汗之功。

【药理】 现代药理研究发现，加减黄芪桂枝五物汤具有调节免疫功能、镇静、止汗的作用。

【用法】 水煎服，日1剂。

【方五】 加味生脉散

【出处】 《内外伤辨惑论》

【组成】 太子参15克，麦冬10克，五味子6克，乌梅6克，枸杞子10克，黄芪10克，碧桃干10克，糯稻根10克。

【功用】 益气养阴，收敛止汗。

【主治】 自汗盗汗属气阴两虚者。

【方解】 方以黄芪、太子参、麦冬、五味子、枸杞子、乌梅、碧桃干益气养阴，糯稻根收敛止汗，诸药合用，共奏益气养阴，收敛止汗之功。

【药理】 现代药理研究发现，加味生脉散具有提高机体适应性、抑菌以及止汗的作用。

【用法】 水煎服，日1剂。

【方六】 芪牡盗汗汤

【出处】 《临床方剂手册》

【组成】 黄芪15克，生地黄15克，白芍12克，五味子10克，龙骨15克，牡蛎15克，地骨皮10克，浮小麦20克。

【功用】 益气养阴，收敛止汗。

【主治】 盗汗。

【方解】 方以黄芪、生地黄、白芍、五味子、地骨皮益气养阴，龙骨、牡蛎、浮小麦收敛止汗，诸药合用，共奏益气养阴，固表止汗之功。

【药理】 现代药理研究发现，芪牡盗汗汤具有提高机体免疫力以及止汗的作用。

【用法】 水煎服，日1剂。

二十九、中风

中风是中医学的一个病名，也是人们对急性脑性血管疾病的统称和俗称。它是以猝然昏倒，不省人事，伴发口眼歪斜、语言不利、半身不遂或无昏倒而突然出现半身不遂为主要症状的一类疾病。它包括西医的脑出血、蛛网膜下腔出血、脑梗塞、脑血栓、短暂性脑缺血发作等。

中风的病因病机是虚在肝肾，因虚致瘀，瘀阻脑络，血瘀生风。肾虚是其病理基础，肾阴虚可致肝阳上亢；肾阳虚可致脾虚生湿，从而产生气血亏损、阴阳失调的病理变化，而七情内伤、风寒侵袭、烦劳过度、饮食不节等皆为本病的诱发因素。

【方一】　牵正散合导痰汤

【出处】　《杨氏家藏方》

【组成】　白附子 12 克，僵蚕 10 克，全蝎 5 克，法半夏 15 克，胆南星 12 克，地龙 10 克，陈皮 6 克，钩藤 15 克，甘草 6 克。

【功用】　祛风化痰通络。

【主治】　中风中经络属风痰阻络型。

【方解】　方以白附子逐风痰，伍以僵蚕、陈皮、半夏、南星增强化痰之力，地龙、全蝎活血通络，钩藤熄风，诸药合用，共奏祛风豁痰通络之功。

【药理】　现代药理研究发现，牵正散合导痰汤具有镇静、解热、抗炎、降脂、改善血液循环、抗血栓形成等作用。

【用法】　水煎服，日 1 剂。

【方二】　熄风化痰汤

【出处】　《湖南中医杂志》

【组成】　钩藤 15 克，半夏、天南星、天麻、红花、生姜、桂枝各 10 克，竹沥 10 毫升，甘草 5 克，鸡血藤 30 克。

【功用】　平肝熄风，化痰通络。

【主治】　中风中经络属风痰阻络型。

【方解】　方以天麻、钩藤平肝熄风，半夏、南星、竹沥化痰，红花、鸡血藤活血通络，桂枝、生姜通阳散结，诸药合用，共奏平肝熄风，化痰通络之功。

【药理】 现代药理研究发现，熄风化痰汤具有镇静、解热、抗炎、降脂、改善血液循环、抗血栓形成等作用。

【用法】 水煎服，日1剂。

【方三】 培元通经熄风汤

【出处】 《湖南中医杂志》

【组成】 当归10克，生黄芪30克，生地黄15克，赤芍15克，白芍15克，天竺黄10克（后下），全蝎8克，白蒺藜15克，地龙15克，胆南星10克，竹沥汁20毫升，天麻15克，钩藤15克，白附子10克，桂枝10克。

【功用】 益气养血，活血通络，平肝熄风。

【主治】 中风。

【方解】 方以黄芪、当归、赤白芍、地黄益气养血活血，天竺黄、南星、竹沥、白附子化痰，天麻、钩藤、蒺藜平肝熄风，全蝎、地龙活血通络，桂枝温阳散结，诸药合用，共奏益气养血，活血通络，平肝熄风之功。

【药理】 现代药理研究发现，培元通经熄风汤能改变血小板的结构和功能，改善血液浓、黏、聚状态，促进脂类物质的代谢，扩张血管，增加血流量，改善微循环。

【用法】 水煎服，日1剂。

【方四】 散风通络汤

【出处】 《辽宁中医杂志》

【组成】 稀莶草15克，老鹳草12克，桑枝20克，牛膝12克，秦艽12克，木瓜10克，地龙10克，海风藤15克，丹参12克，赤芍10克，土鳖虫10克，全蝎6克，僵蚕10克。

【功用】 散风活血通络。

【主治】 中风中经络。

【方解】 方以稀莶草、老鹳草、桑枝、秦艽、海风藤散风通络，木瓜柔筋缓急，牛膝、地龙、丹参、赤芍、土鳖虫、全蝎、僵蚕活血通络，诸药共用，以收散风活血通络之功。

【药理】 现代药理研究发现，散风通络汤具有抗炎、改善血液循环、抗血栓形成等作用。

【用法】 水煎服，日1剂。

【方五】　镇肝熄风汤

【出处】　《医学衷中参西录》

【组成】　代赭石 30 克，白芍、天冬、玄参、菊花各 15 克，钩藤、龟板、龙骨、牡蛎各 20 克，天麻 12 克，牛膝 18 克。

【功用】　平肝熄风潜阳。

【主治】　中风属阴虚阳亢型。

【方解】　方以代赭石、龟板、龙骨、牡蛎镇肝潜阳，伍以天麻、钩藤熄风，白芍、天冬、玄参养阴，菊花清肝，牛膝引血下行，诸药合用，共奏平肝熄风潜阳之功。

【药理】　现代药理研究发现，镇肝熄风汤具有镇静、解热、抗炎、降脂、改善血液循环、抗血栓形成等作用。

【用法】　水煎服，日 1 剂。

【方六】　赵氏中风方

【出处】　《中国中医秘方大全》

【组成】　天麻、黄芩、钩藤、玄参、怀牛膝、丹参、夏枯草各 9 克，生地黄 12 克，生牡蛎、石决明各 30 克。

【功用】　平肝熄风，活血通络。

【主治】　中风中经络。

【方解】　方以石决明、生牡蛎镇肝熄风，伍以天麻、钩藤平肝熄风，黄芩、夏枯草、生地黄、玄参清热养阴，丹参、牛膝活血通络，诸药合用，共奏平肝熄风，活血通络之功。

【药理】　现代药理研究发现，赵氏中风方具有镇静、解热、抗炎、降脂、改善血液循环、抗血栓形成等作用。

【用法】　水煎服，日 1 剂。

三十、头痛

头痛是指额、顶、颞及枕部的疼痛，广义的头痛尚包括面部、颈部的疼痛，是由于头颈部痛觉末梢感受器受到某种致痛因素的刺激，产生异常的神经冲动，经痛觉传导通路（第Ⅴ、Ⅵ、Ⅹ对脑神经和第 1～3 对脊神经）至大脑皮层，经大脑的综合分析，产生的痛觉。头痛属于疼痛范畴，是人体对致痛因素的客观反映。其可分为原发性头痛、继发性头痛、颅神经痛和中枢和原发性面痛及其他头痛。

中医理论认为引起头痛的原因很多，如六淫（风、寒、暑、湿、燥、火）之邪外袭，上犯巅顶，使气血运行受阻；或内伤病久，气血不足，失于充养；或痰浊瘀血，阻于经络，都可导致头痛。

【方一】 颅痛饮

【出处】 《浙江中医杂志》

【组成】 白芍、钩藤、川芎各30克，细辛15～18克，生石决明60克（先煎）。

【功用】 平肝熄风，活血止痛。

【主治】 血管性头痛。

【方解】 方以石决明平肝，钩藤熄风，川芎、细辛散风止痛，白芍养肝阴，诸药合用，共奏平肝熄风，活血止痛之功。

【药理】 现代药理研究发现，颅痛饮具有镇静、止痛等作用。

【用法】 水煎服，日1剂。

【方二】 三生散

【出处】 《四川中医杂志》

【组成】 生草乌、天南星、生白附子各30克，葱白7个，生姜40克。

【功用】 温经通络，散寒止痛。

【主治】 偏头痛。

【方解】 方以草乌温经通络，南星、白附子化痰，葱、姜散寒，诸药合用，共奏温经通络，散寒止痛之功。

【药理】 现代药理研究发现，三生散能够扩张血管促进局部血液循环，促进血液及组织中组织胺和前列腺素的降解，具有松弛和激发肌肉，调节神经，从而达到抗炎、消肿、镇痛等作用。

【用法】 将上药研末调匀，用一层纱布包好，放入锅内隔水蒸。热敷痛处，但勿敷眼处。

【方三】 头痛散

【出处】 《四川中医》

【组成】 天麻、当归、菊花、白芷、川芎、丹参、茯苓、白芍、蔓荆子各12克，红花、生地黄各10克，桃仁6克。

【功用】　清热祛风，活血止痛。

【主治】　偏头痛。

【方解】　方以天麻、蔓荆子、白芷、川芎、菊花祛风清热，当归、白芍、生地黄、牡丹参、桃仁、红花养血活血，茯苓健脾，诸药合用，共奏清热祛风，活血止痛之功。

【药理】　现代药理研究发现，头痛散具有镇静、抗炎、降低血液黏稠度、改善微循环、镇痛等作用。

【用法】　水煎服，日 1 剂。

【方四】　**活血止痛汤**

【出处】　《陕西中医》

【组成】　当归 10 克，川芎 35 克，菊花 12 克，白芷、白芥子、香附、柴胡各 3 克，桃仁 9 克，甘草 3 克。

【功用】　行气活血，化痰止痛。

【主治】　偏头痛。

【方解】　方以香附、柴胡疏肝理气，菊花、白芷疏风，白芥子下气消痰，川芎、当归、桃仁活血，甘草调和诸药，共奏行气活血，化痰止痛之功。

【药理】　现代药理研究发现，活血止痛汤具有抗炎、降低血液黏稠度、改善微循环、镇痛等作用。

【用法】　水煎服，日 1 剂，分 3 次服。

【方五】　**头风散**

【出处】　《中医杂志》

【组成】　白芷 75 克，川芎 30 克，川乌 30 克，生甘草 30 克，天麻 30 克。

【功用】　祛风止痛，疏风和血。

【主治】　肌紧张性头痛。

【方解】　方以白芷、天麻疏散风邪，川乌散寒止痛，川芎行气活血，甘草调和诸药，共奏祛风止痛，疏风和血之功。

【药理】　现代药理研究发现，头风散具有抗炎、镇静、止痛等作用。

【用法】　将上药研成细粉，装瓶备用。每次 3 克，每日 2 次。

【方六】 通气散

【出处】 《新中医》

【组成】 川芎40克，荜茇、柴胡、白芷、土鳖虫各20克，葛根50克，羌活15克，蔓荆子、香附各25克，全蝎10克。

【功用】 疏风清热，散郁开解，行气活血，通窍止痛。

【主治】 头痛。

【方解】 方以羌活、葛根、蔓荆子、柴胡、白芷疏散风热之邪，香附、荜茇调理气机，川芎、全蝎、土鳖虫行气活血通络，上药合用，共奏疏风清热，散郁开解，行气活血，通窍止痛之功。

【药理】 现代药理研究发现，通气散具有抗炎、镇静、止痛、抗血小板聚集、降低血液黏稠度等作用。

【用法】 水煎服，日1剂。

三十一、眩晕

眩是指眼花或眼前发黑，晕是指头晕甚或感觉自身或外界景物旋转。二者常同时并见，故统称为“眩晕”。轻者闭目即止；重者如坐车船，旋转不定，不能站立，或伴有恶心、呕吐、汗出，甚则昏倒等症状。眩晕的病因复杂，可由神经系统或其他系统的多种病因所引起。

中医学对本病的认识久远，认为眩晕属肝所主，与髓海不足、血虚、痰饮、邪中等多种因素有关。

【方一】 张氏眩晕方

【出处】 《中国中医秘方大全》

【组成】 泽泻24克，生白术9克，钩藤15克。

【功用】 健脾利水，消肿。

【主治】 内耳眩晕。

【方解】 方以泽泻利水消肿，白术健脾利水，钩藤平肝潜阳，诸药合用，共奏健脾利水，平肝熄风之功。

【药理】 现代药理研究发现，张氏眩晕方具有利尿、消除内耳水肿、镇静等作用。

【用法】 水煎服，日1剂。

【方二】 半夏白术天麻汤

【出处】 《中国中医秘方大全》

【组成】 半夏9克，白术9克，天麻9克，茯苓9克。

【功用】 化痰降浊，健脾和胃。

【主治】 痰浊中阻型眩晕。

【方解】 无痰不作眩。方以半夏燥湿祛痰，白术、茯苓健脾化湿，天麻熄风平肝，诸药合用，共奏豁痰降浊，健脾和胃之功。

【药理】 现代药理研究发现，半夏白术天麻汤具有调脂、镇静等作用。

【用法】 水煎服，日1剂。

【方三】 天麻钩藤汤

【出处】 《中国中医秘方大全》

【组成】 天麻9克，钩藤9克，石决明30克，山栀9克，茯苓9克，菊花9克，白芍9克，代赭石15克，陈皮9克。

【功用】 平肝熄风，和胃降浊。

【主治】 肝阳上亢型眩晕。

【方解】 诸风掉眩，皆属于肝。方以天麻、钩藤平肝熄风，石决明、代赭石镇肝潜阳，山栀、菊花清肝，芍药养阴敛肝，陈皮和胃，诸药合用，共奏平肝熄风、胃降浊之功。

【药理】 现代药理研究发现，天麻钩藤汤具有降血压和调节血脂等作用。

【用法】 水煎服，日1剂。

【方四】 补中益气汤

【出处】 《中国中医秘方大全》

【组成】 党参9克，黄芪15克，白术9克，陈皮9克，升麻9克，归身9克，钩藤9克，半夏9克，茯苓9克。

【功用】 补中益气，养血熄风。

【主治】 中气不足型眩晕。

【方解】 气血亏虚，清窍失养，则发为头晕目眩。方以参、芪、苓、术益气健脾，升麻、柴胡提升清气，半夏、陈皮理气和中，当归养血和血，诸药合用，共奏补中益气、养血熄风之功。

【药理】 现代药理研究发现，补中益气汤具有改善微循环，增加血流量，降低血液黏稠度，改善脂质代谢等作用。

【用法】 水煎服，日1剂。

【方五】 益气养血汤

【出处】 《中国中医秘方大全》

【组成】 黄芪15克，党参9克，白术9克，茯苓9克，当归9克，川芎6克，白芍9克，钩藤9克，珍珠母30克。

【功用】 益气养血，熄风安神。

【主治】 主治气血二虚型眩晕。

【方解】 气血亏虚，清窍失养，则发为头晕目眩。方以参、芪、苓、术益气健脾，归、芍、芎养血和血，钩藤、珍珠母平肝熄风，诸药合用，共奏益气养血，熄风安神之功。

【药理】 现代药理研究发现，益气养血汤具有改善微循环，增加血流量，降低血液黏稠度，改善脂质代谢，镇静等作用。

【用法】 水煎服，日1剂。

【方六】 止晕方

【出处】 《中华医药化工》

【组成】 煅磁石30克（先煎），石决明18克（先煎），生牡蛎30克（先煎），白蒺藜12克，制稀莶9克，西羌活1.2克，北细辛0.45克，甘杞子15克，制首乌5克，紫河车5克，炒当归9克，炒白芍9克，五味子2.4克，白沙参3克，炙黄芪12克，旋覆花5克（包煎），海蛤粉5克（包煎），南沙参12克，法半夏5克，橘络红各3克，川贝母5克（杵），夏枯草9克，云茯苓9克。

【功用】 补精益气，安神和络化痰，佐以熄风潜阳。

【主治】 眩晕症（美尼尔氏综合征）。

【方解】 本症既非单纯风、火、痰之实证，亦非单纯之气血不足、肝肾亏虚之虚候，而是精气不足，肝肾并虚，肝阳痰火为患。病情复杂，治应标本兼顾，阴阳并补，气血两益，肝肾同滋。痰火固宜清化，然病久痰逆络痹，须兼而治之，故温清润化同用，苦降和络并施，佐以石决明、牡蛎、白蒺藜，平肝熄风潜阳。用羌活、细辛者，取其引药上下分行。

【药理】 现代药理研究发现，止晕方具有镇静，解热、抗炎、镇痛，改善脂质代谢等作用。

【用法】　水煎服，日 1 剂。

三十二、糖尿病

糖尿病是多种原因引起的糖、脂肪代谢紊乱所致多系统、多脏器功能损害的综合证，为常见的终身性病。糖尿病属祖国医学中“消渴”证范畴。近年来发现，降糖类西药能促进心、脑血管合并症的发生。因此中医中药治疗本病，具有广阔的前景。

【方一】　*消渴方*

【出处】　《广西中医药》

【组成】　茯苓 10 克，天花粉 12 克，苍术 9 克，玄参 9 克，三棵针 5 克，萆薢 10 克，党参 10 克，熟地黄 10 克，石斛 9 克，蛇床子 5 克，覆盆子 10 克，山药 12 克，生石膏 100 克。

【功用】　益气养阴，清热祛湿。

【主治】　糖尿病。

【方解】　茯苓、党参、山药、熟地黄、覆盆子补肾健脾；天花粉、石斛、玄参、生石膏养阴润燥，苍术、三棵针、萆薢、蛇床子、清热燥湿，利尿通淋。全方补中寓清，尤适用于阴虚兼有热象者。

【用法】　水煎服，每日 1 剂。

【方二】　*润燥活血汤*

【出处】　《辽宁中医杂志》

【组成】　玄参，麦冬，生地蓼，赤芍，牡丹皮，黄芪，山药，桃仁，红花，柴胡。

【功用】　润燥活血，益气活血。

【主治】　糖尿病中、晚期。

【方解】　玄参、麦冬、生地黄养阴润燥，赤芍、牡丹皮、黄芪、山药、桃仁、红花益气活血，柴胡条达气机。全方以润燥活血为主，因气为血之帅，气行则血行，故方中又加入一味柴胡以助血行。

【用法】　水煎服，每日 1 剂。

【按语】　原方无用量。

【方三】 降糖明目1号方

【出处】 《河南中医》

【组成】 女贞子，旱莲草，茜草根，白茅根，大黄，三七粉，黄芪，山药，苍术。

【功用】 益气补肾，凉血止血。

【主治】 糖尿病合并眼底出血之出血期。

【方解】 女贞子、旱莲草补益肝肾、清虚热、明目；茜草根、白茅根、大黄、三七粉凉血止血；黄芪、山药、苍术益气健脾燥湿。糖尿病合并眼底出血之出血期，当务之急为止血，故方中安排大量止血药，女贞子、旱莲草入肝肾经，兼有引药入经的作用。

【用法】 水煎服，每日1剂。

【按语】 原方无用量。

【方四】 降糖明目2号方

【出处】 《河南中医》

【组成】 丹参，泽兰，红花，益母草，旱莲草，郁金，黄芪，山药，苍术。

【功用】 活血利水，益气明目。

【主治】 糖尿病合并眼底出血之吸收期。

【方解】 丹参、泽兰、红花、益母草为活血兼有利水作用的药物可促进瘀血吸收；旱莲草、郁金、黄芪、山药、苍术补肝肾明目，糖尿病合并眼底出血之吸收期已无活动性出血，故可加大活血力度，若仍有出血则不宜使用。

【用法】 水煎服，每日1剂。

【按语】 原方无用量。

【方五】 降糖明目3号方

【出处】 《河南中医》

【组成】 黄芪，山药，苍术，元参，女贞子，菟丝子，生牡蛎，川芎，红花，海蛤粉，贝母。

【功用】 补益肝肾，清肝明目。

【主治】 糖尿病眼底出血之恢复期。

【方解】 黄芪、山药、苍术、元参健脾益气，养阴润燥；女贞子、菟丝子补益肝肾；生牡蛎、海蛤粉、贝母清肝明目，软坚散结；川芎、红花活血化瘀。糖尿病眼底出血之恢复期治疗重点在于巩固疗效，防止复发。

【用法】 水煎服，每日1剂。

【按语】 原方无用量。

【方六】 三消汤

【出处】 《湖中医杂志》

【组成】 花粉，葛根、生地黄、玄参、丹参、山药各15～30克，生石膏、黄芪各15克～50克，苍术、黄柏、知母、泽泻、麦冬、五味子各10～20克。

【功用】 清热养阴，三消并治。

【主治】 糖尿病。

【方解】 方名为“三消汤”，顾名思义，上中下三消同治，玄参、生石膏、五味子偏上消；花粉，葛根、麦冬、苍术偏中消；黄柏、知母、泽泻、生地黄、山药、黄芪、丹参偏下消，三消中又偏重于下消，为消渴病常用方剂。

【用法】 1日1剂，水煎两次，分3次饭前1小时服，15日为1疗程，一般2～6个疗程即可控制病情，继续巩固1－2个疗程，采用2～3日服1剂的方法递减，逐渐停药。

【按语】 气阴两虚型重用黄芪、山药，酌加黄精、太子参、人参；血糖下降缓慢重用苍术、玄参，加黄连、玉竹、乌梅；轻度酮症可加黄芩、黄连。

三十三、白血病

白血病是一种造血系统的恶性肿瘤，其特征是骨髓、淋巴结等造血系统中一种或多种细胞成分发生恶性肿瘤，并浸润体内各脏器组织，导致正常造血细胞受抑制，造血功能衰竭，产生贫血、出血、感染及白血病细胞浸润的各种症状。该病属中医学“血证”“虚劳”“积聚”等范畴。本病以虚为主，虚实夹杂。虚为肝肾阴虚，气血亏少；实为邪毒内蕴，血瘀痰凝。

【方一】

【组成】 虎杖30克，花生衣3克，大枣60克，鸡血藤30克。

【功用】 清热解毒，活血化瘀。

【主治】 急性白血病。

【方解】 虎杖：清热解毒，活血化瘀。花生衣：补血。鸡血藤：补血行血，通经络，强筋骨活血。大枣：健脾。

【药理】 花生衣：能对抗纤维蛋白的溶解，促进骨髓造血机能，增加血小板的含量，对出血及出血引起的贫血有明显疗效。鸡血藤：增强小鼠肾脏及子宫的能量代谢及合成代谢的反映，体外实验对金黄包葡萄球菌、白色葡萄球菌、乙型链球菌、甲型链球菌、大肠杆菌、绿脓杆菌、卡他球菌等有敏感抑菌作用，对贫血家兔末梢红细胞、血色素及网织红细胞低有很好的疗效。虎杖有良好的抑菌作用，对金黄色葡萄球菌等有明显的抑菌作用。

【用法】 水煎服，每日1剂。

【方二】 青黄散方

【出处】 《中西医结合杂志》

【组成】 青黛、雄黄二者按照9∶1比例研细末后混匀装胶囊。

【功用】 解毒化瘀，凉血消积。

【主治】 慢性粒细胞性白血病。

【方解】 方中青黛消肿散瘀，凉血解毒；雄黄解百毒，消积聚，化腹中瘀血。

【药理】 青黛：醇浸液（0.5克/毫升）在体外对炭疽杆菌、肺炎杆菌、志贺氏痢疾杆菌、霍乱弧菌、金黄色和白色葡萄球菌皆有抑制作用。雄黄：抗菌作用雄黄水浸剂（1∶2）在试管内对多种皮肤真菌有不同程度的抑制作用。

【用法】 诱导缓解剂量每日6~14克，分3次饭后服；维持缓解剂量每日3~6克，分2~3次饭后服。

【按语】 本方治疗发生疗效快，副作用较轻，未见骨髓抑制。但治疗缓解后不宜立即停药，以免病情复发。

【方三】 蟾蜍酒方

【组成】 125克重蟾蜍15只、黄酒1500毫升。

【功用】 活血化瘀。

【主治】　急、慢性白血病。

【方解】　蟾蜍：破癥结。黄酒：活血。

【药理】　蟾蜍抗白血病，即可直接杀灭白血病细胞，又可提高机体免疫功能。

【用法】　蟾蜍剖腹去内脏洗净后加黄酒，同放入瓷罐中封闭，置入铝锅中加水煮沸 2 小时，过滤出药液。成人每次 5～30 毫升，每天 3 次饭后服，儿童酌减。

【按语】　本方正常剂量对肝肾无损害。

【方四】

【组成】　鲜藕适量，玳瑁粉 2 克，羚羊粉 2 克。

【功用】　清热解毒，凉血止血。

【主治】　白血病伴鼻衄者。

【方解】　藕汁性寒，味甘涩，具有清热解毒、凉血止血之功，还可消散瘀血；玳瑁粉、羚羊粉均可清热解毒、滋阴潜阳。

【药理】　玳瑁粉：其中含有补骨脂素或蒽醌类光敏活性物质。羚羊角有抑制中枢神经系统及镇痛作用，增强动物对缺氧的耐受力，还有解热抗惊厥作用，鲜藕有增强免疫力，止血作用。

【用法】　鲜藕适量，切碎捣烂，滤汁约 150 毫升，置容器中缓慢加热，但不要使其沸腾，然后以藕汁送服玳瑁粉、羚羊粉。每日 1～2 次。

【方五】　消毒化血丸

【出处】　《中国现代名医验方荟海》

【组成】　乳香 60 克，没药 60 克，雄精 30 克。

【功用】　化瘀消肿。

【主治】　急性、亚急性、慢性白血病，有肝、脾、淋巴结和其他部位浸润者。

【方解】　雄精（雄黄之上品）可化血为水，乳香、没药既能消肿止痛、又能化瘀止血，三药合用，全在化瘀消肿。

【药理】　乳香：能促进心血管功能，使动物血细胞压积比明显降低，改善血液循环，有抗癌作用。没药：水浸剂（1∶2）在试管内对堇色毛癣菌、同心性毛癣菌、许兰氏黄癣菌等多种致病真菌有不同程度的抑制作用。

【用法】　乳香、没药去油，三药各研极细末，和匀以米饭适量捣和为丸，如莱菔子大小，晒干，收贮备用。每日1~3次，每次1~3g，开水送服。

【按语】 由于雄精有毒，连服30~50天，可有瘙痒、皮疹、低热、口渴、头痛等副作用，应即停服。一般不能连续服药3周以上。孕妇以及有心、肝、肾器质性损害者忌用。

【方六】

【组成】 仙鹤草（鲜品）500克（干品减半），白茅根250克（干品60克），红枣100克。

【功用】 清热解毒。

【主治】 白血病。

【方解】 仙鹤草，止血，补虚。白茅根，治疗吐血，衄血。红枣，补脾和胃，益气生津，调营卫。三药合用能够治疗因为白细胞减少而引起的各种症状。

【药理】 仙鹤草：具有抗肿瘤、降血糖、增强机体免疫功能、降血压等作用。白茅根：含有芦竹素和白茅素，具有止血的作用。

【用法】 水煎浓汁，每日1剂，连服30日为1个疗程。

三十四、鼻咽癌

鼻咽癌号称“广东癌”，好发于我国南方各省，世界上80%的鼻咽癌发生在我国。鼻咽癌常见的症状为血涕、鼻出血、鼻塞、耳鸣和听力下降、头痛、颈部包块等，中晚期患者可出现颅骨及颅神经侵犯，出现相应症状，远处转移以扁骨转移最多，其次是肺、肝等。

【方一】

【出处】 民间流传

【组成】 甘遂末、甜瓜蒂各3克，硼砂、飞朱砂各1.5克。

【功用】 清热解毒，散结消肿。

【主治】 鼻腔乳头状瘤、鼻咽癌。

【方解】 方中甘遂苦寒，有毒，可消肿散结，硼砂、朱砂清热解毒，瓜蒂祛湿化痰。

【药理】 瓜蒂中含葫芦素对人鼻咽癌细胞有毒性作用，硼砂主要成

分是四硼酸钠对皮肤黏膜有保护作用，朱砂主要成份为硫化汞，可抑制多种酶的活动，

【用法】　共研为细末，吹入鼻内，切勿入口。

【方二】

【出处】　河南名医邵梦扬介绍验方1首

【组成】　半枝莲60克，野区区根60克，紫草30克，白花蛇舌草30克，甘草6克，干蟾皮12克，急性子12克，天龙2条，姜半夏6克，丹参30克。

【功用】　清热解毒，活血化瘀。

【主治】　鼻咽癌。

【方解】　白花蛇舌草、半枝莲具有清热解毒之功效，紫草活血解毒，丹参活血化瘀，半夏消痞散结，燥湿化痰，天龙攻毒散结，诸药相配共凑清热解毒，活血化瘀之功效。

【药理】　白花蛇舌草、半枝莲、天龙、蟾皮具有抗肿瘤作用，紫草具有抗炎作用，半夏所含葡萄糖醛酸的衍化物有明显的解毒作用。

【用法】　口服，每日1剂，分头道、二道煎服。

【按语】　个别患者服药有便溏、恶心、纳差，应分3次徐徐服之。

【方三】

【出处】　广东惠阳市中医院何立耀医师介绍验方

【组成】　生地黄10克，石斛、百合、夏枯草、板蓝根各15克，麦冬、天冬、沙参、杭菊、连翘各12克，五味子6克。

【功用】　清热解毒，养阴益胃。

【主治】　鼻咽癌放疗后肺胃阴虚者。症见口干口苦，咽干，牙龈肿痛，便秘，午后潮热，鼻出血等。

【方解】　方中生地黄、石斛、沙参、天冬、麦冬共凑清热凉血，养阴生津之功效，连翘、板蓝根清热解毒，消痈散结，五味子上敛肺气，下滋肾阴。

【药理】　麦冬能增强网状内皮系统吞噬能力，升高外周白细胞，提高免疫力，现代药理研究天冬具有一定的抗肿瘤作用，石斛具有促进胃液分泌，增强代谢的功能。连翘、板蓝根具有广谱抗菌作用，且能抑制血小板聚集，增强免疫力。五味子能增强机体免疫力。

【用法】　水煎服，每日1剂。

【方四】

【出处】 江苏南通市肿瘤医院万潜光医师验方

【组成】 银花、双钩藤、生白芍各 15 克，生甘草、明天麻、白菊花、牡丹皮、炒桑枝各 10 克，生石决明 20 克（杵、先煎）。

【功用】 平肝潜阳，通络解毒。

【主治】 鼻咽癌化疗过程中面神经麻痹。证属放疗热毒伤肝，肝风动络者。

【方解】 方中钩藤、天麻、石决明、菊花平肝熄风、清热解毒，银花清热解毒，桑枝通络止痛，白芍平肝止痛，牡丹皮清热凉血，活血散瘀，诸药共凑平肝潜阳，通络解毒之功效。

【药理】 钩藤、天麻、菊花具有降压，扩张外周血管，增加冠脉血流量作用，菊花还有解热抗炎之功效，桑枝具有明显降压作用，白芍抗炎解痉，并有镇静、降压、扩血管作用。牡丹皮具有抗炎，解痉、解热镇痛等作用。

【用法】 水煎服，每日 1 剂。

【方五】

【出处】 江苏南通市肿瘤医院万潜光医师验方

【组成】 生石膏 50 克，制大黄、川芎、白芷各 5 克，蝉衣 4 克，生地黄、玄参各 30 克，淡黄芩、牡丹皮、人中黄、银花各 10 克。

【功用】 清热凉血解毒。

【主治】 鼻咽癌放疗后鼻大出血。证属放疗后热毒伤络，血上溢，气火升腾者。

【方解】 生石膏清热泻火，生地黄、玄参、牡丹皮清热凉血，大黄止血解毒，白芷、蝉衣疏风清热，川芎行气活血。

【药理】 石膏能促进吞噬细胞的成熟，并能缩短凝血时间，生地黄能促进血液凝固，大黄具有止血、保肝、降压、抗病毒作用，川芎扩冠增加冠脉血流量，降低外周血管阻力，抑制血小板聚集，白芷具有解热、镇痛、抗炎抗菌、止血等作用，白芷毒素对动物延髓血管运动中枢、呼吸中枢、迷走神经及脊髓均有兴奋作用，玄参具有抗炎、抗菌、调节循环和机体内环境、增强免疫力、降体温、解痉镇痛止血等药理作用，黄芩及其活性成分具有清除自由基、抗氧化、抗炎、抗肿瘤等药理特性，因而对于人体延缓衰老、变态反应性疾病的恶性肿瘤有广泛的应用，银花具有抑菌、抗病毒、解热、抗炎、保肝、止血、抗氧化、免疫调节等作用。

【用法】 水煎服，每日1剂。

【方六】

【组成】 土茯苓30克。

【功用】 清热解毒。

【主治】 鼻咽癌。

【方解】 土茯苓甘淡平，归肝、胃经，具有解毒除湿之功效。

【药理】 土茯苓有抗肿瘤作用，有受体阻滞剂样作用，对棉酚有解毒作用。

【用法】 水煎代茶饮。

三十五、甲状腺癌

甲状腺癌是对发生在甲状腺滤泡上皮、滤泡细胞及甲状腺间质的恶性肿瘤的统称。临床表现以颈前区肿块，常累及周围器官出现吞咽困难、呼吸不畅、声音嘶哑等症状为特征。本病较常见，其患病年龄在25～65岁，以青年及老年者多见，女性多于男性。

该病属中医学“石瘿”范畴，早期以实证者居多，病久则耗气伤血，阴精受损，常由实转虚，以阴虚、气虚多见，以致虚中有实、实中有虚之虚实夹杂证。

【方一】 消痰抗癌酒

【出处】 《药酒汇编》

【组成】 黄药子、海藻、昆布各250克，贝母200克，米酒（自酿）1000毫升。

【功用】 软坚散结、消瘦解毒。

【主治】 甲状腺癌、诸恶疮及癌肿等症。

【方解】 黄药子清热解毒，凉血止血，消肿散瘿；海藻、昆布能软坚、散结、消痰，适宜头颈部、甲状腺、消化道、肺部以及淋巴系统各种恶性肿瘤之人服用。

【药理】 黄药子有抗癌、止血、抑菌、抗病毒等作用和增强免疫作用，尤其对于甲状腺癌疗效显著。海藻的药理活性很强，有抗菌、抗辐射、抗病毒、降血压、降血脂、扩冠状动脉血流量和改善心肌营养等多种作用，并有提升肠道解毒、止血、抗菌、抗癌等作用。昆布与海藻相似，两者都有降血脂、抗肿瘤及抗病原微生物作用。

【用法】 将前4味捣碎，入布袋，置瓦坛中，加入米酒，密封，以木热灰火煨酒坛24小时，取出，待冷，即可取用。口服。不拘时，徐徐饮用，常令有酒气相续为妙。

【按语】 凡肝炎患者慎用。

【方二】

【出处】 《中医偏方大全》

【组成】 黄药子200克。

【功用】 解毒散结。

【主治】 甲状腺癌。

【方解】 药子清热解毒，凉血止血，消肿散瘿。

【药理】 岩白菜素为黄药子主要有效成分，有抗癌、止血、抑菌、抗病毒，免疫增强作用。

【方三】

【出处】 《中医偏方大全》

【组成】 蛇皮2克，鸡蛋1枚。

【功用】 解毒消肿。

【主治】 甲状腺癌。

【方解】 鸡蛋养阴清热，蛇皮清热解毒消肿。

【药理】 蛇皮含云芝糖肽能抑制人的肺癌、胃癌、淋巴瘤、单核细胞白血病及艾氏腹水癌、P388白血病和Sarcoma－180等肿瘤细胞的增生。

【用法】 将蛋打一小孔，装入蛇皮末，封口煮食，每次服1枚，每日2次，连服60天为一疗程。

【方四】

【出处】 《中医偏方大全》

【组成】 蛤肉带壳60克，紫菜30克。

【功用】 清热解毒，软坚化痰。

【主治】 甲状腺癌。

【方解】 紫菜化痰软坚，清热，蛤肉滋阴润燥，利水消肿，化痰散结。

【药理】　紫菜含紫菜多糖，具有显著的抗氧化、抗衰老、提高性活力、及抑制肿瘤细胞生长，明显增强细胞免疫和体液免疫功能，并可以促进淋巴细胞转化，提高机体的免疫力，蛤肉含有丰富的糖蛋白、多糖和多肽，具有增强机体免疫功能、抗癌和防御病原微生物等作用。

【用法】　水煮，吃肉喝汤，每日 1 剂，连服 1 月为一个疗程，休息 3 天，可连用八个疗程。

【方五】

【组成】　海螺、海蛤粉各 20 克，海藻、海螵蛸各 15 克，昆布、龙胆草、青木香各 10 克。

【功用】　清热解毒，软坚散结。

【主治】　甲状腺癌。

【方解】　海螺、海蛤粉滋阴润燥，利水消肿，化痰散结，海藻、海螵蛸、昆布能软坚、散结、消痰，龙胆草清热、泻火，青木香行气，解毒，消肿。

【药理】　蛤肉含有丰富的糖蛋白、多糖和多肽，具有增强机体免疫功能、抗癌和防御病原微生物等作用，青木香有抗肿瘤、抗感染、解痉镇痛和降压作用，龙胆草有抗炎、杀菌及镇静作用。昆布与海藻相似，两者都有降血脂、抗肿瘤及抗病原微生物作用。

【用法】　均研末，蜂蜜适量为丸，每丸 6 克，一次 2 丸，每日 3 次。

【方六】

【组成】　蝉衣、蜈蚣、全蝎、夜明沙、穿山甲各等分。

【功用】　活血通络。

【主治】　甲状腺癌。

【方解】　蜈蚣、全蝎攻毒散结，通络止痛，蝉衣具疏风清热，定惊解痉，穿山甲味淡性平，气腥而窜，其走窜之性，无微不至，故能宣通脏腑，贯彻经络，透达关窍，血凝血聚为病，皆能开之，穿山甲活血消癥，消肿排脓，夜明沙清热明目，散血消积，软坚散结。

【药理】　蝉衣有激素样作用而无激素样副作用，还有抗过敏作用、解热镇痛作用，蜈蚣、全蝎有抗肿瘤作用。

【用法】　均研末，神曲糊为丸如粟米大，每日 2 次，每次 3 ~ 5 丸，空腹黄酒适量送下。

三十六、食道癌

食管癌是指下咽部到食管胃结合部之间食管上皮来源的癌。食管癌亦称食道癌，是最常见的恶性肿瘤之一，是鳞状上皮的恶性肿瘤。食管癌以食管中段最为多见（占 57.2%），下段次之（占 29.6%），上段最少（占 13%）。

食管癌的扩散与转移。①直接扩散：一般是沿黏膜向下层扩散。由于食管无浆膜，肌层如受累，病变容易穿透肌层，延伸至食管内外并可侵犯到邻近器官如肺。临床表现：进行性咽下困难，咽下疼痛，食管返流。②中晚期症状：吞咽困难、梗阻、疼痛、出血、声音嘶哑、体重减轻和厌食。③终末期症状和并发症：恶液质、脱水、衰竭、纵膈炎、脓肿、肺炎、致死性大出血、黄疸、呼吸困难，昏迷。

该病属中医学“噎嗝”范畴。

【方一】

【组成】 鲜白花蛇舌草、鲜半枝莲草、鲜冬凌草、蛋黄油、纯枣花蜂蜜。

【功用】 祛瘀散结，益气，解郁。

【主治】 食道癌。

【方解】 白花蛇舌草、鲜半枝莲草、鲜冬凌草清热解毒，散结消肿。蛋黄油润滑、祛腐、生肌。蜂蜜清热、解毒、润燥、止痛。

【药理】 白花蛇舌草、鲜半枝莲草具有抗肿瘤活性，冬凌草中有大量的对映－贝壳杉烷类二萜化合物提取物，其中具有显著生理活性的冬凌草甲素、乙素为冬凌草抗肿瘤和杀菌作用的有效成分。蛋黄油有减少疤痕组织生成之功效，可使组织较快愈合，蜂蜜有增强免疫力，抗病毒和抗菌作用。

【用法】 先将前三味鲜草阴干，各取 500 克共为极细末，加入蛋黄油 150 克，枣花蜂蜜 1350 克，搅匀做成药丸，每丸重 5 克。饭前半小时口含化服，或开水化开含服，日 3 次。

【方二】

【组成】 半枝莲 30 克，白花蛇舌草 30 克，刘寄奴 30 克，金佛草 10 克，代赭石 30 克，柴胡 10 克，香附 10 克，郁金 10 克，炒枳壳 10 克，沙参10克，麦冬10克，元参10克，清半夏10克，丹参10克。

【功用】　清热解毒，理气降逆，活血消癥。

【主治】　食管癌。

【方解】　半枝莲、白花蛇舌草清热解毒，刘寄奴活血化瘀，香附、炒枳壳、郁金活血行气止痛，沙参、麦冬、元参益气养阴生津，丹参活血化瘀，半夏燥湿祛痰，柴胡疏散退热，疏肝解郁，代赭石降逆止呕。

【药理】　半枝莲、白花蛇舌草具有抗肿瘤活性，郁金具有增强免疫力和抗炎镇痛作用，丹参具有促进溃疡愈合，防止再复发的作用，沙参含皂苷及香豆素（花椒毒素），对艾氏腹水癌及肉瘤S－45抑制作用最大，还发现沙参有抑制脾脏功能从而抑制体液免疫，调节机体免疫平衡，半夏中中甲醇提取物对肿瘤细胞均有一定的抑制作用，郁金中郁金香苷A、郁金香苷B、郁金香苷C对枯草杆菌有抑制作用，对金黄色葡萄球菌仍有抗菌作用，其活性成分中含多种氨基酸。刘寄奴有抗缺氧作用。

【用法】　水煎服，日1剂。

【方三】

【组成】　干蟾皮0.3克，山药粉适量。

【功用】　驱邪扶正。

【主治】　食道癌。

【方解】　方中蟾皮可以清热解毒，利水消胀。山药益气养阴，补脾肺肾，固精止带。

【药理】　蟾蜍皮制成的制剂华蟾素能抑制喉癌细胞株Hep－2生长并诱导其分化及凋亡。蟾酥脂质体对体外培养的有膀胱移行细胞癌BIU－87细胞生长有明显抑制作用。蟾酥中主要的抗癌成分是蟾蜍二烯内酯。蟾蜍二烯内酯之一蟾蜍灵（bufalin）能诱导多种白血病细胞分化并诱导HL－60细胞凋。有报道蟾蜍灵是细胞拓扑异构酶Ⅱ（TopoⅡ）的抑制剂，联用维甲酸或顺铂抗白血病效应增强。

【用法】　水泛为丸，如绿豆大，每次4丸，1日3次。

【方四】

【组成】　韭菜挤汁20毫升，蒸鸡蛋2枚。

【功用】　通胃气，散郁结，除胃气。

【主治】　食道癌。

【方解】　韭菜有通胃气、散寒邪的作用，可治胃寒气滞、胀闷作痛。

韭汁能活血散瘀。

【药理】 现代研究表明，韭菜含有挥发油、硫化物、蛋白质、脂肪、糖类、胡萝卜素、维生素、钙、磷、铁等，在肠内有消毒、灭菌的功能。由于其含有较多的纤维素，能增进胃肠蠕动，对便秘患者有益处，对预防肠癌亦有重要作用。此外，它还含有挥发油和含硫化合物，具有促进食欲、杀菌和调节血脂作用。因此，对血脂异常症与冠状动脉硬化亦有好处。

【用法】 每日分两次吞服，常服。

【方五】

【组成】 柿饼两枚。

【功用】 润肺，涩肠，止血。

【主治】 食道癌。

【方解】 本方以柿饼单味药为主药，润肺，涩肠，止血。

【药理】 柿饼上糖霜，是喉痛咽干和口腔炎的特效药。

【用法】 细嚼噙化，常服。

【按语】 柿饼为柿科植物柿的果实经加工而成。脾胃虚寒，痰湿内盛者不宜食。

【方六】

【组成】 水蛭 10 克，海藻 30 克。

【功用】 活血化瘀消积。

【主治】 食道癌。

【方解】 方中水蛭有活血化瘀之功，海藻可以活血化瘀消积。

【药理】 海藻中的海藻多糖、多卤多萜物质都具有提高人体免疫力、抗癌、抗病毒的活性。海藻多糖可以与 HIV（人获得性免疫缺陷病毒）结合，使其失活，从而抑制病毒的复制，防治爱滋病；海藻多糖还可以降低血管中导致动脉粥样硬化的脂质含量，以及治疗心脑血管疾病。螺旋藻中的 β－胡萝卜素可以保护人的视力。从深海鱼油中提取的高不饱和脂肪酸 EPA（二十碳五烯酸）和 DHA（二十二碳六烯酸）具有提高大脑智力以及增强人体免疫力的功效，而在海藻中也可以提取出这两种物质。

【用法】 共研细末，每服 6 克，黄酒送服。

三十七、肺癌

肺癌是一种常见的肺部恶性肿瘤，其死亡率已占癌症死亡率之首。临床表现以咳嗽、咯血、胸痛、发热、胸闷、气短等为特征。“息贲”“肺壅”“息积”“肺积”均是支气管肺癌的中医病名。

【方一】　清肺解毒汤

【出处】　民间流传

【组成】　人参、西洋参、桔梗、天冬、知母、百合、七塔。

【功用】　清肺解毒益气养阴。

【主治】　肺脾气虚型、肺肾阴虚型、气阴两虚型、气滞血瘀型、热毒炽盛型肺癌。

【方解】　人参、西洋参、天冬、百合益气养阴，桔梗、知母、七塔清肺解毒。

【药理】　人参、西洋参补脾益肺，养阴生津。

【用法】　人参、西洋参能增强神经活动灵活性，且有抗休克、抗疲劳促进蛋白质 RNA、DNA 的合成，增强机体免疫力和抗癌等作用。百合含有秋水仙碱，与天门冬一起应用具有抗肿瘤和抑制多种细菌作用。

【方二】　肺癌方

【出处】　民间流传

【组成】　桔梗 12 克，枇杷叶 15 克，百合 12 克，地骨皮 12 克，麦冬 12 克，黄芪 24 克，鱼腥草 20 克，白术 18 克，北沙参 18 克，款冬花 12 克，七叶一枝花 15 克，猫爪草 18 克，百部 12 克，陈皮 6 克，野荞麦 12 克。

【加减】　（1）咳嗽气促者，加麻黄 9 克，旋覆花（包煎）15 克，葶苈子 10 克。（2）咯血者，加仙鹤草 18 克，蒲黄 10 克，白茅根 15 克。（3）有胸积水者，加猪苓 15 克，车前子 18 克，苍术 20 克。（4）高烧者，加黄芩 9 克，水牛角 30 克。（5）胸疼痛者，加三七末 5 克，莪术 9 克，延胡索 10 克。（6）气阴不足者，加太子参 15 克，蛤蚧 1 对（另煎汤）。

【功用】　活血化瘀，化痰散结。

【主治】　肺癌。

【方解】　方中桔梗、百合、枇杷叶、百部、麦冬、款冬花养阴润肺化痰止咳，陈皮、白术、黄芪理气健脾，猫抓草、七叶一枝花清热解毒。

【药理】 款冬花有镇咳作用，桔梗含桔梗皂苷，有抗炎祛痰作用，陈皮能扩张支气管，黄芪增强机体免疫力，猫抓草、七叶一枝花具有抗肿瘤作用，桔梗、百合、枇杷叶、百部、麦冬缓解支气管痉挛。

【用法】 水煎服，日1剂。

【方三】 回春灵膏药

【组成】 生川乌、七叶一枝花、红花、莪术、冰片、麝香。

【功用】 清热解毒、软坚消肿、行气止痛。

【主治】 肺癌。

【方解】 回春灵中以清热解毒、软坚消肿、行气止痛的生川乌、七叶一枝花为主药，配以红花、莪术等活血化瘀，并以冰片、麝香等香窜为引，使药物直接渗透到肿瘤表面血管，改善肿瘤组织的微循环，溶解和破坏肿瘤组织周围及瘤内纤维蛋白凝结，缓解肿瘤对患者痛觉神经化学刺激或物理压迫，使疼痛得以缓解，肿瘤得以消散。

【药理】 药物经皮肤吸收，就近作用于患病局部，避免了口服药经消化道吸收所产生的副作用和遇到的多环节灭活作用，使药物疗效得以充分发挥。

【方四】

【组成】 鱼腥草、沙参、玉竹各50克，鸭子1只。

【功用】 养阴清肺。

【主治】 辅助治疗肺癌口干舌燥、尿黄、舌红、脉细数等。

【方解】 沙参、玉竹养阴清肺，润燥生津，鱼腥草清热解毒。

【药理】 沙参、玉竹有祛痰及抗炎作用，鱼腥草对革兰阴性及阳性菌有抑制作用，增强机体免疫力和白细胞吞噬能力。

【用法】 将鸭子洗净去毛、内脏，与前两味药同入锅内，文火煎煮1~2小时，食肉饮汤。

【方五】

【组成】 鲜百合、鲜藕、枇杷（去核）各30克，白花蛇舌草50克，淀粉、白糖各适量。

【功用】 润肺止咳，清热解毒。

【主治】 辅助治疗肺癌阴虚火旺，咯痰稀少，带有血痰，胸痛，低热，舌红苔少，脉细数无力等。

【方解】　方中百合、枇杷养阴润肺止咳，藕节收敛止血，白花蛇舌草清热解毒。

【药理】　白花蛇舌草具有抗肿瘤作用，藕节缩短凝血时间，百合、枇杷、有祛痰及镇咳作用，百合还有抗肿瘤之功效。

【用法】　先将白花蛇舌草加水煎取500毫升汁液，再将鲜藕洗净切片，与鲜百合、枇杷肉一并放入锅内合煮，待熟时放入适量淀粉调匀，服时加少许白糖。

【方六】

【组成】　灵芝、百合各25克，南沙参、北沙参各15克。

【功用】　补益肺气。

【主治】　肺癌患者放化疗前或放化疗期间之用。

【方解】　南沙参、北沙参、百合养阴清肺，益气润燥生津，灵芝益气养阴。

【药理】　灵芝有抗肿瘤和免疫调节作用，增强免疫功能，消除氧自由基，促进新陈代谢，解惊、镇咳作用；南沙参、北沙参、百合有祛痰及镇咳作用，百合还有抗肿瘤之功效。

【用法】　水煎，每日1剂，两次分服。

三十八、肝癌

原发性肝癌（简称肝癌）是由肝细胞或肝内胆管上皮细胞发生的恶性肿瘤。全世界每年新发现恶性肿瘤病人约635万例，其中肝癌占26万例（占恶性肿瘤的4%），而且世界各地肝癌发病率有上升趋势。肝癌有原发性和继发性之分，具有起病隐匿、潜伏期长、高度恶性、进展快、侵袭性强、易转移、预后差等特点。其发病率有逐年上升趋势。因此早发现，早诊断，早治疗是减轻肝癌患者痛苦的一大帮助。临床表现以肝痛的主要临床表现是：肝区痛、纳差腹胀、上腹部有肿块、黄疸、腹水肿胀，以及脾肿大等。

【方一】

【组成】　鸡骨草30克，田螺250克。

【功用】 清热利湿，舒肝止痛。

【主治】 黄疸型肝炎、慢性肝炎、脂肪肝、肝硬化和早期肝癌的防治。

【方解】 鸡骨草清热解毒，舒肝散瘀，田螺甘、咸、寒，有清热，利水之效。

【药理】 鸡骨草全草含相思子碱胆碱、甾醇化合物、黄酮类、氨基酸、糖。子碱腹腔注射，能降低小鼠肩部由葡萄球菌毒索引起的炎症反应，有抗病毒和细菌，有预防和治疗感冒、流感、病毒性肝炎、黄疸及乳腺炎的功效。田螺含蛋白质、脂肪、糖、无机盐、菸酸及维生素 A、B_1、B_2，还富含维生素 D，对于黄疸型肝炎、慢性肝炎、脂肪肝、肝硬化和早期肝癌有很好的疗效。

【用法】 先用清水养田螺 24～28 小时，勤换水以去除污泥，取田螺肉洗净，与鸡骨草一起作汤，佐餐食用。

【方二】

【组成】 干燥鼠妇 60 克。

【功用】 破血利水，解毒止痛。

【主治】 肝癌剧痛。

【方解】 干燥鼠妇有利水、解毒破血止痛之功。

【药理】 鼠妇含还原糖与糖原，其黏多糖含软骨索硫酸 A 或 C，或含玻璃酸。另含各种脂类、胆甾醇，可能还含蚁酸，用大剂量单味鼠妇煎汁口服治疗肝癌晚期出现的剧痛，止痛效果明显，鸦胆子油乳对赘疣细胞有毒性作用，能使细胞破坏，细胞核团缩，细胞坏死脱落，从而缓解肿瘤疼痛。

【用法】 加水适量，水煎两次，混合后分 4 次口服，每日 1 剂。

【方三】

【出处】 《中医苏宝根方》

【组成】 活蟾蜍 3 只，大蒜 1 枚。

【功用】 解毒止痛。

【主治】 肝癌疼痛。

【方解】 蟾蜍止痛之功效强，配合大蒜可加强清热解毒之功效。

【药理】 蟾蜍汉华蟾毒素就有抗肿瘤的作用，还能杀菌升高白细胞。大蒜主要成份是大蒜素，对多种细菌有明显抑菌剂杀菌作用，此外还能抗肿瘤，增强机体免疫力。

【用法】　将其剥去皮，把大蒜捣烂涂在蟾蜍皮上，外敷于痛处。

【方四】

【组成】　八月札、石燕、马鞭草各 30 克。

【功用】　疏肝理气，活血解毒。

【主治】　肝痛。

【方解】　八月札苦，平。归肝、胃经，功能疏肝理气，散结。石燕、马鞭草清热解毒，活血散瘀，利水消肿。

【药理】　八月札含木通皂苷，有抗肿瘤作用，马鞭草含熊果酸有抗肿瘤作用，石燕主要为碳酸钙，尚含少量磷酸及二氧化硅。

【用法】　每日 1 剂，水煎服。

【方五】

【组成】　木鳖子去壳 3 克，独头蒜、雄黄各 1.5 克。

【功用】　散血清热，除痈消痞。

【主治】　肝癌疼痛。

【方解】　木鳖子苦、微甘、温，有毒功能清热解毒，消肿散结，配合大蒜、雄黄加强清热解毒之功效。

【药理】　大蒜主要成分是大蒜素，对多种细菌有明显抑菌剂杀菌作用，此外还能抗肿瘤，增强机体免疫力。木鳖子毒性较大，含木鳖子皂苷，能使血压暂下降，呼吸短暂兴奋，心搏加快，注射于狗股动脉可暂时增加下肢血流量，其作用强度约为罂粟碱的 1/3，且有抗癌作用；雄黄对多种细菌有明显抑制作用。

【用法】　杵为膏，入醋少许，蜡纸贴患处。

【方六】

【组成】　半枝莲、半边莲各 30 克，玉簪根 9 克，薏苡仁 30 克。

【功用】　清热解毒，化湿消肿。

【主治】　肝癌。

【方解】　半边莲清热解毒、利水消肿；半枝莲清热、解毒、散瘀、止血、定痛；薏苡仁清热利湿。

【药理】　半边莲含生物碱、黄铜苷、氨基酸，对多种细菌有抑制杀灭作用，还有利胆止血等作用；半枝莲全草含生物碱、黄酮苷、酚类、甾体有抗肿瘤作用。薏仁主要成份为薏仁油，有抗肿瘤作用。

【用法】 每日1剂，水煎服。

三十九、胃癌

胃癌是指发生在胃上皮组织的恶性肿瘤。临床早期70%以上毫无症状，中晚期出现上腹部疼痛、消化道出血、穿孔、幽门梗阻、消瘦、乏力、代谢障碍以及癌肿扩散转移而引起的相应症状，任何年龄均可发生，以50~60岁居多，男女发病率之比为3.2~3.6∶1。

胃癌具有起病隐匿，早期常因无明显症状而漏诊，易转移与复发，预后差等特点。

我国胃癌发病率高，其死亡率又占各种恶性肿瘤之首位，因此，胃癌是一个严重危害我国人民健康的常见病，应引起重视。

胃癌属于中医学的伏梁、积聚、胃脘痛、噎塞及胃反等范畴。

【方一】

【组成】 菱粉30克，粳米50克。

【功用】 益肠胃，解内热，防癌肿。

【主治】 用于年老体虚，慢性泄泻，胃肠道癌者食用。

【方解】 粳米有补脾胃、养五脏、壮气力的良好功效。而菱粉则可以益气养阴，健脾化湿。

【药理】 粳米中的蛋白质虽然只占7%，但因吃量很大，所以仍然是蛋白质的重要来源。粳米所含人体必需氨基酸也比较全面，还含有脂肪、钙、磷、铁及B族维生素等多种营养成分。菱粉含丰富的淀粉、葡萄糖、蛋白质。药理研究发现种子的醇浸水液有抗癌作用。

【用法】 粳米淘洗干净，如常法煮粥，待米熟时，调入菱粉，用小火烧至粥成，每日两次。

【方二】

【出处】 本方为湖北中医学院方

【组成】 白花蛇舌草120克，煨莪术、煨三棱、赤芍各9克，代赭石粉、海藻、昆布、制鳖甲各15克，旋覆花9克（包煎），夏枯草60克，白茅根30克，蜂蜜60克。

【功用】　清热解毒，化瘀散结。

【主治】　适用于胃癌。

【方解】　白花蛇舌草可以清热解毒，利湿通淋。三棱、莪术都有破血行气，消积止痛的功效。夏枯草可以清肝火，散郁结。白茅根可以凉血止血，清热利尿。

【药理】　方中主药白花蛇舌草含齐墩果酸、对位香豆素、黄酮苷以及白花蛇舌草素等，有抗肿瘤的作用。莪术含挥发油，其中主要为莪术酮、莪术烯、姜黄素等。近年来又从挥发油中分离出抗癌有效成分莪术醇、莪术双酮，有抗癌作用，除直接作用外，还可使宿主特异性免疫功能增强而获得明显的免疫保护效应。

【用法】　每日 1 剂，水煎服。

【方三】

【出处】　上海中医学院曙光医院方

【组成】　焦楂曲、焦麦芽各 9 克，煅瓦楞 30 克，制内金 6 克，川楝子 9 克，延胡索 15 克，陈皮、广木香、生枳实各 9 克，丹参 15 克，桃仁 12 克，生牡蛎 30 克，夏枯草 15 克，海带、海藻各 12 克。

【功用】　消食健脾，理气散结。

【主治】　适用于胃癌。

【方解】　川楝子行气止痛，散寒调中。延胡索可以活血、行气、止痛。枳实可以破气除痞、化痰消积。丹参可以活血调经、凉血消痈，安神。

【药理】　枳实能缓解乙酰胆碱或氯化钡所致的小肠痉挛。对有胃瘘、肠瘘的犬灌服枳实或枳壳煎剂对已孕未孕小白鼠子宫有抑制作用，对已孕、未孕家兔离体、在位子宫均呈兴奋作用。丹参可以扩张冠脉，增加冠脉流量、改善心缺血、梗塞和心脏功能，调整心律，并能扩张外周血管，改善微循环；有抗凝、促进纤溶，抑制血小板聚集，抑制血栓形成的作用。

【用法】　每日 1 剂，水煎服。

【方四】

【出处】　《中医杂志》

【组成】　生党参 15 克，茯苓 12 克，生黄芪 15 克，炒白术 10 克，生白芍 12 克，炒当归、广郁金各 10 克，醋青皮 9 克，炒莪术、京三棱各 10

克，绿萼梅6克，香谷芽10克。

【功用】 益气养血，化瘀散结。

【主治】 对胃癌治疗有疗效。

【方解】 方中白术可以补气健脾，燥湿利水，止汗，安胎。当归可以补血，活血，调经，止痛，润肠。郁金可以活血行气止痛，解郁清心，利胆退黄，凉血。

【药理】 当归含有挥发油，油中主要成分为藁本内酯，当归酮，香荆芥酚等。当归挥发油和阿魏酸能抑制子宫平滑肌收缩，而其水溶性或醇溶性非挥发性物质，则能使子宫平滑肌兴奋。当归对子宫的作用取决于子宫的机能状态而呈双相调节作用。当归对实验性高血脂症有降低血脂作用。郁金含挥发油、姜黄素、淀粉、脂肪油等。郁金有减轻高脂血症的作用，并能明显防止家兔主动脉、冠状动脉及其分支内膜斑块的形成。

【用法】 水煎服，每日1剂。

【方五】

【组成】 龙葵、白英、白花蛇舌草各30克，石见穿、干蟾皮、枸杞叶各15克，半枝莲、藤梨根各30克。

【功用】 清热解毒、抗癌消结之功。

【主治】 适用于胃热炽盛之胃癌。

【方解】 方中龙葵败毒抗癌，可用于癌瘤积毒。白英可以清热解毒，祛风利湿，化瘀。石见穿可以败毒抗癌、消炎退肿。

【药理】 龙葵体外实验具抗癌活性，对癌瘤细胞有抑制作用。当代药理实验和临床应用的结果表明，枸杞叶代茶常饮，能显著提高和改善老人、体弱多病者和肿瘤病人的免疫功能和生理功能，具有强壮肌体和延缓衰老的作用。对癌症患者配合化疗，有减轻毒副作用，防止白血球减少，调节免疫功能等疗效。

【用法】 水煎服，每日1剂。

【方六】

【组成】 琥珀30克，血竭60克，京墨、灵脂、海带、南量（姜炒）、木香各15克，麝香6克。

【功用】 有活瘀止痛之效。

【主治】 适用于血瘀型胃癌。

【方解】 琥珀可以镇惊安神，活血化瘀，利尿通淋。血竭可以祛瘀定痛，止血生肌。用于跌扑折损，内伤瘀痛；外伤出血不止。京墨味辛，性温，有止血的作用。五灵脂行血止痛（生用）、活血止血（炒用）、解毒、健脾消积。木香可以行气止痛。

【药理】 现代研究五灵脂含尿素，尿酸，维生素 A 类物质及多量树脂。动物实验能缓解平滑肌痉挛。水浸剂在试管对多种治病性皮肤真菌具有不同程度的抑制作用。能抑制结核杆菌，对小白鼠实验性结核病有一定的治疗效果。方中木香含挥发油。木香对胃肠道有兴奋或抑制双向作用。有促进消化液分泌、松弛气管平滑肌及抑制伤寒杆菌、痢疾杆菌、大肠杆菌及多种真菌的作用。有利尿及促进纤维蛋白溶解等作用。

【用法】 共为细末，蜜丸，每丸重 3 克，每次 1 丸，黄酒送服。

四十、肠癌

大肠癌为结肠癌和直肠癌的总称，是常见的恶性肿瘤之一，其发病率仅次于胃癌和食管癌。起病较缓慢，早期症状主要是大便习惯改变，大便次数增多、腹泻或大便不畅，或腹泻便秘交替，粪便变细，大便中带有黏液和血液或便血。随病情发展，便时可伴有腹痛，直肠癌患者常有里急后重，肛门坠痛，同时消瘦、贫血等症状呈进行性加重，晚期因癌肿转移至不同部位而出现肝肿大、黄疸、腹块、腹水、肠梗阻、骶尾部持续性疼痛、排尿不畅或疼痛等症状。

现代医学认为本病的病因尚不明确，可能与大肠慢性炎症（主要是溃疡性结肠炎、日本血吸虫病）、大肠的息肉和腺瘤有关。近年资料表明，食物中致癌物质如长期摄食高脂肪、高蛋白、低纤维食物较易产生大肠癌。

本病在中医临床中属于“脏毒”“肠覃”“锁肛痔”“症瘕”“下痢”等范畴。祖国医学认为忧思抑郁，脾胃失和，湿浊内生，郁而化热；或饮食不节，误食不洁之品，损伤脾胃，酿生湿热，均可导致湿热下注，浸淫肠道，肠道气血运行不畅，日久蕴蒸化为热毒，血肉腐败故见腹痛腹泻，便中夹有黏液脓血或为便血，湿、毒、痰、瘀凝结成块，肿块日益增大，肠道狭窄，出现排便困难，病情迁延，脾胃虚弱，生化乏源，气血亏虚，或由脾及肾，还可出现脾肾阳虚，虚实夹杂，甚至阴阳离决等变化。

【方一】

【组成】 白头翁30克，马齿苋、白花蛇舌草、山慈菇各15克、黄柏、象贝母、当归、赤芍、广木香、炒枳壳各10克。

【加减】 便脓血者，加贯众炭、侧柏炭、生地榆等；腹痛便秘者，加延胡索、瓜蒌仁、火麻仁等；便溏者，加诃子、赤石脂、石榴皮等；腹部触及肿块者，加鳖甲、龟甲、穿山甲等；淋巴转移者，加夏枯草、海藻、昆布等；气血衰败者，加党参、黄芪、黄精等。

【功用】 凉血解毒滋阴，活血行气止痛。

【主治】 晚期直肠癌。

【方解】 白头翁、马齿苋、白花蛇舌草、山慈菇清大肠之热、散瘀结；当归、赤芍活血，广木香、炒枳壳行气，黄柏、象贝母清热散结。

【药理】 白花蛇舌草具有明显抗肿瘤作用，还能刺激网状内皮系统增生，增强网状细胞、白细胞的吞噬能力，从而达到抗炎抗菌的作用；山慈菇所含秋水仙碱及其加入氨水后的合成物秋水仙酰胺均有与长春碱相似的抗肿瘤作用。

【用法】 将上药水煎3次后合并药液，分早、中、晚内服，每日1剂。3个月为1个疗程。并用槐花、鸦胆子各15克，败酱草、土茯苓、白花蛇舌草各30克、花蕊石60克，血竭，皂角刺各10克。浓煎后保留灌肠。每日1次。

【方二】

【组成】 黄芪30克，黄精、枸杞子、鸡血藤、槐花、败酱草、马齿苋、仙鹤草、白英各15克。

【功用】 益气养阴，活血解毒。

【加减】 脾肾两虚型者，加党参15克，白术、菟丝子、女贞子各10克；脾胃不和者，加党参15克，白术、陈皮、茯苓、半夏各10克；心脾两虚者，加党参、枣仁各15克，茯苓、当归各10克。

【主治】 大肠癌。

【方解】 黄芪、黄精、枸杞子益气养阴，马齿苋、仙鹤草、白英清热解毒，鸡血藤活血，槐花、败酱草为治大肠病的常用之药，能止血消瘀。

【药理】 槐花能减少毛细血管的通透性及脆性，缩短出血时间，增强毛细血管的抵抗力。败酱草对金黄色葡萄球菌、痢疾杆菌、伤寒杆菌、绿脓杆菌、大肠杆菌有抑制作用，并有抗病毒作用。

【用法】　将上药水煎后，分2～3次内服，每日1剂。本方亦可随症加减。

【方三】

【组成】　生大黄（后下）、玄明粉、枳实、厚朴各9克，白花蛇舌草、蒲公英各30克，金银花、玄参各9克。

【功用】　清热解毒，活血祛瘀。

【主治】　用于大肠癌患者术前准备。

【方解】　白花蛇舌草、蒲公英、金银花、玄参清热解毒，枳实、厚朴行气除满，生大黄、玄明粉泻下逐瘀。

【药理】　白花蛇舌草具有明显抗肿瘤作用，还有刺激网状内皮系统增生，增强网状细胞、白细胞的吞噬能力，从而达到抗炎抗菌的作用；有广谱抗菌作用。

【用法】　将上药浓煎成200毫升。术前3日起每日下午服用本方头煎，至术前晚上再用原方二煎做一次性灌肠。均不再予泻药和抗生素，不再做清洁灌肠。

【方四】

【组成】　八角金盘、生山楂各12克，石见穿、山慈菇、八月札、黄芪、鸡血藤各30克，败酱草、党参、丹参15克，大黄6克，枳壳10克。便血者，加槐花炭，侧柏炭；里急后重著，加川连、木香、赤芍；大便不通者，加瓜蒌仁、皂角子等。

【功用】　清热益气养阴，行气活血解毒。

【主治】　晚期直肠癌。

【方解】　八角金盘、山慈菇、八月札清热解毒，尤能清大肠之热；黄芪、党参补气；鸡血藤、败酱草、丹参、大黄活血逐瘀。

【药理】　八角金盘、山慈菇、八月札都有抗肿瘤作用。

【用法】　将上药水煎服，每日1剂。同时配合外治法：取蟾酥、雄黄各20克，白芨粉15克，研细末，加颠茄浸膏5克，甘油75克并调成糊状物；取甘油明胶65克置水浴上加热，溶后加入上述糊状物，搅拌均匀后，倾入已涂过润滑剂的鱼雷形栓模内，冷凝取蜡纸包裹备用。患者俯卧，取栓剂1颗轻轻塞入肛内约10厘米，俯卧30分钟，2次/日。均以30日为1个疗程。

【方五】

【组成】 蛇床子、苦参各30克，薄荷10克，雄黄10克，芒硝10克，大黄10克。

【功用】 清热燥湿，解毒杀虫。

【主治】 肛管直肠癌。

【方解】 蛇床子、苦参、雄黄燥湿解毒杀虫；芒硝、大黄写下通便；薄荷清凉解毒。

【药理】 苦参醇提取物对阴道滴虫、阿米巴原虫有杀死作用，煎剂对结核杆菌、痢疾杆菌、金黄色葡萄球菌、大肠杆菌均有抑制作用，对多种皮肤真菌也有抑制作用。蛇床子有杀灭阴道滴虫的作用，对絮状表皮癣菌等有抑制作用，对流感病毒有明显抑制作用，对新城病毒有一定抑制功能。

【用法】 先将蛇床子，苦参加水1000毫升，煮沸后加入大黄，熬2分钟，再将雄黄、芒硝放入盆中，将药液倒入盆内搅拌，乘热熏肛门处，待水变温则坐浴，每晚1次，3个月为1个疗程。同时配合灌肠，鸦胆子15粒，白芨15克，苦参、白头翁、徐长卿、乳香、没药各30克，加水1000毫升，熬至300～500毫升，凉温后用空针抽取，由远端造瘘口推入，隔日1次，3个月为1个疗程。

【方六】

【组成】 白花蛇舌草、槐角、槐花各35克，龙葵、仙鹤草、地榆各20克，当归、生黄芪、败酱草各10克，穿山甲、昆布各15克，三七、生大黄各5克，黄药子30克。

【功用】 清热解毒，凉血祛瘀。

【主治】 直肠癌。

【方解】 方中当归、生黄芪益气养血，槐角、槐花、龙葵、仙鹤草、地榆、败酱草、穿山甲、三七、生大黄凉血活血解毒，黄药子、昆布、白花蛇舌草清热散结。

【药理】 白花蛇舌草、黄药子、昆布均具有明显抗肿瘤作用。

【用法】 将上药水煎成400毫升，分早、中、晚3次内服，每日1剂。同时配合保留灌肠方，含槐花、鸦胆子各15克，皂角刺、血竭各10克，白花蛇舌草、生大黄、败酱草各40克，水煎两次合并药液混合，取汁200毫升，灌肠保留1～2小时，每日1次。并掌心握药；取全鲜大葱9根，大枣（去核）21枚，巴豆（去壳）21粒，黑砒霜10克，各药混合，捣成药饼，分成3个，每次用1个握于手心，男左女右，外用净白布缠扎固定，每握6小时休息3小时，日夜连续使用。隔日换用药饼，第7日用毕，休息1周后如法再制再用。握药期间有发热、口干反应；若手掌起泡即停止使用。以上3法同时进行，30日为1个疗程。

四十一、膀胱癌

膀胱肿瘤是泌尿系中最常见的恶性肿瘤，男女比例约为3：1。临床表现以血尿、尿频、尿急、排尿困难甚至尿潴留，或伴腰痛、贫血、发热等症状为特征。发病年龄高峰为70岁。

该病属中医学“尿血”“癃闭”“淋病”等范畴，基本病机为本虚标实，虚为肾阳虚多见，后期可见肺肾两亏，实以湿热瘀毒为主，但常有侧重。

【方一】

【组成】　地榆炭100克，食醋500毫升。

【功用】　凉血止血，解毒敛疮。

【主治】　膀胱癌。

【方解】　地榆炭：性寒味苦而酸，有凉血泻热、收敛止血之功。

【药理】　地榆炭：含地榆糖苷1、地榆糖苷2，地榆皂苷A、地榆糖苷B、地榆糖苷E。可缩短出血凝血时间，并能收缩血管，故有止血的作用；体外抑菌实验对金黄色葡萄球菌、绿脓杆菌、志贺氏痢疾杆菌、伤寒杆菌、副伤寒杆菌、人型结核杆菌以及某些致病真菌均有作用。

【用法】　将上药煎至300毫升，每日1剂，分次服完，每次服量不限，经过滤及高压灭菌后也可以做膀胱灌注用，每次20~30毫升。

【方二】　*龙蛇羊泉汤*

【出处】　《肿瘤良方大全》

【组成】　龙葵30克，白英30克，蛇霉15克，海金沙9克，土茯苓30克，灯心草9克，威灵仙9克，白花蛇舌草30克。

【主治】　膀胱癌血尿，尿恶臭或尿中有腐肉，排尿困难，小腹疼痛等湿热毒蕴结之证。

【方解】　龙葵：性寒，味苦、微甘；有小毒；具有清热解毒，利尿的功效。白英：苦、微寒，入肝、胃经，具有清热解毒、利尿、祛风湿的功效。蛇莓：清热解毒、活血散疾、收敛止血作用，又能治毒蛇咬伤，敷治疔疮。海金沙：甘、寒，归膀胱、小肠经，甘淡利尿，寒能清热，其性下降，能除膀胱、小肠二经血分湿热，尤善止尿道疼痛，功专利尿通淋止痛，为治淋证尿道作痛之要药。土茯苓：清热解毒，利湿通络。灯心草：味甘、寒，无毒，入心、小肠、膀胱经，通阴窍，利小便，此物用之以引经，并非佐使之药也。威灵仙：辛、咸、温，归膀胱经，有祛风湿、通经络的作用。白花蛇舌草：微苦、甘、寒，归大肠、小肠经，具有清热解毒、利湿通淋的作用。

【药理】 龙葵：总碱对动物肿瘤的抑制率极强，龙葵叶提取物对小鼠（S180）腹水型有一定抑制作用，对小鼠子宫颈瘤（U14）、小鼠肉瘤（S180）、艾氏腹水癌（Ec）转实体型均有抑制作用。白英：对金黄色葡萄球菌有抗菌作用。蛇莓：对金黄色葡萄球菌、绿脓杆菌有抗菌作用。海金沙：对金黄色葡萄球菌，绿脓杆菌，福氏痢疾杆菌，伤寒杆菌等均有抑制作用。土茯苓：清热除湿，更长于解毒。徐长卿有镇痛作用。灯心草：有抗氧化及抗微生物等药理作用。威灵仙：含有白头翁素和白头翁醇，具有镇痛抗利尿的作用。白花蛇舌草：有抗菌消炎作用，能刺激网状内皮系统增生和增强吞噬细胞活力。

【用法】 水煎服，日 1 剂。

【方三】 **三蛇解毒汤**

【组成】 白花蛇舌草 30 克、龙葵 30 克、白英 30 克、土茯苓 30 克、蛇莓 30 克、蛇六谷 30 克、土大黄 30 克。

【功用】 功能清热解毒，消瘀散结。

【主治】 膀胱癌。

【方解】 白花蛇舌草：微苦、甘、寒，归大肠、小肠经，具有清热解毒、利湿通淋的作用。龙葵：性寒，味苦、微甘；有小毒；具有清热解毒，利尿的功效。白英：苦，微寒；入肝、胃经；具有清热解毒，利尿，祛风湿的功效。土茯苓：清热解毒，利湿通络。蛇莓：辛、甘、温；有毒，能清热解毒、活血散疾、收敛止血，具有败毒抗癌、消肿散结的作用。土大黄：酸微涩，平，无毒；具有清热，去风，散瘀，消肿的作用。

【药理】 白花蛇舌草：有抗菌消炎作用，能刺激网状内皮系统增生和增强吞噬细胞活力。龙葵：总碱对动物肿瘤的抑制率极强，龙葵叶提取物对小鼠（S180）腹水型有一定抑制作用，对小鼠子宫颈瘤（U14）、小鼠肉瘤（S180）、艾氏腹水癌（Ec）转实体型均有抑制作用。白英：对金黄色葡萄球菌有抗菌作用。土茯苓：清热除湿，更长于解毒，徐长卿有镇痛作用。蛇霉：对金黄色葡萄球菌、绿脓杆菌有抗菌作用。蛇六谷：主要成分甘露聚糖能有效地干扰癌细胞的代谢功能。土大黄能使毛细血管收缩，通透性降低。它也能增加机体免疫作用，抗炎效应，抗氧化作用。

【方四】

【组成】　生苡仁30克，赤小豆20克，煮粥晨服。常服。

【功用】　清热解毒，利水排脓。

【主治】　膀胱癌。

【方解】　生苡仁：健脾利湿、清热排脓，用于肺痈胸痛。赤小豆：性平，味甘、酸，有利水消种，解毒排脓的作用，用于水肿胀满、脚气浮肿、黄疸尿赤、风湿热痹、痈肿疮毒、肠痈腹痛。

【药理】　生苡仁：有影响多种生长因子的表达和促使细胞凋亡的作用。赤小豆：本品含有蛋白质、脂肪、碳水化合物、粗纤维和核黄素物质。

【用法】　水煎服，日1剂。

【方五】

【组成】　香蕉、大枣适量常服。

【功用】　红枣味甘性温、脾胃经，有补中益气，养血安神。

【主治】　膀胱癌。

【方解】　香蕉：性寒味甘，清热，润肠，解毒。大枣：既可益气又安神。

【药理】　香蕉：含较多的维生素A、维生素B、维生素C、维生素E等，药理实验发现，成熟香蕉肉有抑制真菌和细菌的作用。大枣：有保护肝脏、降低血脂等作用。

【用法】　代茶饮。

【方六】　二豆苡仁羹

【组成】　赤小豆50克，绿豆50克，薏苡仁30克，红糖20克。

【功用】　清热利湿，健脾抗癌。

【主治】　主治湿热下注型膀胱癌。

【方解】　赤小豆：性平，味甘、酸，有利水消肿，解毒排脓的作用，用于水肿胀满、脚气浮肿、黄疸尿赤、风湿热痹、痈肿疮毒、肠痈腹痛。绿豆：清热解毒，消暑，利水。薏苡仁：健脾利湿、清热排脓；用于肺痈胸痛。

【药理】 赤小豆：本品含有蛋白质、脂肪、碳水化合物、粗纤维和核黄素物质。绿豆：具有抗菌抑菌作用，绿豆所含的单宁能凝固微生物原生质，可产生抗菌活性。绿豆中的黄酮类化合物、植物甾醇等生物活性物质可能也有一定程度的抑菌抗病毒作用。薏苡仁：有影响多种生长因子的表达和促使细胞凋亡的作用。

【用法】 将赤小豆、绿豆、薏苡仁分别拣杂，洗净，一同放入砂锅，加水浸泡1小时，待其胀发，视需要可再加清水适量，大火煮沸，改用小火煨煮至二豆、苡仁熟烂如酥，呈花絮稠糊状，调入红糖，待其完全溶化，拌匀即成。早晚两次分服。

四十二、乳腺癌

乳腺癌是危害妇女健康的主要恶性肿瘤，全世界每年约新增一百多万妇女罹患乳腺癌。男性也可患乳腺癌，但男性患乳腺癌的机率比女性要小100倍。乳腺癌的好发部位以乳房外上占多数。早期乳腺癌可无任何自觉症状，病变晚期可出现乳腺肿块，肿块部位以外上方多见，质地硬韧，边界不甚清晰，无包膜感，推之移动性小，多数无明显疼痛，乳头出现回缩、偏位，离乳头2~3厘米处乳头溢流黄水或血水，癌性湿疹样改变。

乳腺癌在中医病学中称之为“乳岩”。其病因主要为正气不足，外邪乘虚侵袭，或因七情内伤，肝气郁结，痰凝血淤，结于乳房而成。

【方一】

【出处】 苏州民间方

【组成】 童子鲫鱼1条。

【功用】 健脾生肌。

【主治】 乳腺癌。

【方解】 鲫鱼入脾、胃、大肠经，有益气健脾、利水消肿、清热解毒、通络下乳等功能。

【用法】 童子鲫鱼1条，加酒酿捣烂，外敷于乳腺肿瘤处，每日一换。

【方二】

【组成】　海马1只，蜈蚣6只，穿山甲4.5克。

【功用】　清热解毒，散结消肿。

【主治】　乳腺癌。

【方解】　海马调气活血配合蜈蚣加强攻毒散结之力，蜈蚣性有微毒，而转善解毒，凡一切疮疡诸毒皆能消之。穿山甲通经络、下乳汁、消痈肿、排脓血，以其走窜之性无所不至，用于宣通脏腑、疏畅经络、透达关窍、开血凝、散血聚、消肿排脓、活血下乳。

【药理】　海马含有雄激素成分，对乳腺癌有治疗作用，蜈蚣所含毒素对肿瘤有抑制作用。

【用法】　焙干研末，黄酒冲服，每次0.9~1克。

【方三】

【出处】　北京中医院郁仁存

【组成】　川郁金、玫瑰花、橘叶、赤白芍各10克，青陈皮各3克，当归15克，瓜蒌30克。

【功用】　舒肝理气，消肿散结。

【主治】　乳腺癌初期，或术后化疗。

【方解】　郁金行气解郁、凉血破瘀；青皮舒肝理气，且有散结之功；陈皮理气健脾，燥湿祛痰；当归补血活血；赤芍行瘀、止痛、凉血、消肿；白芍养血柔肝、缓中止痛；瓜蒌清热散结。

【药理】　郁金有镇痛抗炎及抗肿瘤的作用，白芍具有免疫调节及抑制细菌的作用，还有镇静、镇痛、扩血管等作用。当归有抑制平滑肌，抗血小板聚集，抗炎作用，增强机体免疫功能、脑缺血损伤的保护，抗肿瘤，使细胞增殖，保护肝脏和肾脏等作用。瓜蒌有祛痰和抑制细菌作用。

【用法】　水煎服，日1剂。

【方四】

【出处】　《医宗金鉴》

【组成】　鲜活鲫鱼肉，鲜山药各等份，麝香。

【功用】　益气健脾，活血散结。

【主治】　膀胱癌。

【方解】　鲫鱼入脾、胃、大肠经，能健脾利湿，且能益脾生肌。麝香辛、温，归心、脾经，能活血散结、止痛。山药益气健脾，可治治乳癖结块及诸痛日久。

【药理】 麝香含麝香酮、雄素酮、无机盐等。对中枢神经系统有兴奋作用，能缩短戊巴比妥钠引起的睡眠时间，兴奋呼吸，加速心搏，升高血压。对子宫有兴奋作用，对晚期妊娠子宫兴奋作用更明显。对金黄色葡萄球菌、大肠杆菌有抑制作用。山药调节免疫力，还有抗肿瘤作用。

【用法】 鲜活鲫鱼肉，鲜山药各等份，共捣如泥，加麝香少许，外涂核上，7 天一换。

【方五】

【出处】 《汉方诊疗医典》

【组成】 当归 5 克，芍药 3 克，紫根 3 克，大黄 1.5 克，忍冬藤 1.5 克，升麻 2 克，黄芪 2 克，牡蛎 4 克，甘草 1 克。

【功用】 清热解毒，软坚散结。

【主治】 乳腺癌。

【方解】 紫根可退血热毒及疔疮；忍冬藤、升麻散热解毒；牡蛎治疗顽固性肿瘤及皮肤生疮；黄芪生血生肌及排脓；当归、芍药对于治疗顽固性疲劳有恢复作用，达到补血强壮作用；大黄清热解毒活血祛瘀；升麻清热解毒；牡蛎软坚散结。

【药理】 当归有抑制平滑肌，抗血小板聚集，抗炎作用，增强机体免疫功能，脑缺血损伤的保护，抗肿瘤，使细胞增殖，保护肝脏和肾脏等作用；芍药具有扩张血管、镇痛、抗惊厥作用，可调节免疫力，还有杀菌的作用；大黄有抗感染及杀菌作用，还能促进体内毒素排出，增强免疫功能。黄芪有抗菌及抑制病毒作用，促进机体代谢，增强机体耐缺氧及应激能力和增强免疫功能；紫根有抗炎及杀菌作用，对绒毛膜上皮癌及恶性葡萄胎有一定的疗效；升麻有解热镇痛，抗炎作用；牡蛎有抗酸及消炎镇痛作用。

【用法】 水煎服，日 1 剂。

四十三、宫颈癌

宫颈癌是指发生在子宫阴道部及宫颈管的恶性肿瘤。宫颈癌的转移，可向邻近组织和器官直接蔓延，向下至阴道穹窿及阴道壁，向上可侵犯子宫体，向两侧可侵犯盆腔组织，向前可侵犯膀胱，向后可侵犯直肠。宫颈癌是最常见的妇科恶性肿瘤，占女性生殖系统恶性肿瘤的半数以上，其死亡率为妇女恶性肿瘤的首位。原位癌及早期浸润癌常无任何症状，多在普查中发现。子宫颈癌的主要症状是阴道流血、阴道分泌物增多和疼痛等。其表现的形式和程度与子宫颈癌病变的早晚及病理类型有一定的关系。

宫颈癌是来自宫颈上皮的恶性肿瘤，是常见的女性恶性肿瘤。临床表现以阴道流血、白带增多、稀薄如水样或米汤样，混有血液、有腥臭味等为特征。晚期病灶波及盆腔结缔组织、骨盆壁、压迫输尿管或直肠、坐骨神经时，常有尿频、尿急、肛门坠胀、大便秘结、里急后重、下肢肿痛等症状。

该病属中医学“五色带下”“崩漏”等病范畴。局部临床表现如出血、带下等为标，肝肾亏虚，冲任失调为本。

【方一】

【组成】　白英30克。

【功用】　清热解毒。

【主治】　宫颈癌。

【方解】　白英清热解毒，散结消肿。

【药理】　白英含β-羟基甾体生物碱，蛇果草提取物对体外培养的人食管癌Eca-109的生长有较强的抑制作用，对细胞集落形成有抑制作用，对细胞有丝分裂有抑制。

【用法】　水煎服。

【方二】

【组成】　花椒30克，大枣30克。

【功用】　解毒散寒。

【主治】　宫颈癌。

【方解】　花椒功能温中散寒，杀虫解毒。

【药理】　花椒有明显的抗菌、杀虫、燥湿止痒作用，可抑制和杀灭多种致病菌，通过毛细血管降低组织通透性间液，减低炎症反应以及显著提高动物的致痒阈，还有镇痛抗炎和局部麻醉作用。

【用法】　水煎常服。

【方三】

【组成】　猫眼草100克，煮鸡蛋3个。

【主治】　宫颈癌。

【方解】 猫眼草性微寒，味苦，有毒，祛痰，拔毒止痒之功。

【药理】 猫眼草有镇咳、祛痰、平喘作用、抗菌作用。

【用法】 煮熟后吃蛋喝汤。

【方四】

【组成】 皂角树菌120克，猪油250克。

【主治】 宫颈癌。

【用法】 共炖7小时。只吃猪油汤，分5次服完，每5日饨服1次，共服20天。

【方五】

【出处】 《抗癌本草》

【组成】 人参、生鳖甲各18克，花椒9克。

【功用】 滋阴益气，散结消肿。

【主治】 子宫颈癌。

【方解】 人参性味甘、微苦，具有大补元气、补脾益肺功效，适用于癌症后期元气虚者。历代本草无不充分肯定，人参有补虚、抗衰老和延年益寿的作用。配伍生鳖甲养阴清热，软坚散结可以起到对肿瘤的消和散的作用，使肿瘤缩小。且人参得生鳖甲，补气而不滞气，生鳖甲得人参破结消肿之力更强。花椒具有温中散寒，除湿，止痛作用。三者合奏滋阴益气，散结消肿作用。

【药理】 人参包含有人参皂苷、糖类、蛋白质、低分子肽、多胺、氨基酸、有机酸、维生素、脂肪酸、果胶、β-谷甾醇等。人参蛋白合成促进因子能促进机体各器官组织的RNA和蛋白质的合成，提高RNA多聚酶活性，提高血清蛋白合成率，增高白蛋白芨γ-球蛋白含量，刺激了RNA和蛋白质的合成，同时也促进DNA的合成。RNA、DNA和蛋白质的生物合成是机体和生命活动的重要生化过程，人参对其合成的促进作用具有重要的意义。人参皂苷能促进动物生长、体重增加，可能与促进蛋白质和RNA合成作用有关。人参还能刺激胆固醇和脂质的合成，同时又能加速胆固醇随胆汁经肠道排出体外，组织学发现能减轻肝脏脂肪浸润程度。花椒的药理作用有止痛抗炎，局部麻醉、降血压、助消化；可内服，可外用；花椒中提取的芳油，可分离出20种化合物：菌芋碱、青椒碱、香柑内脂等成分有散瘀活络、祛风解毒之功效。芳香精油中主要含有烯类，如柠檬烯、蒎烯、松油烯、月桂烯、桧烯、罗勒烯、侧柏烯等；醇类，如芳樟醇、松油醇和沉香醇等；酮类，如胡椒酮和薄荷酮等；另外还有醛类、环氧化合物（如1，8－桉树脑）、酯类和芳烃等。药理研究证实，生鳖甲具有抗癌活性，能抑制人体肝癌、胃癌细胞呼吸。

【用法】　共为细粉，分为6包，每服1包，开水送下，每晚1次。

四十四、卵巢癌

卵巢癌是发生在卵巢组织的恶性肿瘤，早期多无自觉症状，晚期可有腹痛、腹胀、腹部肿块及腹水、月经失调或闭经等临床表现。由于卵巢的胚胎发育，组织解剖及内分泌功能较复杂，它所患的肿瘤可能是良性或恶性。

该病属中医学“癥瘕”“积”等范畴，本病以虚为本，以实为标，脏腑阴阳气血失调、正气虚损是致病基础，痰、湿、气、血瘀滞于冲任，久之导致该病。

【方一】　**麝香**

【出处】　《陕西中医》

【组成】　麝香适量。

【功用】　活血散结，消肿止痛。

【主治】　卵巢癌。

【方解】　麝香辛香行散，具有清热解毒，活血散结之功。

【药理】　麝香主要含麝香酮，尚含5β－雄甾酮、胆甾醇类化合物、多肽物质，有兴奋中枢神经、刺激心血管、促进雄性激素分泌和抗炎症等作用，还有明显的抗肿瘤作用。

【用法】　在局部麻醉下，切开双侧足三里穴位皮肤至皮下，每次每穴内皮下埋麝香0.1～0.3克，严密包扎伤口。以后每15天，在足三里、三阴交、关元穴交替埋麝香1次。12次后改为每日注射1%麝香注射液2毫升，15天一个疗程，休息15天再继续注射。以后每隔3月做1次埋藏麝香治疗。

【按语】　麝香应先高温消毒再行埋藏。

【方二】

【出处】　《肿瘤病手册》

【组成】　菝契、半枝莲、虎杖、白花蛇舌草各30克。

【功用】 清热解毒。

【主治】 缓解卵巢癌刺激症状，使瘤体缩小。

【方解】 半枝莲、白花蛇舌草具有清热解毒，散瘀，止血之功效，菝契解毒消肿，以利湿祛痰、化痰软坚、削减肿块，虎杖清热解毒，活血祛瘀。

【药理】 半枝莲对动物实验性肿瘤、肉瘤 S180、艾氏腹水癌、子宫颈癌 14、脑瘤 22 等均有一定抑制作用，白花蛇舌草具有抗肿瘤活性，虎杖有良好的抑菌作用，对金黄色葡萄球菌等有明显的抑菌作用。

【用法】 水煎服，日 1 剂。

【方三】

【出处】 《肿瘤病手册》

【组成】 蛇霉 15 克，鳖甲、白英、龙葵、半支莲各 30 克。

【功用】 清热解毒，散结消肿。

【主治】 卵巢癌，可使坠痛及压迫症状缓解，缩小肿块。

【方解】 白英、龙葵、蛇莓、半支莲清热解毒，鳖甲滋阴潜阳，软坚散结。

【药理】 半枝莲对动物实验性肿瘤、肉瘤霉 S180、艾氏腹水癌、子宫颈癌 U14、脑瘤 22、等均有一定抑制作用，鳖甲中主含动物胶、角蛋白、碘质、维生素 D 等，其余尚有磷酸钙、碳酸钙等。鳖甲粉末对小鼠移植实质性癌具抑制作用。鳖甲能增强体液免疫，抑制结缔组织增生，并有消结块及增加血浆蛋白等作用。白英能引起癌细胞凋亡的作用，白英水提液具有较强的体外抑瘤活性，而其抑瘤活性并不局限于直接的细胞毒作用，龙葵全草含生物苷、龙葵碱、澳洲茄碱、澳洲边茄碱等多种生物碱，还含有皂苷、较多的维生素 A、维生素 C 等多种成分，对小鼠子宫颈癌 U14、肉瘤 S180、艾氏腹水癌转实体癌有抑制作用。

【用法】 水煎服，日 1 剂，分 3 次服。

【方四】

【组成】 炮穿山甲 100 克，生水蛭 60 克，三棱、莪术、白芥子各 30 克，肉桂 20 克。

【功用】 活血行气，散结消肿。

【主治】 卵巢囊性肿瘤。

【方解】 生水蛭、三棱、莪术破血行气，消积止痛，水蛭、穿山甲活血消癥，消肿排脓，白芥子败毒抗癌、害痰利气、消肿散结，肉桂散寒止痛，温经通脉。

【药理】　水蛭含水质素、肝素、抗血栓素、蛋白质等，由抗凝血作用，莪术有抗炎、杀菌及增强免疫力和抗肿瘤作用，还能抑制血小板聚集。白芥子含白芥子甙、芥子酶、芥子碱及脂肪油。白芥子苷经酶水解产生挥发性白芥油、酸性硫酸芥子碱及葡萄糖，在体内有明显抗肿瘤的治疗作用。肉桂对免疫功能的影响：能显著增加巨噬细胞吞噬功能，并能对抗环磷酸胺引起的白细胞数的下降，从而增强机体免疫能力。

【用法】　将上药研为细粉，黄蜡为丸，早、晚各服 4.5～6 克。30 日为 1 个疗程。

【方五】

【组成】　熟地黄 20 克，鹿角胶（烊化）、桃仁、海藻各 10 克，白芥子 12 克，肉桂、麻黄、莪术各 6 克。

【功用】　滋阴养血，散结抗癌。

【主治】　卵巢囊肿。

【方解】　熟地黄：养血滋阴，补精益髓。鹿角胶：温补肝肾，益精养血。桃仁：活血祛瘀，润肠通便。白芥子：利气豁痰，温中散寒，通络止痛。肉桂：补火助阳，散寒止痛，温通经脉。麻黄：发汗解表，宣肺平喘，利水消肿。莪术：祛瘀通经消癥，行气消积。

【药理】　白芥子有降低毛细血管通透性、抑制纤维组织增生、降低血清酸性磷酶活性、抗雄激素等多种作用。熟地黄可促进造血机能、增强免疫功能、降血糖、抑制脂肪分解。还可抗血小板聚集。桃仁含苦杏仁苷等，其中抑制血液凝固及血栓形成，抗炎，促进产后子宫收缩、止血，镇痛，抗肿瘤作用。鹿角胶在体内具抗癌活性，并有增加网状红细胞的作用。麻黄有促进发汗、解热、镇痛、抗炎、抗菌、抗病毒、抗过敏、镇咳、祛痰、平喘、利尿、强心、升高血压及中枢兴奋等作用。桂枝有促进发汗、解热、扩张皮肤血管、抗菌、抗病毒、镇静、抗惊厥、抗炎、抗过敏、增加冠脉流量、强心作用，莪术有抗肿瘤作用，对小鼠肉瘤 S180 有抑制作用和抗菌作用。

【用法】　每日 1 剂，水煎分 2～3 次内服，连续用药至症状消失止。

第二章 外科验方

一、疮疖疔痈

疖是单个毛囊及其所属皮脂腺的急性化脓性感染。致病菌大多数为金黄色葡萄球菌或白色葡萄球菌。中医亦称疖，多由暑、湿、热毒蕴于肌肤所致。

痈是多个相邻的毛囊和皮脂腺的急性化脓性感染，或由多个疖融合而成。致病菌为金黄色葡萄球菌。其特点为初起即有多个粟粒样脓头，溃后状如蜂窝，易向深部及周围扩散，范围较大，甚者大于30厘米。属中医“有头疽”范围，多因外受风温热毒，内有脏腑蓄毒所致。

疔是发病迅速而且危险性较大的急性感染性疾病，多发生在颜面和手足等处。若处理不当，发于颜面者很容易走黄而危及生命，发于手足者则可以损筋伤骨而影响功能。包括西医的疖，痈，坏疽的一部分。蛇头疔，指疔毒发于手指末端，肿胀形如蛇头者。

【方一】 清暑汤

【出处】 《外科全生集》

【组成】 银花20克，连翘10克，黄芩10克，滑石15克，车前仁10克，花粉10克，赤芍10克，薄荷6克，荷梗10克，生甘草5克。

【功用】 清暑利湿，消肿解毒。

【主治】 夏秋季节，患处结块，形似如锥，单个或多个，胸闷少食，小便短少。

【用法】 水煎服，日1剂。

【方二】 热疖方

【组成】 银花20克。

【功用】 清热解毒，凉营和血。

【主治】　患处突起，形似如锥，灼热疼痛，脓成溃破，数日而愈，或有发热、口渴。

【用法】　水煎服，日 1 剂。

【方三】　五味消毒饮

【出处】　《医宗金鉴》

【组成】　银花，地丁，紫背天葵，公英，野菊花，酒少量。

【功用】　清热解毒。

【主治】　轻者疖肿只有一二个，多则可散发全身，或簇集一处，或此愈彼起。

【方解】　银花清气血热毒，地丁、紫背天葵、公英、野菊花清热解毒，清解之力尤强，并能令血散结，消肿痛。

【用法】　水煎服，日 1 剂。

【方四】　防风通圣散

【出处】　《宣明论方》

【组成】　防风、川芎、当归、芍药、大黄、薄荷叶、麻黄、连翘各 6 克，石膏、黄芩、桔梗各 12 克，滑石 20 克，甘草 10 克，荆芥、白术、栀子各 3 克。

【功用】　养阴清热解毒。

【主治】　疖肿此愈彼起，不断发生。散发全身各处，疖肿较大，易转变为有头疽。

【方解】　麻黄、荆芥、防风、薄荷疏风解表，大黄、芒硝泻热通便，滑石、栀子清热利湿，使里热从二便分消。石膏、黄芩、连翘、桔梗清热泻火解毒，以清肺胃之热，当归、川芎、白芍养血和血，白术、甘草益气和中，调和诸药。

【用法】　水煎服，日 1 剂。

【方五】　托里透脓汤

【出处】　《医宗金鉴》

【组成】　党参 6 克，生黄芪 10 克，白术 3 克，当归 6 克，穿山甲、白芷各 3 克，升麻 2 克，皂角刺 5 克，青皮、甘草节各 2 克。

【功用】　益气活血，托里透脓。

【主治】　治气血亏损，痈疮将溃，体虚邪盛，脓成未溃，紫陷无脓，根脚散大，舌淡苔白，脉虚缓。

【方解】 本方治证乃气血亏损所致。方中党参、黄芪、白术、甘草益气补托；穿山甲、皂角刺、白芷、青皮溃疡排脓；当归补血活血。其配伍特点，是益气升陷与托里透脓同用，使气充陷升，提脓泄毒。临床应用：本方是治疗痈疮脓熟、正虚不溃的方剂。以气血亏损，痈疽脓熟不溃，见紫陷无脓者。若疼痛较剧者，加乳香、没药；气虚不足，面色萎黄者，加熟地黄、枸杞子；阳虚畏寒，局部紫陷者，加鹿角、肉桂。用于多种化脓性疾病，产后缺乳，心悸等属气血亏损者。

【用法】 水煎，1 日 1 剂，半饿时分 3 次服下，每次冲酒少许服用。疮疡已溃者忌用。

【方六】 **托里定痛汤**

【出处】 《外科正宗》

【组成】 熟地黄 15 克，当归、白芍、川芎各 9 克，乳香、没药各 7 克，罂粟壳 6 克，肉桂 2 克。

【功用】 补血行瘀，内托止痛。

【主治】 治痈疽溃后，因体弱血虚疼痛者。

【方解】 方中当归、熟地黄、白芍、川芎补血活血；肉桂温经助阳，通血脉，散寒止痛；乳香、没药活血定痛，消肿生肌；罂粟壳专止疼痛。诸药共奏其功效。临床应用：本方是补血行瘀，内托止痛的方剂。

【用法】 水煎，1 日 1 剂，半饿时分 3 次温服。实热者忌用。

二、胆囊炎

【方一】 **利胆行气汤**

【出处】 《实用外科手册》

【组成】 枳壳 10 克，香附 10 克，延胡索 12 克，广木香 10 克，郁金 10 克，柴胡 10 克，黄芩 10 克，白芍 12 克，大黄 9 克，半夏 9 克。

【功用】 疏肝解郁，行气止痛。

【主治】 右上腹胀痛、隐痛，可向右肩背部放射，伴口苦、食欲减退、或恶心呕吐，无明显寒热及黄疸。

【用法】 水煎服，日 1 剂。

【方二】　大柴胡汤加减

【出处】　金匮要略

【组成】　柴胡、生姜各12克，黄芩、白芍、半夏、枳实各9克，大黄6克，大枣10克。

【功用】　疏肝利胆，清热利湿。

【主治】　右上腹持续性胀痛、胸腹痞满，黄疸，恶寒发热，恶心呕吐，小便黄，大便结。

【方解】　本方由小柴胡汤去人参、甘草，加大黄、枳实、白芍而成，是治少阳病不解，邪气初入阳明，微成腑实之方。故仍以和解少阳为主，轻泻热结为次。方中主药柴胡、黄芩和解少阳，祛半表半里之邪；辅以大黄、枳实内泻热结，行气消痞，除阳明微实；佐以白芍助柴、芩清肝胆之热，白芍伍大黄，解腹中实痛，半夏、生姜和胃止呕；使以大枣益气和中，伍白芍以防热邪入里伤阴，亦可缓和枳实、大黄泻下伤阴之弊；姜枣调和营卫。诸药相伍，共奏和解少阳，内泻热结之功效。

【药理】　解热，消炎，镇静，镇痛，镇吐，泻下，保肝，利胆，排石。其中柴胡解热，抗炎，镇痛，抗流感、牛痘病毒，抑制结核杆菌及钩端螺旋体；黄芩所含黄芩苷、黄芩素具有显著解热作用，抗流感病毒和多种球菌、杆菌；大黄中所含番泻苷俱泻下作用，促进胆汁分泌，增加胆红素和胆汁酸，抗多种球菌、杆菌、真菌和病毒；枳实加强肠蠕动，以排泄积气；生姜、半夏善于镇吐，祛痰；白芍调整胃肠平滑肌运动，以解痉镇痛，抗菌，消炎；大枣具抗过敏作用。

【用法】　水煎服，日1剂。

【方三】　龙胆泻肝汤加减

【出处】　《医方集解》

【组成】　龙胆草10克，黄芩10克，山栀12克，生地黄12克，柴胡10克，车前草15克，黄连10克，大黄12克，木通12克，泽泻12克，当归12克。

【功用】　疏肝利胆，清热泻火。

【主治】　右上腹持续性胀痛，痛而拒按，或可触及肿大的胆囊，壮热不退，口苦心烦，小便短赤，大便燥结。

【方解】　方中主药龙胆草大苦大寒，既泻肝胆实火，又清肝胆湿热；辅以黄芩、栀子苦寒泻火，助龙胆草之力。柴胡疏畅肝胆，助胆草清热泻火；佐以泽泻、木通、车前子渗利水湿，使湿邪从小便而出。当归、生地黄滋阴养血，以防苦寒药化燥伤阴；使以甘草调药和中，防苦寒伤胃。诸药合用，共收泻肝胆实火，清下焦湿热之功效。全方具泻中有补，清中有养，降中寓升，祛邪不伤正，泻火不伐胃的配伍特点。

【药理】 解热，抗炎，抑菌，利尿，利胆，保肝，降压，镇静，健胃。其中龙胆草健胃，抗菌，促炎症细胞吞噬功能，保肝，利尿；柴胡镇静，镇痛，解热，抗炎，利胆，增强免疫力，抗病毒；黄芩、栀子抗菌，解热，消炎；当归抗炎，镇痛，降低血小板聚集；生地黄保肝，防止肝糖原减少，抗炎，利尿；泽泻、木通、车前子利尿；甘草所含甘草甜素和甘草次酸，具有保泰松样的抗炎作用。

【用法】 水煎服，日 1 剂。

【方四】 山栀生军芒硝冰片乳香外敷方

【出处】 流传民间和医界

【组成】 山栀 10 克，生军 10 克，芒硝 10 克，冰片 1 克，乳香 3 克。

【主治】 急性胆囊炎。

【用法】 将上五味，共为细末，加蓖麻油 30 毫升，75% 酒精 10 毫升，蜂蜜适量，调为糊状，敷于胆囊区，每日 1 次。

【方五】 元明粉冲服方

【出处】 流传民间和医界

【组成】 元明粉 9 克。

【主治】 气滞型。

【用法】 冲服，1 日 1 次。

【方六】 金钱草茶饮方

【出处】 流传民间和医界

【组成】 四川金钱草 200 克。

【功用】 利胆消炎。

【用法】 煎汤代茶饮用。

三、胆石症

【方一】

【出处】 流传民间和医界。

【组成】　绿茶1克，过路黄10克。

【主治】　胆结石。

【用法】　沸水冲泡，加盖，5分钟可饮，每天饮服，可反复冲泡至淡而无味为止。

【方二】　绿茶

【出处】　流传民间和医界。

【组成】　绿茶。

【主治】　胆结石。

【用法】　晒干研末，沸开水冲，趁热连茶末一起饮下，每天晨起空腹和睡前各饮一次，其他时间随时可服，初服时每次2茶匙，每天服6次，约两年后，改为每次1茶匙，每日4次。

【方三】

【组成】　柴胡10克，白芍15克，枳壳15克，甘草10克，当归10克，金钱草30克，茵陈15克，厚朴10克，大黄10克，川楝子10克，郁金10克，元胡10克，党参15克。

【功用】　利胆疏肝，消炎止痛，逐瘀排石。

【主治】　肝胆结石及急慢性胆囊炎。

【用法】　水煎服，每日3次。

【方四】

【组成】　柴胡10克，白芍15克，枳壳15克，甘草10克，当归10克，金钱草30克，茵陈15克，厚朴10克，大黄10克，川楝子10克，郁金10克，元胡10克，党参15克。

【功用】　利胆疏肝，消炎止痛，逐瘀排石。

【主治】　肝胆结石及急慢性胆囊炎。

【用法】　水煎服，每日3次

【方五】　胆石症急性发作验方

【出处】　流传民间和医界

【组成】　柴胡12克，制半夏10克，黄芩10克，炒枳壳10克，炙大黄10克，赤芍15克，金钱草30克，海金沙（包）15克，鸡内金10克，广郁金10克。

【主治】 胆石症急性发作。

【用法】 将上述药加水淹没药物 3 厘米许，浸泡 15 分钟，先用武火烧开再继续用文火煎 20 分钟，取汁分早晚二次，饭后温服。

【方六】 金钱草膏

【组成】 四川大叶金钱草 30 克，茵陈、芦根、蒲公英、乌梅各 15 克，柴胡、白芍、牡丹皮、郁金、木香、香附、陈皮各 5 克。

【主治】 胆石症。

【用法】 以上诸药水煎去渣，浓缩，每 5 千克药熬成 1.5 千克，加蜂蜜适量。

四、急性乳腺炎

急性乳腺炎是乳房的急性化脓性感染，为细菌（金黄色葡萄菌等）经乳头皲裂处或乳管口侵入乳腺组织所引起。本病以初产妇为多见，好发于产后第 3～4 周。发病前常有乳头皲裂，乳头隐畸形，乳房受挤压，乳汗淤积等诱因。本病初起乳房肿胀、疼痛，肿块压痛，表面红肿，发热；如继续发展，则症状加重，乳房搏动性疼痛。严重者伴有高烧，寒战，乳房肿痛明显，局部皮肤红肿，有硬结、压痛，患侧腑下淋巴结肿大，压痛。炎症在数天内软化，形成乳房肿，有波动感，脓肿深的皮肤发红及波动感不明显。形成本病的主要原因有乳腺管阻塞，乳汁淤积；或因婴儿吸乳时损伤乳头所导致。本病的临床特点为发病急，可伴有发热、畏寒，病侧乳房红肿热痛，出现硬块，最后形成脓肿等。该病属中医学“乳痈”范畴，乳汁郁积是最常见病因，感受外邪也是重要病因。

【方一】 瓜蒌牛蒡汤

【组成】 瓜蒌、牛蒡子、天花粉、黄芩、陈皮、生栀子、皂角刺、金银花、青皮、柴胡、甘草、连翘。

【功用】 疏肝清胃，通乳消肿。

【主治】 乳汁淤积结块，皮色不变或微红，肿胀疼痛，伴周身酸楚，恶寒发热者。

【用法】 水煎服，日 1 剂。

【方二】　透脓散

【出处】　《外科正宗》

【组成】　黄芪、当归、川芎、穿山甲、皂角刺、酒少许。

【功用】　清热解毒，托里透脓。

【主治】　乳房红肿热痛，肿块变软应指。

【方解】　黄芪长于大补元气而托毒排脓，当归养血活血，川芎活血行气，化瘀通络。穿山甲、皂角刺善于消散穿透。酒助药力。

【用法】　水煎服，日 1 剂。

【方三】　托里消毒散

【出处】　《外科正宗》

【组成】　党参、黄芪、白术、茯苓、当归、白芍、川芎、金银花各 5 克，甘草、白芷、皂角刺，桔梗各 3 克。

【功用】　益气和营脱毒。

【主治】　溃脓后，乳房肿痛变轻，疮口脓水不断，脓汁清稀。

【方解】　方中黄芪、党参、白术、茯苓、甘草补气健脾；当归、白芍、川芎补血活血；白芷、皂角刺溃疡排脓。诸药合用，共奏补益和血，托里排脓之功效。临床应用：本方是治疗疮疡因气血虚弱、脓成不溃的方剂。以脓成不溃，脓毒不易外达为据。体弱者，去白芷，倍用党参。用于多种化脓性疾病属气血不足者。

【用法】　水煎服，日 1 剂。

【方四】　解表通乳汤

【出处】　《实用外科手册》

【组成】　瓜蒌 15 克、银花 20 克、连翘 10 克、牛蒡子 10 克、柴胡 10 克、香附 10 克、王不留行 10 克、蒲公英 30 克、花粉 10 克、皂角刺 5 克、甘草 5 克。

【功用】　解表疏肝，解毒通乳。

【主治】　乳房结块，自觉疼痛，皮肤微红或不红，伴畏寒发热，头痛胸闷者。

【用法】　水煎服，日 1 剂。

【方五】　解毒通乳汤

【出处】　《实用外科手册》

【组成】 蒲公英30克，草河车10克，地丁30克，皂角刺30克，穿山甲10克，牡丹皮10克，赤芍10克，黄芩10克，栀仁10克，甘草5克。

【功用】 清热解毒，透脓通乳。

【主治】 乳房红肿热痛，肿块变软应指，壮热口渴，小便短赤。

【用法】 水煎服，日1剂。

【方六】 脱毒回乳汤

【出处】 《实用外科手册》

【组成】 黄芪30克，银花30克，当归10克，炒麦芽30克，山楂10克，玄参10克，甘草6克。

【功用】 补气养阴，清解余毒。

【主治】 脓肿溃破或切开，脓液黄稠，或夹有淤血，肿痛大减，或迟不收口。

【用法】 水煎服，日1剂。

五、阑尾炎

阑尾炎是指阑尾的化脓性疾病，但有急慢性之分。若有下腹固定压痛对急性阑尾炎具有重要诊断意义；若是慢性阑尾炎则多有急性阑尾炎史，仅有右下腹不适感或隐痛，可因活动、饮食不节而诱发。肠痈，系发生于肠道的痈肿，发病较急，多为上腹疼痛或脐周疼痛，数小时后转移到右下腹，呈持续性，伴阵发性加剧（部分患者起病即为右下腹痛），有明显的压痛，反跳痛。

【方一】

【出处】 流传民间和医界。

【组成】 大蒜120克、芒硝60克。

【主治】 急性单纯性阑尾炎。

【用法】 共捣烂如泥，另取大黄粉50克醋调成糊状。净皮肤，改敷大黄醋敷治疗时以右下腹压痛明显处或麦氏点为中心，盖1块小纱布保护皮肤，然后将大蒜芒硝泥摊在凡士林纱布上。放于痛处，上面再盖凡士林纱布，再盖纱布垫1块，胶布固定，2小时后去药，用食醋洗剂，覆盖纱布垫如前，8小时后揭去。

【按语】　敷药后24小时不见效可再敷1次。

【方二】

【出处】　流传民间和医界。

【组成】　九里香草12克、酒200毫升、糖适量。

【主治】　肠痈。

【用法】　取九里香枝叶细切，干者12克，鲜者20克，加米酒200毫升，浸1~2日，滤过即成，每次饮5~10毫升，每日1~2次，糖茶过服。

【方三】

【出处】　流传民间和医界。

【组成】　鲜野菊花60克，败酱草15~60克，紫花地丁30克。任选其中1种，水煎；分3~4次服，每日1剂。

【主治】　急性阑尾炎。

【方四】

【组成】　金银花12克，蒲公英、紫花地丁各15克，白花蛇舌草、大黄各10克，川楝子、牡丹皮各9克，赤芍10克，虎杖15克。

【功用】　清热解毒，化瘀消痛。

【主治】　适用于热蕴所致阑尾炎，其主要症状如：腹痛拒按，右下腹压痛较明显，有反跳痛，腹皮挛急，或可扪及包块，伴身热、口渴、食少、脘痞，恶心呕吐，大便秘结或便溏不爽，小便短赤，苔黄少津或厚腻，脉弦数或滑数。

【用法】　水煎服，每日1剂。

【方五】

【组成】　大黄10克，芒硝9克，连翘、银花各12克，红藤15克，元胡10克，木香、桃仁各9克，牡丹皮12克。

【功用】　清热通腑，行气活血。

【主治】　适用于湿热瘀滞所致的阑尾炎，其主要症状如右小腹隐痛拒按，持续或阵发，或疼痛初在上腹部，或先绕脐疼痛，随后转移至右天枢穴附近，可伴腹皮挛急，脘胀纳呆，恶心嗳气，微热，大便正常或秘结。舌苔薄白或黄白相兼，脉弦滑、弦滑数或细涩。

【用法】　水煎服，每日1剂。

【方六】

【出处】 流传民间和医界。

【组成】 新鲜马齿苋120克（干者30克），绿豆30～60克。

【主治】 急性阑尾炎。

【用法】 煎汤，分2～3次服下。

六、泌尿系结石

泌尿系结石属祖国医学的“石淋”，一般认为系湿热下注膀胱，膀胱气化不利，日久湿热煎熬蕴结成石，治疗多以清利湿热、通淋排石为主。在临床观察中发现有部分患者由于病久耗伤正气，表现为脾胃之气受损，加之多用清利攻下之品更伐中气，而无力推动结石下行排出体外，补气通淋汤意在补益脾胃之气，以助推动之力，再配以清利通淋排石之品，以利排石。本方适宜于病程长且有气虚症状者，并强调坚持较长时间治疗，通常需1～2月，或更长疗程，方可奏效。

【方一】 **八正散**

【出处】 《太平惠民和剂局方》

【组成】 车前子、瞿麦、萹蓄、滑石、山栀、甘草梢、木通、制大黄各9克，灯心草2克。

【功用】 清热利湿，通淋排石。

【主治】 肾结石、输尿管结石、膀胱结石湿热蕴结型。

【方解】 本方病机乃湿热下注膀胱。故治宜清热泻火，利水通淋。方中以车前子、瞿麦、萹蓄、木通、滑石为主药，以利水通淋，清利湿热；辅以山栀清利三焦湿热，大黄泻热降火，灯心草导热下行，甘草调和诸药，止痉中作痛。其中木通、灯心、栀子、大黄、车前子具有泻心火、利小便，使湿热从二便分消之效；故此方亦治心经邪热之口舌生疮，咽喉肿痛，烦躁不宁之症。

【药理】 利尿，抗菌，促凝止血。其中瞿麦、萹蓄以煎剂口服，能明显利尿，瞿麦并增加氯化物的排泄；滑石、车前子，大黄均能利尿，车前子可增加尿量、尿素、尿酸及氯化钠的排泄；萹蓄、木通、车前子抗感染，车前子抗炎，降血脂；萹蓄、瞿麦降血压；大黄、栀子、萹蓄均能促凝止血，大黄酚能增加血小板，缩短凝血时间；大黄、甘草广谱抗菌，瞿麦、栀子、大黄抑制多种杆菌、球菌。故用于泌尿系感染，颇为有效。

【用法】　水煎服，日1剂。

【方二】　*沉香散合五淋散加减*

【组成】　茯苓15克，猪苓10克，泽泻10克，白术10克，桂枝5克，沉香3克，金钱草30克，川牛膝10克，赤芍15克，桃仁10克，鱼脑石30克。

【功用】　行气活血，散结通淋。

【主治】　肾结石、输尿管结石、膀胱结石气滞血瘀型。

【方解】　茯苓、猪苓、泽泻利水通淋，赤芍凉血活血。集清利于一方，标本兼顾，扶正与祛邪并用，为其配伍特点。

【用法】　水煎服，日1剂。

【方三】　*右归饮加减*

【出处】　《景岳全书》

【组成】　熟地黄24克，炒山药9克，山茱萸6克，杜仲9克，制附子7克，枸杞子9克，肉桂5克，炙甘草3克。

【功用】　温补肾阳，填精补血。

【主治】　治肾阳不足，精血亏损所致腰膝酸痛，神疲乏力，畏寒肢冷，小便清长，咳喘，泄泻，舌淡苔白，脉沉细；或阴盛格阳，真寒假热证。

【方解】　方中主药附子、肉桂温补肾阳而祛寒；辅以熟地黄滋肾补精血，山茱萸、枸杞子滋肝肾，益精血；佐以杜仲补肝肾，强筋骨。山药、甘草补中益脾。诸药合用，共奏温补肾阳，填精补血之功效。

【药理】　增强免疫、抗病和耐寒能力，兴奋和调节垂体－肾上腺皮质激素，增强消化和造血机能，扩张血管，促进血液循环，降血压，降血糖，强心，利尿，抗菌，抗病毒，镇静，镇痛。其中熟地黄、枸杞子增强免疫和造血功能，抗肿瘤。熟地黄还能强心，降血压。枸杞子又可降血脂，保肝，降血糖，增强耐缺氧能力，延缓衰老；杜仲调节免疫功能，增强吞噬功能，促性腺发育，增强垂体－肾上腺皮质功能，调节环核苷酸代谢，利尿，降低胆固醇，镇静，镇痛，安胎，抗菌。临床应用：本方是肾阳不足，精血亏损的常用方剂。以腰瘦肢冷，神疲乏力，小便清长，脉沉细为据。若泄泻者，加肉豆蔻、补骨脂，以温阳止泻；气虚者，加党参、白术；火衰不能生土，呕吐吞酸者，加炮姜；少腹多痛者，加吴茱萸、茴香；淋带不止者，加破故纸；血少血滞，腰膝软痛者，加当归。用于慢性肾炎，高血压病，自身免疫功能低下，造血功能障碍，慢性支气管哮喘，贫血，神经衰弱，精子缺乏（加味）属肾阳不足，精血亏损者。如治阴盛格阳，真寒假热证，宜加泽泻6克水煎，冷服。

【用法】 水煎，1日1剂，于饭前1小时分3次服。

【方四】 三金汤

【出处】 上海中医学院《方剂学》

【组成】 金钱草30克，海金沙15克，石苇、瞿麦、冬葵子各9克，鸡内金6克。

【功用】 清热通淋，利尿排石。

【主治】 治石淋，小便淋痛，尿血，尿中有砂石，腰痛。

【方解】 方中主药金钱草，利尿通淋排石；辅以石苇、瞿麦、冬葵子、海金沙清热利水，促使结石从尿中排出。全方配伍特点：以利尿通淋排石为主，辅以清热利水之品。临床应用：常用于治疗泌尿系结石。以本方去冬葵子，加滑石、车前草、牛膝、王不留行、琥珀为基础方治疗。若肾虚者，加续断、淫羊藿、胡桃仁；气虚者，加黄芪、党参；血虚者，加当归、黄精；腰痛者，加乌药，并配合跳跃活动。运用时减去利尿药，加郁金、枳壳、木香疏肝理气药亦用于胆道结石症。排出结石后，以知柏地黄丸、大菟丝子丸补肾方剂调理；亦可经常用金钱草、陈皮泡茶饮，以防复发。

【用法】 水煎，1日1剂，饭前1小时分3次服。

【方五】

【出处】 流传民间和医界

【组成】 核桃仁60克，炙黄芪30克。

【主治】 肾结石、输尿管结石、膀胱结石。

【用法】 日1剂。

【方六】 排石冲剂

【出处】 《江苏省药品标准》

【组成】 连钱草、关木通、冬葵子、石苇、车前子、瞿麦、滑石、徐长卿、忍冬藤、甘草。

【功用】 利尿，通淋，排石。

【主治】 治下焦湿热所致肾结石，输尿管结石，膀胱结石等泌尿系结石症，尿出困难，茎中痛引小腹。

【方解】 方中连钱草清热利尿，通淋排石；瞿麦、石苇、车前子、关木通、滑石、冬葵子清热利尿通淋；忍冬藤、徐长卿清热解毒；甘草利尿引邪外出。诸药合用，除下焦湿热，利石淋，热淋。

【药理】 利尿，利胆排石，抗炎，镇痛，抑制某些细菌。甘草具解毒作用。临床应用：本方是治疗下焦湿热所致泌尿系统结石和热淋的方剂。若干以连钱草为主的方剂，经临床应用，对泌尿系统结石，肝、胆结石有效。

【用法】 冲剂，每袋 10 克。用量用法：口服，冲剂，每次 1 袋，1 日 3 次，开水冲服。使用注意：服药期间，多做体位运动，以利加速结石排出。坚持用药，宜多饮水。孕妇慎用。

七、疝气

【方一】 导气汤

【组成】 槟榔 10 克，当归 10 克，苍术 10 克，木香 6 克，枳壳 9 克，小茴香 5 克，橘核 10 克，荔枝核 12 克，川楝子 10 克，路路通 10 克。

【功用】 疏肝理气。

【主治】 腹外疝肝气郁滞型。

【用法】 水煎服，日 1 剂。

【方二】 天台乌药散

【出处】 《医学发明》

【组成】 天台乌药 18 克，木香、炒小茴、青皮各 6 克，高良姜 9 克，川楝子 12 克，巴豆 10 克，槟榔 9 克。

【功用】 温化寒湿，疏肝理气。

【主治】 治寒凝肝脉，气机阻滞所致小肠疝气，少腹痛引睾丸，喜暖畏寒，舌淡，苔白，脉沉迟或弦。

【方解】 方中主药乌药行气疏肝，散寒止痛；辅以小茴香暖肝散寒，高良姜散寒止痛，青皮疏肝调气，木香行气止痛；佐以槟榔直达下焦，行气化滞而破坚，川楝子与巴豆同炒，去巴豆而用川楝子，既减川楝子之寒，又增行气散结之功。诸药合用，共奏解寒凝，疏气滞，调肝络，止疝痛之功效。

【药理】 加速肠壁血液循环，降低小肠紧张性，促进胃肠蠕动和消化液分泌，镇痛，消胀。其中乌药兴奋胃肠平滑肌，增强蠕动，排出积气，促消化液分泌；木香对抗和松弛肠痉挛；小茴香排出腹气，缓解痉挛，减轻疼痛；槟榔增强肠蠕动，有致泻效应；高良姜健胃，兴奋肠管；青皮促消化液分泌，排肠内积气；巴豆促进肠蠕动，导致腹泻，增加胆汁和胰腺分泌；川楝子镇痛。

【用法】 水煎服，日1剂。

【方三】 补中益气汤

【出处】 《脾胃论》

【组成】 黄芪15克，党参12克，白术、当归各10克，陈皮、炙甘草各6克，升麻、柴胡各3克。

【功用】 补中益气。

【主治】 腹外疝气虚下陷型。

【方解】 方中主药黄芪补中益气，升阳固表；辅以人参、白术、甘草益气健脾；佐以陈皮理气和胃，当归补血活血，取其补而不滞，气血相生；使以升麻、柴胡升清举陷。诸药合用，共奏补中益气，升阳举陷之功效。

【药理】 增强内脏肌张力，纠正贫血，护肝；解热，抗金葡球菌，抗癌，抗放射线损伤。其中黄芪、人参、白术促进白蛋白合成，降低麝香草酚浊度，兴奋中枢神经系统，增加机体耗氧量，增强心脏收缩力，升高红、白细胞及血色素。白术护肝，防止肝糖元减少；当归抗贫血，抑凝血，调节子宫肌张力；陈皮增加消化液分泌，促肠气排出；柴胡、甘草抗肝损害。柴胡加强回肠收缩，升麻兴奋膀胱和未孕子宫。升麻、柴胡解热，抗炎，抗病原微生物。柴胡抗病毒，抗过敏。

【用法】 水煎服，日1剂。

【方四】 暖肝煎

【出处】 《景岳全书》

【组成】 当归、枸杞子各9克，乌药、小茴香、茯苓、生姜各6克，沉香、肉桂各3克。

【功用】 温补肝肾，行气逐瘀。

【主治】 腹外疝治肝肾阴寒所致少腹冷痛，疝气痛，下元虚冷，四肢冷，舌淡苔白，脉沉迟。

【方解】 方中主药肉桂大热，暖肝温肾，散寒止痛。小茴香暖肝散寒，行气止痛；辅以当归补肝养血，枸杞子补养肝肾，乌药、沉香行气散寒止痛；佐以茯苓渗湿健脾，生姜温散寒凝。诸药合用，温补肝肾以治其本，行气散寒以治其标，以温下元，散寒凝，畅气机，睾丸、少腹冷痛自愈。

【药理】 解热，镇痛，改善血液循环，抑制平滑肌痉挛。其中乌药、小茴抑制平滑肌痉挛，排肠积气，促消化，缓疼痛；肉桂扩张皮肤血管，促汗腺排泄，解热镇痛；沉香调节胃肠蠕动；枸杞子护肝保肝，提高免疫力；当归抗贫血，抑制平滑肌痉挛，茯苓镇静，抗溃疡，降低胃酸分泌。

【用法】 水煎服，日 1 剂。

【方五】 **橘核疝气丸**

【主治】 腹外疝气滞型。

【用法】 每次 5 ~ 10 丸，每日 3 次。

【方六】 **外治疗法**

【出处】 流传民间和医界

【组成】 生香附 60 克（粗研末），食盐 60 克。

【主治】 腹外疝。

【用法】 酒醋炒热，布包频熨患处。

八、血栓闭塞性脉管炎

血栓闭塞性脉管炎是周围动脉的慢性、持续进展性炎症病变，主要发生在下肢，以青壮年男性为多。其特点是初起患指（趾）怕冷，紫暗，剧痛，继则可变黑褐色，肢节脱落，属中医“脱疽”范畴，多由寒、湿、热、瘀诸邪阻滞于经络所致。

【方一】 **阳和汤**

【出处】 《外科证治全生集》

【组成】 熟地黄 10 克，白芥子 10 克，鹿角胶 10 克，肉桂 6 克，姜炭 10 克，麻黄 6 克，牛膝 30 克，鸡血藤 15 克，甘草 6 克。

【功用】 温经散寒，活血通络。

【主治】 血栓闭塞性脉管炎阳虚寒凝型。

【方解】 重用熟地黄，以温补营血；鹿角胶填精补髓，强壮筋骨，助熟地黄以养血；炮姜、肉桂温中有通，以温通经脉，解散寒凝痰滞；麻黄开腠理以达表；白芥子祛皮里膜外之痰，与温补药同用，则补而不腻，通而不散；生甘草有化毒之功。本方配伍特点，为温补营血不足，解散阴凝寒痰，使破阴回阳，消寒化痰。

【药理】 抑制结核杆菌，扩张血管，强心，利尿。生地黄具糖皮质激素样作用；甘草浸膏具肾上腺皮质激素样作用。

【用法】 水煎服，日 1 剂。

【方二】 **血府逐瘀汤**

【出处】 《医林改错》

【组成】 桃仁 10 克，红花 6 克，当归 10 克，生地黄 15 克，川芎 10 克，赤芍 10 克，牛膝 30 克，桔梗 10 克，柴胡 10 克，枳壳 10 克，甘草 6 克，延胡索 10 克，五灵脂 10 克，地龙 10 克，土鳖虫 6 克。

【功用】 活血化瘀，扶正解毒。

【主治】 血栓闭塞性脉管炎血瘀阻络型。

【方解】 主药当归、川芎、赤芍、桃仁、红花活血祛瘀，以祛除胸中瘀血；辅药桔梗、柴胡、枳壳流畅胸中气滞，气行则血行；佐以生地黄清血分瘀热，牛膝通血脉，引瘀血下行；使以甘草调和诸药，缓急止痛。全方配伍特点：行血分瘀滞，解气分郁结，活血不耗血，祛瘀能生新。

【药理】 改善血液流变学，抗血小板聚集，改善微循环，加快血流速度，扩张血管，增加缺血器官血流量，尤能增加冠状动脉血流量，保护急性心肌梗死，降低脑血管阻力，对抗脑血管痉挛，抗慢性炎症，增加网状内皮系统吞噬功能，抑制巨噬细胞吞噬功能，增加抗体生成细胞，使抗体分泌增加，增强 T 细胞和 B 细胞功能，降低血清胆固醇。

【用法】 水煎服，日 1 剂。

【方三】 **茵陈赤小豆汤**

【组成】 茵陈 10 克，赤小豆 30 克，薏苡仁 30 克，苦参 10 克，苍术 10 克，黄柏 15 克，防己 10 克，泽泻 10 克，佩兰 10 克，白豆蔻 10 克，甘草 6 克。

【功用】 清热利湿，活血通络。

【主治】 血栓闭塞性脉管炎。

【用法】 水煎服，日 1 剂。

【方四】 四妙勇安汤

【出处】 《验方新编》

【组成】 玄参10克，银花15克，当归10克，甘草4克，栀子10克，黄芩10克，牡丹皮10克，生地黄10克，板蓝根15克，蒲公英10克，地丁10克。

【功用】 清热解毒，活血养阴。

【主治】 血栓闭塞性脉管炎热毒阻络型。

【方解】 方中主药金银花清热解毒为主；辅以玄参泻火解毒；佐以当归活血散瘀，使以甘草伍金银花加强清热解毒作用。本方具有量大力专、连续服用的特点。

【药理】 抗炎消肿胀，镇痛，抑制葡萄球菌及绿脓杆菌。甘草解毒，扩张血管，增加循环血流量，抑制血小板聚集，抗血栓形成。

【用法】 水煎服，日1剂。

【方五】 八珍汤

【出处】 《正体类要》

【组成】 党参12克，白术10克，黄芪15克，当归10克，茯苓15克，川芎10克，赤芍10克，生地黄10克，银花12克，玄参10克。

【功用】 补益气血，调和营卫。

【主治】 血栓闭塞性脉管炎气血两虚型。

【方解】 方中主药人参、熟地黄益气养血；辅以白术、茯苓，健脾渗湿，当归、白芍养血和营；佐以川芎活血行气，使补而不滞；使以炙甘草益气和中，调和诸药，共奏气血双补之功效。其具有益气健脾与补血调血并用，补中有通，补而不滞的配伍特点。

【药理】 兴奋全身机能，增强血液循环，全面升高血象，纠正贫血状态，调节子宫机能，缓解平滑肌痉挛，提高机体免疫力。其中人参、白术、茯苓、甘草兴奋中枢神经系统，增加红细胞及血红蛋白，抑制和预防溃疡病，升高肝糖原含量，改善肝脏解毒功能；熟地黄、白芍、当归、川芎能增生红细胞，改善血循障碍，调节子宫机能。

【用法】 水煎服，日1剂。

【方六】 冲和膏外敷

【主治】 血栓闭塞性脉管炎初中期。

【用法】 1日1次。

九、痔疮

【方一】　凉血地黄汤

【出处】　《外科大成》

【组成】　细生地、当归尾、地榆、槐角、黄连、天花粉、生甘草、升麻、赤芍、枳壳、黄芩、荆芥。

【功用】　清热凉血祛风。

【主治】　一二期内痔，或内痔嵌顿伴继发感染，或年老体弱，或内痔兼有其他严重慢性疾病，不宜手术治疗者。

【用法】　水煎服，日1剂。

【方二】　脏连丸

【出处】　《证治准绳》

【组成】　黄连240克（研静末）。

【功用】　清热渗湿止血。

【主治】　便血色鲜量多，肛内肿物外脱，可自行回缩，肛门灼热。

【用法】　公猪大肠肥者一段，长36厘米，将黄连末装入大肠内，两头以线扎紧，放砂锅内，下煮酒1230毫升，慢火熬之，以酒干为度。将药肠取起，共捣为泥。每次3～9克，每天两次。

【方三】　止痛如神汤

【出处】　《医宗金鉴》

【组成】　秦艽、桃仁、皂角子、苍术、防风、黄柏、当归尾、泽泻、槟榔、熟大黄。

【功用】　清热利湿，祛风活血。

【主治】　肛内肿物脱出，甚或嵌顿，肛管紧缩，坠胀疼痛，甚则肛缘有血栓形成水肿，触痛明显。

【用法】　水煎服，日1剂。

【方四】　补中益气汤

【出处】　《脾胃论》

【组成】　黄芪18克，甘草9克，人参6克，当归3克，橘皮6克，升麻6克，柴胡6克，白术9克。

【功用】　补气升提。

【主治】　肛门下坠感，痔核脱出须手法复位，便血色鲜或淡。面色少华，神疲乏力，少气懒言，纳少便溏。

【用法】　水煎服，日 1 剂。

【方五】　**五倍子汤熏洗法**

【出处】　《疡科选萃》

【组成】　五倍子、朴硝、桑寄生、莲房、荆芥各 30 克。

【功用】　活血止痛，收敛消肿。

【主治】　内痔及内痔脱出或伴脱肛者。

【用法】　药物加水煮沸，先熏后洗，或药液作热湿敷。

【方六】　**苦参汤熏洗法**

【出处】　《疡科心得集》

【组成】　苦参 60 克，蛇床子 30 克，白芷 15 克，金银花 30 克，菊花 60 克，黄柏 15 克，地肤子 15 克，大菖蒲 9 克。

【功用】　活血止痛，收敛消肿。

【主治】　内痔及内痔脱出或伴脱肛者。

【用法】　药物加水煮沸，先熏后洗，或药液作热湿敷。

十、腰腿痛

【方一】

【出处】　《医学理论与实践》

【组成】　红花 50 克，威灵仙 50 克，三七 30 克，鸡血藤 30 克，桑枝 30 克，丹参 30 克，黄芪 60 克，党参 60 克，杜仲 60 克，枸杞 100 克，蜈蚣 2 条，乌梢蛇 20 克。

【功用】　益气助阳补肾，祛风散寒除湿，通络止痛。

【主治】　慢性腰腿痛。

【方解】　方中用党参、黄芪、当归、狗脊、杜仲、鸡血藤益气助阳，滋补肝肾，用三七、红花、丹参、威灵仙、蜈蚣、乌梢蛇、桑枝祛风散寒除湿，化瘀通络止痛。

【用法】　泡制方法和用法：每剂泡粮食白酒（或高粱酒）5 斤，约 15 天左右可饮用，每日晨起、睡前各服用 20 毫升加减。恢复期每日服 1

次。高血压患者在监测血压下服用。有强心升压作用，故对高血压病及快速型心律失常者慎用。

【方二】

【出处】 《南京中医药大学教授经验方》

【组成】 狗骨头二两，生姜。

【主治】 骨质增生。

【用法】 狗骨头二两，砸碎炒黄，浸白酒（是指50度以上的白酒）1斤，3日后用生姜蘸酒擦患处，1日3次（最好带喝此酒一盅），需用半月可治愈。

【方三】

【出处】 《南京中医药大学教授经验方》

【组成】 附片10克，桂枝10克，山萸肉10克，白术10克，木香10克，天麻10克，生甘草10克，泽泻10克，狗脊10克，薏米15克，茯苓12克，细辛5克。

【主治】 慢性腰腿痛，如腰椎退变增生、腰肌劳损、腰椎间盘突出症、黄韧带肥厚引起的腰椎管狭窄，梨状肌综合征。胸腰椎结核、椎管内外的肿瘤，均应及早明确诊断，以免延误治疗。

【用法】 水煎分2次服。

【方四】

【组成】 熟地黄15克，白术12克，地龙12克，蒲黄10克（布包），杜仲15克，牛膝12克，木瓜15克，补骨脂15克（盐水炒），独活10克，当归15克，桃仁10克，附片10克（制），红花6克，续断15克，威灵仙15克。

【主治】 腰腿痛。

【用法】 水煎，日1剂，分3次服。

【方五】

【组成】 熟地黄100克，白术30克，蒲黄30克，威灵仙21克，狗脊30克当归60克，赤芍30克，土鳖虫15克，杜仲50克，青盐6克，牛膝30克，补骨脂30克，三七50克，地龙20克，元胡100克，淫羊藿30克，泽兰50克，续断30克，红花12克，穿山甲30克（炮珠）。

【用法】 共研为细末，做为丸，每次6克，黄酒送服。

【方六】

【组成】 桑寄生、独活、怀牛膝、木瓜、川断、红花、杜仲、苡仁、海风藤、鸡血藤、当归、熟地黄。

【功用】 祛风湿、益肝肾、舒筋络、利腰腿。

【主治】 适用于脊背腰腿部麻痹、疼痛、肿胀甚至肌肉萎缩不能行走者。

【方解】 本方取“独活寄生汤”之义。方中以独活宣痹通络，行督脉，走下路，寄生补肝肾，荣血脉，合为主药；辅以熟地黄、川断、怀牛膝、杜仲益肾补肝之药，助荣筋壮骨之力；木瓜、海风藤祛风行湿、利关节。

【用法】 水煎服，日1剂。

第三章　儿科验方

一、小儿消化不良

小儿消化不良为儿科多发病。临床上以腹泻、不消化便、食欲减退、腹胀、腹痛、伴有恶心、呕吐、粪便镜检可见大量脂肪球为特征，若治疗不得当，可迁延不愈，影响小儿生长发育，易演变成营养不良、佝偻病、贫血等慢性疾病。

【方一】　**痞泻验方**

【出处】　《辽宁中医杂志》

【组成】　龟板、鳖甲、穿山甲、鸡内金、刺猬皮各 10 克，蛇蜕 1 条，雄猪肝中心叶 1 具。

【功用】　消癥散结，益气止泻。

【主治】　小儿消化不良气血两虚兼有瘀血者。

【方解】　龟板、鳖甲性平味甘，滋阴补血，益肾健骨，消癥散结，主治骨痿、囟门不合、骨蒸潮热、癥瘕积聚；穿山甲味淡性平，活血通络而走窜，无处不至，能通脏腑经络，透达关窍，引诸药直达痛所，散癥瘕，破积聚；鸡内金为健脾胃、助消化、消积滞、除胀满、治呕吐、止泻利之佳品；蛇蜕性平味咸，祛风，定惊，杀虫，治解颅、目翳、弄舌、摇头；刺猬皮降气定惊、益肾、涩精、止泻；猪肝能补肝养血明目，医血虚萎黄、雀目夜盲、脾虚浮肿、泻利。以上 7 味药均为血肉有情之品，以猪肝为主，其他为佐为辅，补而不壅，香而不燥，攻而不猛，塞而不滞，对肝脾胃均有补益之功，并有消积聚、散癥瘕、益气血止泻利之效。

【药理】　该方的构成具有增强消化与免疫功能、调整植物神经功能、改善营养状况和微循环等作用。

【用法】　前 6 味药研末过箩；然后用竹刀（在整个制作过程中忌用铁器）把猪肝中心叶割下，放在砂锅内，置于文火上，再用竹筷将猪肝穿成无数小洞，撒上药粉并捣入小洞内，随熔随撒，直到药粉撒完，猪肝焙干黄为度（防止烤成焦黑），最后取出用石臼研粉过箩装瓶密封防潮。每日服3次，每次3克，温开水冲服或伴随饮食同吃亦可。

【方二】　验方

【出处】　《中国民间疗法》

【组成】　葱白1根，生姜15克。

【功用】　通阳散结。

【主治】　小儿消化不良。

【方解】　葱白为百合科植物葱的鳞茎，性味辛温，有发表散寒，通阳散结之功；生姜性味辛温，能发汗解表，祛风散寒。

【药理】　葱白含挥发油，其挥发油对白喉杆菌、葡萄球菌等有抑制作用，并对多种皮肤真菌有抑制作用；生姜含挥发油，油中主要为姜醇、姜烯、水芹烯、柠檬醛、芳香醇、甲基庚烯酮、壬醛等，尚含辣味成分姜辣素，对伤寒杆菌、霍乱弧菌、阴道滴虫等均有不同程度的抑杀作用，并有止呕、退热的作用。

【用法】　共捣碎后加入茴香粉9克，混匀后炒热（以皮肤能忍受为度），用纱布包好敷于脐部。每日1~2次直到治愈。

【方三】　升清降浊汤

【出处】　《中国中医药信息杂志》

【组成】　苍术10克，白术10克，炒薏米10克，茯苓10克，藿香8克，葛根8克，荷叶6克，陈皮8克，扁豆8克，白蔻8克，神曲6克。

【功用】　健脾和胃止泻。

【主治】　小儿消化不良性腹泻。

【方解】　方中苍术、白术、炒薏米、茯苓、藿香、葛根、荷叶运脾化湿，升清止泻；陈皮、扁豆、白蔻和胃降浊；神曲助消化。全方配伍，切合“脾升清，胃降浊”。

【药理】　苍术、白术、炒薏米、茯苓、藿香、葛根、荷叶、白蔻、扁豆能增强淀粉酶的活性和左旋木糖吸收率，以健运脾土；茯苓有利尿的功能，能提高机体免疫力，抗肿瘤、抗心肌缺血，降血糖；神曲含有乳酸杆菌及淀粉酶，助消化，抑制肠管发酵，抑制致病性大肠杆菌的生长；陈皮对消化道有缓和作用，利于胃肠积气的排出，并能促进胃液分泌，有助于消化，还能刺激呼吸道黏膜，使分泌增多，痰液稀释，有利于排出；甘草有抗炎、抗氧化等作用。

【用法】 每天1剂，水煎分3次服。

【方四】 **大承气汤加减**

【出处】 《中国中医急症》

【组成】 大黄8克（后下），芒硝8克，枳实10克，厚朴8克。症状消除后以扁豆、山药、薏苡仁、法半夏、茯苓、白术健脾和胃。

【功用】 荡涤肠胃。

【主治】 小儿消化不良。

【方解】 方中大黄苦寒，既能挫其热势，又可泻下通便；芒硝性寒软坚润燥，助大黄泻热荡积、推陈致新；佐以枳实、厚朴行气放结，消食除满；茯苓、白术健脾和胃。如此腑通胃和，则病去体安。

【药理】 大黄有泻下作用；芒硝所含主要成分为硫酸钠，能使肠道引起机械性的刺激，促进肠蠕动而致泄；枳实对胃肠道平滑肌有促动力作用，可兴奋胃肠平滑肌，使胃肠运动收缩节律增强而有力，增强胃排空；厚朴有抗菌、镇静中枢神经、肌肉松弛、抗溃疡等作用；白术、茯苓、扁豆能增强淀粉酶的活性和左旋木糖吸收率，以健运脾土，升阳化湿，收敛止泻；山药、薏苡仁能调节消化酶的分泌，增强消化与免疫功能。

【用法】 每日1剂，水煎分3次服，5天为1疗程，共用10天。

【方五】 **四磨汤**

【出处】 《医学理论与实践》

【组成】 木香、枳壳、乌药、槟榔。

【功用】 消食导滞理气。

【主治】 小儿消化不良。

【方解】 木香、枳壳行气宽中，乌药行气止痛，槟榔消食行气，主消素食。

【药理】 四磨汤中木香含木香内酯、木香碱，能使大肠兴奋，收缩力加强，蠕动加快，可缓解胃肠气胀所致的腹胀；乌药可以加速血液循环，有促进肠蠕动的作用；枳壳对胃肠道平滑肌有一定的兴奋作用，可使胃肠运动收缩节律性增加；槟榔含槟榔次碱等，可治食积、气滞、腹胀、便秘等。综上所述，四磨汤具有促进胃肠蠕动、改善消化功能、促进食物消化吸收的作用，从而达到治疗功能性消化不良的目的。

【用法】 每次1支，每日3次，两周为1疗程。

【方六】 胃安通降汤

【出处】 《新中医》

【组成】 枳实30克，莪术15克，威灵仙、青皮、陈皮各10克，炒莱菔子20克。

【功用】 消积导滞，理气通降。

【主治】 小儿消化不良。

【方解】 枳实、莪术、炒莱菔子、青皮、陈皮、威灵仙消积导滞，理气通降。

【药理】 枳实、莪术、青皮对胃肠道平滑肌有促动力作用，可兴奋胃肠平滑肌，使胃肠运动收缩节律增强而有力，增强胃排空；威灵仙有促进肠平滑肌运动和调节胃肠运动功能作用。

【用法】 每天1剂，水煎取汁300毫升，分早、晚餐前30分钟各服150毫升。

二、遗尿症

遗尿是指3周岁以上的小儿，在睡眠中不能自主控制排尿，多数发生于夜间。遗尿除少数由于尿路病变，蛲虫病，脊柱裂等所致，绝大多数因大脑皮质及皮质下中枢功能失调引起。

【方一】 遗尿方

【出处】 《实用中医药杂志》

【组成】 桑螵蛸、乌药、覆盆子、川断、淫羊藿、锁阳、炒鸡内金、山萸肉、金樱子、五味子各12克，益智仁9克，肉桂4克，制附片6克，山药15克，煅龙骨、煅牡蛎各20克。

【功用】 补肾助阳，益气固涩，止遗尿。

【主治】 小儿遗尿。

【方解】 方中淫羊藿、锁阳、山萸肉补肝肾、固精气、缩小便，乌药温肾散寒，桑螵蛸固肾而缩小便，金樱子酸涩而收小便，五味子补肾固精、收纳肾气而止小便。全方配伍共奏补肾助阳，益气固涩，止遗尿之功。

【药理】 桑螵蛸有轻微抗利尿、降糖降血脂、促进消化液分泌及敛汗作用；山药、肉桂具有增强肌体的免疫功能，强心、降压、降血糖、利尿、抗衰老、抗肿瘤、抗疲劳、抗病毒、镇静、镇痛等作用；覆盆子有抗利尿作用并对大脑皮质有良好的调节作用；附子有强心、抗炎、抗氧化的作用；鸡内金含有胃激素，能增加胃液分泌量，提高酸度及消化力，增强胃肠蠕动，加快胃的排空；川断、锁阳、益智仁有调节内分泌功能的作用；乌药有抗乙酰胆碱的收缩效应，能解除平滑肌的痉挛，松弛膀胱逼尿肌作用，故接受治疗的患儿易自醒；龙骨能抗惊厥、减轻骨骼肌的兴奋性；金樱子有抑菌、收敛、止泻作用；牡蛎有镇静、镇痛、抗惊厥、降血脂、抗凝血、抗血栓作用。

【用法】 每日1剂，早上、中午水煎服，晚上控制饮水。

【方二】 缩尿散

【出处】 《柳州医学》

【组成】 五倍子、吴茱萸、小茴香、补骨脂、附子各等份，碾碎成细末，摇匀，装瓶备用。

【功用】 调补心肾、健脾益肺、固精止涩，缩小便。

【主治】 小儿遗尿。

【方解】 故在治疗上以五倍子、吴茱萸、小茴香、补骨脂、附子温肾健脾，缩泉涩精。全方具有调补心肾、健脾益肺、固精止涩、缩小便的作用，取肾经之涌泉、任脉之神厥穴外敷，这样，下元虚冷得以温煦，膀胱的制约能力得以恢复，遗尿可止。

【药理】 五倍子对小肠有收敛作用，可减轻肠道炎症止腹泻，并有抑菌作用；附子有强心、抗炎、抗氧化的作用；吴茱萸有健胃、镇痛、止干呕和止嗳酸等功效，有利尿作用，并对大肠杆菌有强力的抑制作用，对猪蛔虫有显著杀虫作用；补骨脂有调节内分泌功能的作用；茴香含挥发油（茴香油）等，能增强胃肠蠕动，排出胃肠中积气，因而有助于缓解痉挛，减轻疼痛。

【用法】 取上药粉约20克，用温开水调成厚糊状，外敷神阙穴、涌泉穴（双侧），用胶布固定，每晚睡前进行敷贴，次日晨起时将药取下，如有敷药处起红疹者可改用植物油调敷，10天为一个疗程。

【按语】 在饮食上忌生冷苦寒之品，睡前2小时少饮水及饮料，夜间家长可唤醒排尿1次，年长儿则应多给予安慰，帮助其克服紧张情绪，消除自卑感，树立战胜疾病的信心。

【方三】 缩泉汤加味

【出处】 《浙江中医杂志》

【组成】 益智仁、金樱子、淡吴萸、五味子各 5 克，乌药、牡蛎、桑螵蛸各 10 克，山药 15 克。

【功用】 益气温肾止遗。

【主治】 小儿遗尿。

【方解】 益智仁暖肾温阳；金樱子酸涩而收小便；淡吴萸温肾健脾，缩泉涩精；牡蛎、桑螵蛸收敛固涩；五味子补肾固精、收纳肾气而止小便；乌药温肾散寒；山药补气健脾益胃。

【药理】 桑螵蛸有轻微抗利尿、降糖降血脂、促进消化液分泌及敛汗作用；五味子对神经系统各级中枢都有兴奋作用，可消除疲劳，提高大脑皮层的调节作用，既可起到醒脑作用，又可起到解痉作用；吴茱萸有健胃、镇痛、止干呕和止嗳酸等功效，有利尿作用；益智仁有调节内分泌功能的作用；牡蛎有镇静、镇痛、抗惊厥、降血脂、抗凝血、抗血栓作用；乌药有抗乙酰胆碱的收缩效应，能解除平滑肌的痉挛，松弛膀胱逼尿肌作用，故接受治疗的患儿易自醒；金樱子有抑菌、收敛、止泻作用；山药具有增强肌体的免疫功能，强心、降压、降血糖、利尿、抗衰老、抗肿瘤、抗疲劳、抗病毒、镇静、镇痛等作用。

【用法】 每剂服 1.5 天，10 天为 1 疗程。

【方四】 **补肾止遗汤**

【出处】 《中医药学刊》

【组成】 黄芪 15 克，五味子、覆盆子、益智仁各 10 克，乌药 8 克，菟丝子 10 克，肉桂 8 克，桑螵蛸 10 克，麻黄 5 克。

【功用】 益气温肾止遗。

【主治】 小儿遗尿。

【方解】 方中黄芪益气健脾；肉桂温补肾阳；菟丝子温肾化气，固涩益精；益智仁暖肾温阳可助肉桂温暖下元，又有固涩缩尿之功；桑螵蛸补肾助阳，固涩缩尿；麻黄宣通气机，散发津液，凋节水道；五味子补肾养心，收敛固涩；覆盆子益肾固精缩尿；乌药温肾缩泉。

【药理】 麻黄含有生物碱具有兴奋中枢神经、引起精神兴奋作用；五味子对神经系统各级中枢都有兴奋作用，可消除疲劳，提高大脑皮层的调节作用，既可起到醒脑作用，又可起到解痉作用；乌药有抗乙酰胆碱的收缩效应，能解除平滑肌的痉挛，松弛膀胱逼尿肌作用，故接受治疗的患儿易自醒；桑螵蛸有轻微抗利尿、降糖降血脂、促进消化液分泌及敛汗作用；益智仁有调节内分泌功能的作用；菟丝子有抗利尿作用并对大脑皮质有良好的调节作用；黄芪、肉桂具有增强肌体的免疫功能，强心、降压、降血糖、利尿、抗衰老、抗肿瘤、抗疲劳、抗病毒、镇静、镇痛等作用；覆盆子有抗利尿作用并对大脑皮质有良好的调节作用。补肾止遗汤治疗遗尿症具有疗效确切，其作用可能是通过温肾固涩，改善了机体，提高了体内去氨加压素分泌水平，从而使遗尿症状消失。

【用法】 水煎服，日 1 剂。

【方五】 益气固肾汤

【出处】《河北中医》

【组成】 黄芪、煅牡蛎各 20 克，党参、淮山药各 15 克，五味子、山茱萸、益智仁、桑螵蛸、炙鸡内金各 8 克，升麻、炙甘草各 3 克。尿频数清长胃寒者加肉桂（后下）2 克。

【功用】 培元益气、补肾缩尿。

【主治】 小儿遗尿。

【方解】 方中黄芪、党参、白术、淮山药补气健脾益胃；五味子、山茱萸、益智仁、桑螵蛸补肾培元，固精缩尿；煅牡蛎固涩收敛；升麻协同黄芪、党参而升举阳气；炙鸡内金消食健胃止遗，又能使诸药补而不腻。诸药合用，共奏培元益气、补肾缩尿之功。

【药理】 黄芪、党参、山药、肉桂具有增强肌体的免疫功能，强心、降压、降血糖、利尿、抗衰老、抗肿瘤、抗疲劳、抗病毒、镇静、镇痛等作用；桑螵蛸有轻微抗利尿、降糖降血脂、促进消化液分泌及敛汗作用；五味子对神经系统各级中枢都有兴奋作用，可消除疲劳，提高大脑皮层的调节作用，既可起到醒脑作用，又可起到解痉作用；益智仁有调节内分泌功能的作用；鸡内金含有胃激素，能增加胃液分泌量，提高酸度及消化力，增强胃肠蠕动，加快胃的排空；牡蛎有镇静、镇痛、抗惊厥、降血脂、抗凝血、抗血栓作用；升麻有镇痛、消炎、升高白细胞、解热、抗惊厥、抗凝、抗菌作用。

【用法】 根据不同年龄增减药物剂量。水煎服，每日 1 剂，7 日为 1 疗程。

【方六】 温肾缩泉汤

【出处】《光明中医》

【组成】 山药、桑螵各 9 克，肉桂 6 克，乌药 6 克，益智仁 6 克，通草 3 克，菟丝子 6 克，覆盆子 6 克。

【功用】 补肾益气，健脾，固摄下焦。

【主治】 小儿遗尿。

【方解】 山药健脾益肾；桑螵、肉桂、乌药、益智仁温肾收涩；菟丝子温肾化气，固涩益精；覆盆子益肾固精缩尿；通草利水通淋。

【药理】 通草、菟丝子、覆盆子有抗利尿作用并对大脑皮质有良好的调节作用；乌药有抗乙酰胆碱的收缩效应，能解除平滑肌的痉挛，松弛膀胱逼尿肌作用，故接受治疗的患儿易自醒；肉桂具有增加胃血流量和细胞保护作用，且有很强的分解脂肪作用；益智仁有调节内分泌功能的作用；山药具有增强肌体的免疫功能，强心、降压、降血糖、利尿、抗衰老、抗肿瘤、抗疲劳、抗病毒、镇静、镇痛等作用；桑螵蛸有轻微抗利尿、降糖降血脂、促进消化液分泌及敛汗作用。

【用法】 将上药共煎取30毫升，每日1剂。晚饭前服用，4周为一疗程。

三、小儿口疮

小儿口疮是口舌黏膜上出现淡黄色或灰白色小溃疡，局部灼热疼痛，尤以实热证较为多见，常伴有发热，流涎，纳差，大便干结等症状。

【方一】 **白芨连冰粉**

【出处】 《新中医》

【组成】 白芨15克，黄连9克，冰片2克。

【功用】 清热泻火，解毒敛疮。

【主治】 小儿口疮属脾胃积热者。

【方解】 黄连清热泻火，解毒疗疮；白芨有收敛止血、消肿生肌之功；冰片能散热止痛、防腐消肿，全方合用，有清热解毒止痛、祛腐消肿之功效，用于小儿口疮证属心脾胃素有蕴热之实火者确有良效。

【药理】 黄连具有广泛抗菌作用，对金黄色葡萄球菌、溶血性链球菌等均有抑制作用；白芨其主要成分白芨胶及挥发油的止血效果迅速而确实，并有抑制革兰氏阳性球菌的作用；冰片对金黄色葡萄球菌有抑制作用。

【用法】 将上药碾成极细粉末，过130目筛后装瓶备用。令患者先用蒸馏水或淡盐水漱洗口腔后，取药粉约2克，分撒在口腔溃疡处，每天1～2次，5天为1疗程。

【方二】 导赤散加味

【出处】 《江苏中医药》

【组成】 生地黄5~15克，麦冬5~12克，木通3~9克，车前子3~10克（包），鲜竹叶5~6克，甘草梢3~6克。

【功用】 清热泻火。

【主治】 小儿口疮。

【方解】 方中生地黄、麦冬清热凉血，养阴生津；木通、车前子、鲜竹叶上清心经之火，下清小肠之热而利水；甘草梢清热解毒，调和诸药。全方配伍，性味甘寒，清心养阴，利湿导热。此方有利水不伤阴、泻火不伐胃之功。

【药理】 生地黄具有降压、镇静、抗炎、抗过敏、强心、利尿、调节免疫功能等作用；麦冬有镇咳祛痰、强心利尿作用；木通有利尿、抗菌作用；车前子有利尿、祛痰、抑菌作用；竹叶有抑菌、退热作用；甘草其所含甘草次酸、甘草锌能治疗急慢性炎症。

【用法】 水煎频服，日服1剂，重者可日夜各服1剂。

【方三】 釜底抽薪散

【出处】 《中医外治杂志》

【组成】 吴茱萸15克，胡黄连、川大黄各6克，胆南星3克。

【功用】 导热下行，引火归元。

【主治】 小儿口疮。

【方解】 方中吴茱萸为主药，以热治热，引热下行，《本草纲目》曰："吴茱萸，咽喉口舌生疮者，以吴茱萸末醋调，贴两足心，移热便愈，其性虽热，而能引热下行，盖从治之义。"胡黄连退虚热，除疳热，使浮游之虚火制；小儿多热易惊，以胆星清热镇惊；大黄取其苦寒沉降之性，使上炎之火得以下泄；醋溶合诸药，且敛中有散，协同引热。诸药合用，寓有引热下行、引火归元之义。

【药理】 吴茱萸有健胃、镇痛、止干呕和止嗳酸等功效，并有利尿作用，还对大肠杆菌有强力的抑制作用；大黄有促进排便、抗感染、健胃、止血、降压的作用；胆南星具有祛痰、抗惊厥、镇静及镇痛作用；胡黄连有利胆、抑菌作用。

【用法】 上方共研细末，制成散剂备用。1岁以下小儿每次用药3克，1岁以上可酌情增至6~12克。用时将药末与陈醋适量调成糊状，候患儿睡熟后涂敷于两足心，外用纱布包扎，晨起去之。

【方四】　黄连泻心汤

【出处】　《四川中医》

【组成】　黄连、黄芩各3克，竹叶、生地黄、木通、赤芍各6克，元参、山栀各5克，连翘10克，生甘草2克。

【功用】　清热泄火解毒。

【主治】　小儿口疮。

【方解】　黄连、黄芩苦寒泻火，解毒疗疮；山栀清泻三焦之热；生地黄、赤芍、木通清热凉血降火利火，使湿热之邪从小便而走；竹叶、连翘清心除烦，导热下行，质轻性淡善走上焦，配合元参养阴清热使元阴得固，不发明火；甘草清热导火，并能促进溃疡面愈合。

【药理】　黄连、黄芩具有广泛抗菌作用，对金黄色葡萄球菌、溶血性链球菌等均有抑制作用；生地黄具有降压、镇静、抗炎、抗过敏、强心、利尿、调节免疫功能等作用；木通有利尿、抗菌作用；竹叶有抑菌、退热作用；赤芍具有扩张血管、抗栓、抗凝的作用。

【用法】　水煎滤汁200毫升，每日分2～5次服完，每日1剂，3日为1疗程。

【方五】　甘草泻心汤

【出处】　《辽宁中医杂志》

【组成】　炙甘草20～30克，黄连3克，黄芩6～9克，干姜3～5克，党参10克，半夏6克，高热者加生石膏（先煎）30克，咽部破溃者加桔梗10克，大便秘结者加生大黄（后下）5～10克，小便赤黄者加滑石15克，阴虚火旺者去干姜加沙参、知母各10克。

【功用】　健脾、清热、化湿。

【主治】　小儿口疮。

【方解】　方中炙甘草补虚健脾，宜重用为主药；党参补益中气；黄连、黄芩苦寒泻热；半夏燥湿化痰为辅；干姜温脾助运，同时防苦寒太过为佐。

【药理】　黄连、黄芩具有广泛抗菌作用，对金黄色葡萄球菌、溶血性链球菌等均有抑制作用；半夏含挥发油、氨基酸、β－谷淄醇、胆碱、生物碱、葡萄糖苷和醛类等，具有镇咳、祛痰及止吐等作用，所含的葡萄糖醛酸的衍生物有显著的解毒作用。

【用法】　每日1剂，水煎服，3天为1疗程。

【方六】 复方五倍子散

【出处】 《黑龙江中医药》

【组成】 五倍子 50 克、儿茶 30 克、冰片少许。

【功用】 清热泄火、敛疮止痛。

【主治】 小儿口疮。

【方解】 五倍子属收涩药，《开宝本草》中记载“疗湿癣疥痒脓水……小儿面鼻疳疮”。《本草纲目》中记载“能散热毒疮肿，其性收能除湿烂”。儿茶:《本草纲目》中记载“清上膈热，化痰生津，涂金疮，一切诸疮……”，《本草求真》中记载“……功专清上膈热……收湿，凉血……治一切口疮喉痹”。冰片清热止痛，可消炎，又避免了五倍子对溃疡面的刺激性疼痛。

【药理】 五倍子对小肠有收敛作用，可减轻肠道炎症止腹泻，并有抑菌作用；冰片对金黄色葡萄球菌有抑制作用，主要成分有耐缺氧作用；儿茶有收敛、止泻、降压、抑菌的作用。

【用法】 共研细末，以香油调和，涂于患处，每日 1 次。

四、小儿夜啼

小儿夜啼是指小儿白天一切如常，入夜则啼哭不安，时哭时止，或者小儿每夜定时啼哭，甚则通宵达旦哭啼的一种疾病。中医认为主要因脾寒、心热、惊恐所致。由于伤乳、发热或其他疾病引起的啼哭，应当审因论治，不属于本病范围。

【方一】 验方

【出处】 《简易普济良方》

【组成】 灯心草少许。

【功用】 清心除烦。

【主治】 婴幼儿心烦不眠。

【方解】 灯心草性味甘、淡、微寒，归心、肺、小肠经；有清心除烦之功。

【药理】 灯心草根含有机酸、氨基酸、黄酮苷、酚类及糖类，具有抗氧化和抗微生物作用。

【用法】 灯心草烧灰涂乳上予吃。

【方二】 验方

【出处】 《卫生简易方》

【组成】 牛黄如豆大。

【功用】 清热解毒，化痰开窍。

【主治】 小儿腹痛夜啼。

【方解】 牛黄性味苦、凉，归肝、心经；善清心凉肝，有息风止痉、定惊安神之效。

【药理】 牛黄含胆酸、脱氧胆酸、胆甾醇及胆红素、麦角甾醇、维生素D、钙、钠、镁、铁、铜、磷等，尚含类胡萝卜素及丙氨酸、甘氨酸等多种氨基酸。牛黄有镇静、解痉作用，对离体豚鼠心脏有兴奋作用，有使血管扩张及抗肾上腺素作用而使血压下降。

【用法】 牛黄如豆大，乳汁化服。

【方三】 验方

【出处】 《华佗神医秘方真传》

【组成】 朱砂少许。

【功用】 镇心安神，清热解毒。

【主治】 小儿心神不宁夜啼。

【方解】 朱砂甘寒质重，专入心经，寒能清热，重能镇怯，所以朱砂既可重镇安神，又能清心安神，最适心火亢盛之心神不宁、烦躁不眠。

【药理】 朱砂为汞的化合物，汞与蛋白质中的巯基有特别的亲和力，高浓度时，可抑制多种酶的活动。

【用法】 朱砂磨新汲水涂心窝及两手足心，五处最验。

【方四】 验方

【出处】 《卫生简易方》

【组成】 麝香0.01克。

【功用】 开窍醒神。

【主治】 小儿惊啼。

【方解】 麝香辛温，气极香，走窜之性甚烈，有极强的开窍通闭醒神作用。

【药理】 麝香主要的芳香成分为麝香酮及含氮化合物、胆甾醇、脂肪酸和无机盐等。小剂量麝香及麝香酮对中枢神经系统呈兴奋作用，大剂量则可抑制。可显著的减轻脑水肿，增强中枢神经系统对缺氧的耐受性，改善脑循环。对离体心脏有兴奋作用，增加冠状动脉血流量。人工或天然麝香酮对麻醉猫有升压及增加呼吸频率的作用。

【用法】 用真麝香研细，每服清水调下，日三次，量儿大小予服。

【方五】 验方

【出处】 《古今灵验秘方大全》

【组成】 生姜若干。

【功用】 发汗解表。

【主治】 小儿遍身奇痒叫啼不止。

【方解】 生姜性味辛温，能发汗解表，祛风散寒，适用于风寒感冒轻症。

【药理】 生姜含挥发油，油中主要为姜醇、姜烯、水芹烯、柠檬醛、芳香醇、甲基庚烯酮、壬醛等，尚含辣味成分姜辣素，对伤寒杆菌、霍乱弧菌、阴道滴虫等均有不同程度的抑杀作用。

【用法】 生姜捣烂，稀布包擦。

【方六】 验方

【出处】 《普济方》

【组成】 伏龙肝6克。

【功用】 温中散寒。

【主治】 小儿寒症腹痛导致的夜啼。

【方解】 伏龙肝性味辛、温，归脾胃经，具有温中散寒之功。

【药理】 伏龙肝主要含有硅酸、氧化铅、氧化铁，此外，尚含氧化钠、氧化钾、氧化镁等，有止呕的作用。

【用法】 伏龙肝6克，水煎服。

五、婴儿湿疹

婴儿湿疹是一种常见的急性或亚急性皮肤瘙痒性、炎症性疾病，属中医学胎毒、湿毒范畴，俗称奶癣，是婴儿常见的皮肤病。轻者皮肤局部红斑、丘疹、水疱，有分泌物渗出；重者以糜烂瘙痒为主反复发作，影响婴儿健康。

【方一】　艾叶外洗方

【出处】　《中医·养生》

【组成】　艾叶少许。

【功用】　利湿止痒。

【主治】　婴儿湿疹。

【方解】　艾叶性味苦、辛、温，归肝、脾、肾经，有利湿止痒之功。

【药理】　艾叶油具有抗过敏作用。体外实验证明，艾叶油对球菌和大多数革兰氏阴性杆菌均有抑制作用。水煎剂及煎剂对多种致病细菌及真菌有轻度抑制作用。艾叶熏烟对细菌和真菌亦有明显抗菌作用，用于空气消毒，可使菌落减少 95% ~99.8%。

【用法】　用 8 ~15 克艾叶加 1 千克水煮沸（水沸后即止），将药液用纱布滤取药渣后倾入浴盆，兑入适量清水，调整水温为 38 ~42℃，为婴儿洗浴（艾叶用量视婴儿体重和洗澡用水量而定，原则上以洗澡水呈浅褐色为宜），浴后抱出拭干，脂溢型或湿润型湿疹的婴儿可用松花粉均匀涂布患处或皮肤褶皱较多的地方。松花粉（松科植物马尾松或同属植物的干燥花粉）是花粉制剂，具有祛风收敛祛湿作用。一般每日洗 1 ~2 次，1 ~2 周便会痊愈，而且不易复发。

【按语】　①皮肤上的痂皮会逐渐自行脱落，家长不要硬性揭下痂皮。②不要用婴儿肥皂以及各种浴液和洗液给婴儿勤洗，否则会加重湿疹。③严重难愈的湿疹婴儿可到中医门诊辨证用药。

【方二】　验方

【出处】　《河北中医》

【组成】　龙胆草 3 克，紫草 6 克，连翘 6 克，马齿苋 5 克，生石膏 10 克，生地黄 6 克。

【功用】　清热利湿，疏风止痒。

【主治】　婴儿湿疹湿热型，症见：形体强壮，活泼好动，多食易饥，多怒，大便多干，小便多赤。

【方解】　方中龙胆草大苦大寒，能上清肝胆实火，下泄肝胆湿热，泻火除湿，切中病机；生石膏辛甘大寒，清热泻火，尤善清胃经实热；紫草、连翘、马齿苋凉血解毒；诸药属苦寒燥湿伤阴之品，故用生地黄养阴，使祛邪而不伤正。

【药理】　龙胆草含龙胆苦苷、獐牙菜苦苷、龙胆二糖、龙胆酮和龙胆酸等，有抑菌、镇静、肌松、降压、健胃作用；紫草对金黄色葡萄球菌、大肠杆菌、枯草杆菌等具有抑制作用；连翘浓缩煎剂在体外有抗菌作用，可抑制伤寒杆菌、副伤寒杆菌、大肠杆菌、痢疾杆菌、白喉杆菌及霍乱弧菌、葡萄球菌、链球菌等，并有抗炎作用；马齿苋对大肠杆菌、伤寒杆菌、金黄色葡萄球菌、杜盎氏小芽孢癣菌有显著的抑制作用；石膏能抑制发热时过度兴奋的体温调节中枢，抑制汗腺分泌并能降低血管通透性，减少渗出，从而阻断斑疹丘疹形成疱疹，同时促进疱疹迅速结痂干燥；生地黄具有降压、镇静、抗炎、抗过敏、强心、利尿、调节免疫功能等作用。

【用法】 日1剂，头2煎分两次温服，第3煎外洗或湿敷。

【按语】 加减：便干加重紫草、生地黄用量；皮疹以头面为主加蝉蜕、野菊花；下肢重加苦参、黄柏；渗出液多加土茯苓；痒甚加徐长卿、白鲜皮。

【方三】 验方

【出处】 《河北中医》

【组成】 赤苓皮6克，白术6克，泽泻6克，茵陈4克，生地黄4克，竹叶4克，甘草3克。

【功用】 健脾利湿。

【主治】 婴儿湿疹脾虚型，症见：形体虚胖，性格较静，大便易溏，舌多胖，苔多腻。

【方解】 泽泻、白术健脾温阳化气，利水渗湿，使水湿直达膀胱；赤茯苓皮之淡渗，增强利水渗湿之力；茵陈、竹叶、甘草利湿清热。

【药理】 泽泻能增加尿量并加快尿素、氯化物等体内代谢物质的排泄，因此能抑制疱疹形成；白术能增强淀粉酶的活性和左旋木糖吸收率，以健运脾土，升阳化湿；赤茯苓皮利尿功效较好；茵陈乙醇提取物对ECHD11病毒有抑制作用；生地具有降压、镇静、抗炎、抗过敏、强心、利尿、调节免疫功能等作用；竹叶有抑菌、退热作用。

【用法】 日1剂，头2煎分两次温服，第3煎外洗或湿敷。

【按语】 加减：痒甚加白鲜皮、刺蒺藜。

【方四】 验方

【出处】 《河北中医》

【组成】 黄芪9克，白芍药6克，防风6克，甘草3克，当归9克，丹参9克，山药9克，白扁豆6克。

【功用】 健脾润燥，益气养血。

【主治】 婴儿湿疹血燥型，症见：形体偏弱，面色少华，食纳较少，少动懒言，哭声较低，大便多不成形，小便多清，舌淡，苔少或花剥。

【方解】 山药、白扁豆、防风健脾润燥；黄芪、甘草益气；白芍药、当归、丹参养血。诸药合用，则血脉调和，瘙痒自止。

【药理】 黄芪具有增强肌体的免疫功能，强心、降压、降血糖、利尿、抗衰老、抗肿瘤、抗疲劳、抗病毒、镇静、镇痛等作用；丹参能改善血液流变性，降低血液黏度，抑制血小板和凝血功能，激活纤溶，对抗血栓形成；白芍能促进小鼠腹腔巨噬细胞的吞噬功能，并有提高免疫力、镇痛、解痉的作用；防风有解热、抗炎、镇静、镇痛、抗惊厥、抗过敏作用；当归具有扩张血管、抗栓、抗凝的作用；山药对肠管运动有双向调节作用，有助消化作用，并有降血糖、抗氧化作用；扁豆能增强淀粉酶的活性和左旋木糖吸收率，以健运脾土，升阳化湿，收敛止泻。

【用法】 日 1 剂，头 2 煎分两次温服，第 3 煎外洗或湿敷。

【按语】 加减：痒甚加白鲜皮、苦参；烦急加佛手、青皮；皮疹反复不愈加赤芍药、乌梢蛇。

【方五】 **冰黛散**

【出处】 《四川中医》

【组成】 青黛 150 克，苦杏仁（煅存性）100 克，黄柏、地肤子各 100 克，氯霉素 80 克，冰片 10 克。

【功用】 健脾利湿，泻火止痒。

【主治】 婴儿湿疹。

【方解】 青黛味咸、性寒，有清热解毒、凉血散肿、促进结痂之功；冰片味辛、苦，性微寒，有开窍醒神、清热止痛和防腐之用；黄柏味苦、性寒，具清热燥湿、泻火解毒之力；苦杏仁味苦，性微温，杀虫治诸疮疥，将杏仁煅存性用于外科疾病婴儿湿疹的治疗，是杏仁的妙用；地肤子味苦、性寒，有清热利水、止痒的功效；氯霉素为抗生素药，具杀菌消炎、收敛滋液之力。诸药合用，共奏清热利湿、收敛止痒、解毒消炎之功效。前贤有“外科之法，最重外治”之训，外用药具有使药物直达病所，见效快的特点，最适合小儿用药。

【药理】 青黛含靛蓝和靛玉红，对金黄色葡萄球菌、炭疽杆菌、志贺氏痢疾杆菌、霍乱弧菌等有抗菌作用；冰片对金黄色葡萄球菌有抑制作用，主要成分有耐缺氧作用；黄柏具有广泛抗菌作用，对金黄色葡萄球菌、溶血性链球菌等均有抑制作用；地肤子水浸液对许兰氏黄癣菌、奥杜盎氏小芽孢癣菌、铁锈色小芽孢等多种皮肤真菌均有不同程度的抑制作用；苦杏仁是山杏果仁，味苦，含脂肪油 50%，并含有苦杏仁苷和苦杏仁酶和各种游离氨基酸，有杀菌消炎作用。

【用法】　其中将黄柏、地肤子烘干，杏仁在锅里文火煅黑，再把各种药物分别研成极细末，过 120 目筛，瓷瓶装，密封备用。渗出液多者（湿性），干撒患部，渗出液少或无渗出液者（干性），用小儿宝宝霜与药粉 10∶1 的比例配制混匀，擦于患部，不需包扎。1 日 2～3 次，连续用药 7 天为一个疗程。

【按语】　治疗期间忌食海鲜、鱼腥等物，避免搔抓及肥皂、热水烫洗。

【方六】　除湿汤

【出处】　《河北中医》

【组成】　金银花 15～20 克，连翘 15～20 克，地肤子 10 克，马齿苋 10 克，苦参 15～20 克，荆芥 10 克，蝉蜕 10 克。

【功用】　清心除烦。

【主治】　婴儿湿疹。症见：头面部皮肤丘疹或红斑，并可见小水疱，黄白色鳞屑及痂皮，可有渗出、糜烂及继发感染，慢性者皮肤变粗稍厚，可呈苔癣样变。

【方解】　方中金银花、连翘、马齿苋清热解毒；地肤子、苦参清热燥湿；荆芥、蝉蜕祛风止痒，其中蝉蜕既可疏风泄热主外风，又可平肝定惊主内风，达止痒、镇静双重效果。诸药合用，共奏清热解毒，除湿止痒作用。

【药理】　现代药理研究表明，连翘能明显抑制炎性渗出；苦参所含苦参碱、氧化苦参碱等能抑制速发型变态反应过敏介质的释放；蝉蜕有镇静作用；黄柏有广谱抗菌作用；金银花的化学成分有环己六醇、黄酮类、皂苷鞣质等，具有抗菌、消炎、收敛作用，对多种细菌、霉菌均有抑制作用；马齿苋对大肠杆菌、伤寒杆菌、金黄色葡萄球菌、杜盎氏小芽孢癣菌有显著的抑制作用。

【用法】　每日 1 剂，煎浓液外洗，每日两次，每次 10～15 分钟。7 日为 1 个疗程。

【按语】　有黄色渗液加黄柏 10 克；有脱屑加土茯苓 10 克。

六、疳积

疳积为儿科常见病，多发于断乳之后至6岁的小儿。临床表现各异，常以泄泻、浮肿、羸弱为主。本证主要证候，均具有长期形体消瘦，肌肉松弛，面色、皮肤色泽不华，毛发稀疏；有明显的脾胃症状，如大便不正常，厌食和异嗜症史，以及肚腹膨胀等现象；其他如精神异常，萎靡不振，烦躁不宁，脾气急躁，揉眉捋眼、咬牙嚼指等动作亦颇常见；严重患儿呈老人貌，骨瘦如柴。

【方一】　**疳积散**

【出处】　《中华实用中西医杂志》

【组成】　生栀子18克，朴硝18克，文术6克，三棱6克，桃仁6克，红花6克，芫花6克，醋军6克，青皮6克，白术6克，山药6克。

【功用】　行气活血，清热散结。

【主治】　小儿疳积。

【方解】　青皮、文术、三棱行气散结；桃仁、红花、醋军活血化瘀；栀子、朴硝清除积热；芫花清热散结；白术、山药健脾益胃。

【药理】　栀子有降压、利胆、解热、镇静、抑菌作用；芒硝所含主要成分为硫酸钠，能使肠道引起机械性的刺激，促进肠蠕动而致泄；三棱、文术能显著延长凝血酶对人纤维蛋白的凝聚时间；桃仁能降低血管阻力，改善血流动力状况；红花能抑制血小板聚集，增强纤维蛋白溶解，降低全血黏度；大黄有促进排便、抗感染、健胃、止血、降压的作用；芫花水浸液对黄癣菌、大芽孢菌、铁锈色小芽孢菌、星状皮癣菌等皮肤真菌有抑制作用；对胃肠道平滑肌有促动力作用，可兴奋胃肠平滑肌，使胃肠运动收缩节律增强而有力，增强胃排空；白术能增强淀粉酶的活性和左旋木糖吸收率，以健运脾土；山药对肠管运动有双向调节作用，有助消化作用，并有降血糖、抗氧化作用。

【用法】　上药为末，共90克。取本药加阿魏13克与黍米粥共捣为泥，敷小儿胃脘部，上至剑突，下至脐上两指，24小时取下加黍米粥再捣如泥重敷，每剂连用3~4次，15天为1疗程。

【方二】　**二陈汤加味**

【出处】　《实用中医药杂志》

【组成】 制半夏、橘红各9克，白茯苓、苍术各6克，炙甘草、制猪牙皂各3克，焦神曲10克，生山楂10克。

【功用】 运化脾湿，降逆和胃。

【主治】 小儿疳积。

【方解】 制半夏、苍术、制猪牙皂燥湿运脾，降气和中，宣肺通利大肠，善消乳积，谷食所致之疳积，共为君药；橘红行气和中，焦神曲健胃消食导滞，辅助君药以达醒脾助运，和胃增纳之效；白茯苓健脾利湿为佐药；为防燥药之过燥劫阴之弊，故以食糖、炙甘草、生山楂为使，酸甘合化生阴，甘以补中，健脾益气，运化药力以消积。诸药合用，运脾和胃，升清降浊，缓中健运，消乳食积滞。

【药理】 半夏含挥发油、氨基酸、β－谷甾醇、胆碱、生物碱、葡萄糖苷和醛类等，具有镇咳，祛痰及止吐等作用；所含的葡萄糖醛酸的衍生物有显著的解毒作用；苍术醇有促进胃肠道运动作用，对胃平滑肌也有微弱收缩作用；陈皮含挥发油、橙皮苷、维生素 B_1、维生素C等，挥发油对消化道有缓和作用，利于胃肠积气的排出，并且陈皮能促进胃液分泌，有助于消化，还能刺激呼吸道黏膜，使分泌增多，痰液稀释，有利于排出；茯苓有利尿的功能，能提高机体免疫力，抗肿瘤，抗心肌缺血，降血糖；山楂消肉食，刺激胃液分泌，使胃内游离盐酸增加，能消化蛋白质；神曲含有乳酸杆菌及淀粉酶，助消化，抑制肠管发酵，抑制致病性大肠杆菌的生长；甘草其所含甘草次酸，甘草锌能治疗急慢性炎症。

【用法】 加适量水浸泡30分钟，煮沸后文火慢煎30分钟，趁热过滤药液，自然滴尽。二煎法同上。合并滤液浓缩至180毫升，加入15%白砂糖，1日分3次服。

【方三】 **保和汤**

【出处】 《郴州医学高等专科学校学报》

【组成】 焦山楂6克，焦麦芽6克，焦神曲6克，制半夏3克，陈皮3克，莱菔子6克，连翘3克。

【功用】 消食和胃，化湿散结。

【主治】 小儿疳积。

【方解】 山楂、神曲、麦芽消食和胃；半夏、陈皮化湿和胃；莱菔子行气和胃，消积散结；连翘清热散结。

【药理】 神曲含有乳酸杆菌及淀粉酶，助消化，抑制肠管发酵，抑制致病性大肠杆菌的生长；麦芽含有淀粉酶，能消化糖类；山楂消肉食，刺激胃液分泌，使胃内游离盐酸增加，能消化蛋白质；半夏含挥发油，氨基酸，β－谷甾醇，胆碱，生物碱，葡萄糖苷和醛类等，具有镇咳，祛痰及止吐等作用，所含的葡萄糖醛酸的衍生物有显著的解毒作用；陈皮含挥发油、橙皮苷、维生素 B_1、维生素 C 等，挥发油对消化道有缓和作用，利于胃肠积气的排出，并且陈皮能促进胃液分泌，有助于消化，还能刺激呼吸道黏膜，使分泌增多，痰液稀释，有利于排出；莱菔子具有抗菌，抗真菌，抗病毒，降压，增加离体兔回肠节律性收缩，抑制小鼠胃排空的作用；连翘浓缩煎剂在体外有抗菌作用，可抑制伤寒杆菌，副伤寒杆菌，大肠杆菌，痢疾杆菌，白喉杆菌及霍乱弧菌，葡萄球菌，链球菌等。

【用法】 每日 1 剂水煎服，每剂煎取药液至 80～120 毫升，每日口服 5～6 次，每次 10～30 毫升，3 天为一疗程。

【方四】 疳积膏

【出处】 《社区中医药》

【组成】 净桃仁 11 粒，光杏仁 9 枚，生山栀 11 枚，红枣 7 个，皮硝 10 克，葱白头 7 根。

【功用】 健脾和胃，散结导滞。

【主治】 小儿疳积。

【方解】 方中桃仁、杏仁、栀子、红枣、皮硝具有温脾助运、和胃调肠、散结导滞之功，上述药物通过神阙穴渗透和经络传导，发挥药效，从而改善脏腑功能。

【药理】 桃仁能降低血管阻力，改善血流动力状况；苦杏仁可作用于呼吸中枢而镇咳平喘；栀子有降压，利胆，解热，镇静，抑菌作用；大枣能增加胃肠黏液，纠正胃肠病损，抗变态反应作用；葱白对皮肤真菌有抑制作用。

【用法】 将上药共捣碎，加适量面粉，1 枚鸡蛋清及白酒若干将其调成糊状成面团，敷于脐中，外用纱布覆盖后以胶布固定，24 小时后取下即可。

【方五】 加味生铁落饮

【出处】 《国医论坛》

【组成】 生铁落（先煎）10～30 克，苍术、白术、党参、鸡内金、陈皮、黑芝麻（炒）各 4～10 克，焦山楂、炒麦芽、炒神曲各 5～10 克，槟榔 3～8 克，炙甘草 3 克。

【功用】 健脾助运，消积导滞，攻补兼施。

【主治】 小儿疳积。

【方解】 生铁落《本经》列为中品，味辛甘，性平散，“能除胸膈中热气，食不下，止烦”；四君子汤健脾益气，以厚中州；苍术运脾；焦三仙、槟榔、陈皮健胃消积，行气导滞；红糖苷缓补中调和；全方药味平和，口感宜人。功能健脾助运，消积导滞，攻补兼施。

【药理】 现代药理研究证明黑芝麻含丰富的钙、锌等。疳积患儿每多烦躁哭闹，爱发脾气，易激惹，现代研究表明，铁缺乏可影响人的性格，不苟言笑。美国哈佛医学院达基姆教授研究发现：当铁缺乏时，大脑氧化功能明显降低，从而引起大脑血清代谢障碍，出现思维和情绪异常，表现为脾气变大，孤僻，爱哭。神曲含有乳酸杆菌及淀粉酶，助消化，抑制肠管发酵，抑制致病性大肠杆菌的生长；麦芽含有淀粉酶，能消化糖类；山楂消肉食，刺激胃液分泌，使胃内游离盐酸增加，能消化蛋白质；四君子汤增加机体免疫力，改善肠道血液循环，利于炎症的吸收；槟榔含槟榔次碱等，可治食积、气滞、腹胀、便秘等；铁落能镇静。

【用法】 每日1剂，水煎后加红糖适量分两次温服。症状改善后，按比例改汤剂为丸剂，每次服3克，每日3次。3个月为1个疗程。

【方六】 健脾化食散

【出处】 《湖南中医杂志》

【组成】 白术6克，苍术3克，云苓4克，焦楂8克，神曲6克，法夏9克，陈皮3克，砂仁6克，木香2克，黄连2克，枳实2克，使君子、槟榔两药则按年龄及体重可用0.1~1克。

【功用】 健脾和胃，消食化积。

【主治】 小儿疳积。

【方解】 白术补脾益气，燥湿，与苍术皆可升可降，一为阴中之阳，一为阳，一为益气和中，强脾土，一为补中除湿；配云苓共奏燥湿健脾之功而温运脾胃；枳实能消胃中之虚痞，逐心下之停水；半夏、陈皮破滞气，削坚积，且止呕，消食宽胃；黄连清热燥湿；木香、砂仁理气和胃；焦山楂、神曲皆为消食开胃之品；使君子、槟榔健脾消疳除积杀虫。诸药合用，共奏健脾和胃，消食化积之功。对病程长，体质差且食积轻者，手法宜缓和有节；对病程短，体质壮者，宜用较重快节律手法。

【药理】 白术、茯苓能增强淀粉酶的活性和左旋木糖吸收率，以健运脾土，升阳化湿，收敛止泻；苍术醇有促进胃肠道运动作用，对胃平滑肌也有微弱收缩作用；槟榔含槟榔次碱等，可治食积，气滞，腹胀，便秘等；木香含挥发油，生物碱，菊糖等，云木香对支气管平滑肌及小肠平滑肌有解痉作用，有降压作用，并对伤寒杆菌，痢疾杆菌，大肠杆菌，多种真菌有一定的抑制作用；焦楂、神曲促进消化酶的分泌，可助消化；枳实对胃肠道平滑肌有促动力作用，可兴奋胃肠平滑肌，使胃肠运动收缩节律增强而有力，增强胃排空；陈皮的挥发油对消化道有缓和作用，利于胃肠积气的排出，并能促进胃液分泌，有助于消化；法夏具有镇咳、祛痰及止吐等作用；使君子有麻痹蛔虫头，有明显驱蛔虫、驱蛲虫作用。

【用法】 配合推脾土，大肠，七节，按脐摩腹，揉龟尾。每日 1 次，10 次为 1 疗程。汤药每日 3 次口服，每次 1 剂（随年龄，身高决定剂量）。

七、水痘

水痘是由水痘病毒引起的急性传染病，1～4 岁小儿多见，一年四季均有发生，但常见于冬春两季，传染性强。中医称“水花”“水喜”“水赤豆”等。

【方一】 桑菊饮加减

【出处】 《实用中医儿科手册》

【组成】 桑叶 10 克，野菊花 10 克，银花 10 克，薄荷（后下）6 克，牛蒡子 6 克，桔梗 3 克，滑石（包煎）15 克，苡仁 10 克，甘草 3 克。

【功用】 清热解毒，疏风渗湿。

【主治】 水痘风热夹湿。

【方解】 桑叶、菊花疏散风热，桔梗、牛子清利咽喉，银花、连翘清热解毒，薄荷利咽喉、清头目，芦根清热生津，滑石、苡仁利水渗湿。

【药理】 银花有抗病毒作用。连翘浓缩煎剂在体外有抗菌作用，可抑制伤寒杆菌、副伤寒杆菌、大肠杆菌、痢疾杆菌、白喉杆菌及霍乱弧菌、葡萄球菌、链球菌等。薄荷含有薄荷醇、薄荷酮等成分，具有镇痛止痒之功。桑叶有抗病原微生物的作用，其煎剂在体外试验对金黄色葡萄球菌、大肠杆菌、乙型链球菌及白喉杆菌有较强的抑制作用，另外还有解痉、利尿作用。桔梗含桔梗皂苷、桔梗酸等成分，具有祛痰、抗炎、降胆固醇等作用。滑石所含硫酸镁有吸附和收敛功效，内服能保护肠壁。薏苡仁具有解热、镇静、镇痛、抑制骨骼肌收缩作用。

【用法】 水煎服，日 1 剂。

【方二】 银翘散。犀角地黄汤加减

【出处】 《实用中医儿科手册》

【组成】 银花 10 克，连翘 10 克，水牛角（先煎）30 克，赤芍 10 克，牡丹皮 10 克，生石膏 30 克，知母 6 克，生地黄 10 克，苡仁 10 克，甘草 3 克。

【功用】 清热凉血，解毒祛湿。

【主治】 水痘邪热炽盛。

【方解】 银花、连翘清热解毒；赤芍、牡丹皮、水牛角清热凉血、活血祛瘀；石膏、知母清热泻火；生地黄清热凉血，养阴生津；苡仁利水渗湿；甘草调和诸药。

【药理】 银花有抗病毒作用。连翘浓缩煎剂在体外有抗菌作用，可抑制伤寒杆菌、副伤寒杆菌、大肠杆菌、痢疾杆菌、白喉杆菌及霍乱弧菌、葡萄球菌、链球菌等。赤芍、牡丹皮具有扩张血管、抗栓、抗凝的作用。石膏能抑制发热时过度兴奋的体温调节中枢，抑制汗腺分泌并能降低血管通透性，减少渗出，从而阻断斑疹丘疹形成疱疹，同时促进疱疹迅速结痂干燥。知母含有多种皂苷、烟酸、黏液质，有抗菌、解热、镇静等作用。生地黄具有降压、镇静、抗炎、抗过敏、强心、利尿、调节免疫功能等作用。薏苡仁具有解热、镇静、镇痛、抑制骨骼肌收缩作用。水牛角有强心、降血压、抗炎、镇静、解热作用。

【用法】 水煎服，日 1 剂。

【方三】 验方

【出处】 《实用中医儿科手册》

【组成】 银花 10 克，芦根 30 克，甘草 3 克。

【功用】 清热解毒生津。

【主治】 水痘。

【方解】 银花清热解毒；芦根清热泻火，生津止渴，除烦，止呕，利尿；甘草调和诸药。

【药理】 银花有抗病毒作用；芦根具有解热、镇静、镇痛、降血压、降血糖、抗氧化、抑制骨骼肌收缩作用。

【用法】 水煎内服，日 1 剂，连服 3～4 日。

【方四】 验方

【出处】 《实用中医儿科手册》

【组成】　野菊花 10 克，银花 10 克，紫草 10 克，甘草 3 克。

【功用】　清热解毒凉血。

【主治】　水痘。

【方解】　菊花、银花疏散风热，清热解毒；紫草清热凉血活血；甘草调和诸药。

【药理】　菊花、紫草对金黄色葡萄球菌、多种致病性杆菌及皮肤真菌均有一定抗菌作用，并具有降压、缩短凝血时间、解热、抗炎、镇静作用；银花有抗病毒作用。

【用法】　水煎内服，日 1 剂，连服 3 日。

【方五】　*验方*

【出处】　《实用中医儿科手册》

【组成】　苦参 30 克，浮萍 15 克，芒硝 30 克。

【功用】　清热燥湿，透疹止痒。

【主治】　水痘。

【方解】　苦参清热燥湿；浮萍发汗解表，透疹止痒，利尿消肿；芒硝清热消肿。

【药理】　苦参有抑制细菌和真菌、利尿、抗炎、抗过敏、镇静、平喘等作用；浮萍有利尿、解热及抑菌作用；芒硝所含主要成分为硫酸钠，能使肠道引起机械性的刺激，促进肠蠕动而致泄。

【用法】　煎水外洗，每日两次。

【方六】　*验方*

【出处】　《实用中医儿科手册》

【组成】　银花藤 10 克，车前草 15 克，板蓝根 15 克，蒲公英 15 克。

【功用】　清热解毒，渗湿利水。

【主治】　水痘。

【方解】　银花藤、板蓝根、蒲公英清热解毒；车前草利水渗湿。

【药理】　银花藤、板蓝根、蒲公英有抗细菌和病毒、抗炎、解热作用；车前草有利尿、祛痰、抑菌作用。

【用法】　煎汤外洗。

八、惊风

惊风又称“惊厥”，俗名“抽风”，是小儿时期常见的一种病证，可由多种原因及多种疾病引起，临床上出现颈项强直，四肢抽搐，甚则角弓反张或意识不清症状者，均归属于惊风的范畴。一般以 1 ~5 岁婴幼儿为多见，年龄愈小，发病率愈高。七岁以上则逐渐减少。发病时往往症情比较凶险，变化迅速，常能威胁到小儿生命。

【方一】 **定风丹**

【出处】 《中国医学杂志》

【组成】 生乳香 10 克，生没药 10 克，朱砂 2 克，全蜈蚣 1 条，全蝎 3 克，双钩藤 10 克。

【功用】 定惊安神，熄风止痉。

【主治】 小儿急惊风。

【方解】 乳香、没药行气活血；朱砂安神定惊；全蝎、蜈蚣熄风止痉；钩藤镇肝熄风止痉。

【药理】 乳香有镇痛、消炎、升高白细胞、促进伤口愈合、祛痰的作用；没药有抑菌、降脂作用；朱砂能降低大脑中枢神经兴奋性，有镇静、抗惊厥作用；全蝎、蜈蚣有明显抗癫痫、抗惊厥作用；钩藤有降压、镇静、抗栓、抗凝的作用。

【用法】 共研为细末，每次冲服 0. 3 克。亦可置其口中，乳汁送下。

【方二】 **定风散**

【出处】 《河南中医》

【组成】 生石膏 24 克，天竺黄 18 克，胆南星 12 克，朱砂 9 克，蜈蚣 20 条。

【功用】 清热泻火，豁痰开窍，定惊熄风。

【主治】 小儿急惊风。

【方解】 石膏清热泻火；天竺黄、胆南星化痰开窍，清热定惊；朱砂安神定惊；蜈蚣熄风止痉。

【药理】 天竺黄有明显的镇痛抗炎作用，提高痛阈强度优于消炎痛；朱砂能降低大脑中枢神经兴奋性，有镇静、抗惊厥作用；全蝎、蜈蚣有明显抗癫痫、抗惊厥作用；胆南星有祛痰及抗惊厥、镇静、镇痛作用。

【用法】　研为细末，根据年龄酌量服用。定风散内朱砂，因含汞不宜煎煮，长期服用时，剂量宜小，以免蓄积汞中毒。

【方三】　人参汤加味

【出处】　《中国现代实用医学杂志》

【组成】　人参 9 克，干姜 2 克，白术 6 克，茯苓 8 克，炙甘草 5 克，山药 6 克，扁豆 5 克，薏米 8 克，天麻 5 克，钩藤 6 克，地龙 5 克。

【功用】　温中祛寒，补气健脾，平肝熄风。

【主治】　小儿慢惊风。

【方解】　用白术培脾土之虚，人参益中宫之气，干姜散胃中之寒，甘草缓三焦之急也。且干姜得白术，能除满而止吐；人参得甘草，能疗痛而止痢。方中炙甘草、干姜温中散寒；人参、白术、茯苓、山药、扁豆、薏米健脾益气，除湿止泻；天麻、钩藤平肝熄风。

【药理】　人参汤（《伤寒论》理中丸）能促进黏膜细胞再生修复，促进醋酸型胃溃疡愈合。能降低胃液中游离盐酸浓度，减轻黏膜侵蚀和减少胃蛋白酶激活，对胃溃疡的发生起保护作用。对脾胃阳虚型低血压有一定程度的升高血压作用。本方现代主要运用于慢性胃肠炎、胃及十二指肠溃疡、胃扩张、胃下垂、慢性结肠炎、功能性子宫出血等证属中焦虚寒者，为本方温中祛寒、补气健脾、平肝熄风的功能提高了一定的药理依据。

【用法】　水煎服，日 1 剂。

【方四】　麻翘石青汤

【出处】　《新疆中医药》

【组成】　麻黄 6 克，生石膏 20 克，连翘 20 克，金银花 20 克，大贝母 20 克。

【功用】　解表清里泄热。

【主治】　急惊风证见发热，怕冷，咳嗽，流涕，心痛抽风，白苔或黄苔，纹红紫，脉浮数。

【方解】　麻黄解表邪，石膏清里热，大贝母泄降，连翘、金银花清热解毒，蜂蜜、白糖润肠缓下，以泻里热。并能补虚解热、强心等。综合起来，有解表清里，泄热之效。

【药理】　麻黄具有兴奋中枢神经系统的作用；金银花的化学成分有环己六醇、黄酮类、皂苷鞣质等，具有抗菌、消炎、收敛作用，对多种细菌、霉菌均有抑制作用；川贝含贝母碱、西贝母碱等多种生物碱，具有降低血压作用；石膏能抑制发热时过度兴奋的体温调节中枢，抑制汗腺分泌并能降低血管通透性，减少渗出；连翘浓缩煎剂在体外有抗菌作用，可抑制伤寒杆菌、副伤寒杆菌、大肠杆菌、痢疾杆菌、白喉杆菌及霍乱弧菌、葡萄球菌、链球菌等。

【用法】 一剂药煎两遍。合在一起，加白糖、蜂蜜各30克。一岁内小儿，分六次服；1~8岁，分五次服，3~6岁，分四次服，6~9岁，分三次服，9~12岁，分两次服。

【方五】 **麻翘石膏汤加服蝎蚕珀牛散**

【出处】 《新疆中医药》

【组成】 蝎蚕珀牛散（蝎牛散）：全蝎15克，僵蚕15克，琥珀5克，天麻15克，川贝母18克，牛黄1.2克，麝香0.6克，梅片0.6克，赤金16张。麻翘石膏汤见方四。

【功用】 泄热豁痰，清热解毒，镇惊安神，平肝熄风，镇疼解痉，通络开窍。

【主治】 急惊风证见后脑部剧疼，脊背和四肢酸痛。

【方解】 方中以全蝎、僵蚕、天麻镇静解痉；以琥珀，赤金养心安神，平肝镇惊；以梅片、麝香、川贝母、牛黄泄热豁痰，通络开窍。

【药理】 僵蚕醇有催眠、抗惊厥作用；琥珀酸具有中枢抑制作用；天麻能使小鼠自发性活动明显减少，可抑制或缩短实验性癫痫的发作时间；牛黄有解热、镇静、抗惊厥、降压、抗炎、止血、降脂作用；麝香对中枢神经系统有双向调节作用，小剂量兴奋，大剂量则抑制。

【用法】 恶心呕吐，抽搐不安时，可刺少商，曲池，合谷。共为细末。1岁内小儿，每服0.1~0.3克；1~3岁，每服0.15~0.5克；3~6岁，每服0.3~0.6克；6~9岁，每服0.5~1克；9~12岁，每服0.6~1.2克。1日3次，开水送下。

【方六】 **麻翘石膏汤加服青蝉散**

【出处】 《新疆中医药》

【组成】 青蝉散：大青叶30克，蝉蜕30克。麻翘石膏汤见方四。

【功用】 清热化痰，定惊熄风。

【主治】 小儿惊风抽搐，高热昏迷，头疼发冷等证。

【方解】 青蝉散用大青叶，清热解毒；用蝉蜕，熄风镇惊，平肝解痉。

【药理】　蝉蜕有抗惊厥、解热的作用。大青叶对金黄色葡萄球菌、溶血性链球菌均有一定抑制作用，对乙肝表面抗原以及流感病毒亚甲型均有抑制作用，并有显著的抗白血病作用。

【用法】　共为细末。1 岁内小儿，每服 0.3 ~0.6 克；1 ~3 岁，每服 0.5 ~1 克；3 ~6 岁，每服 0.6 ~1.2 克；6 ~9 岁，每服 1 ~2 克；9 ~13 岁，每服 1.5 ~3 克。一日三次，开水送下。

九、鹅口疮

鹅口疮是婴幼儿的常见病之一，是由白色念珠菌感染所致的口腔炎症，状似鹅口，白屑似雪的乳婴儿常见病，又称“雪口”，现代医学称“念珠菌病”。祖国医学认为，小儿胎中受热，蕴于心脾，心脾积热上薰；禀赋不足；体质素弱；护理不当，致口腔不洁，感染邪毒而引起，多见于新生儿，营养不良，消化不良及免疫缺陷之婴儿。现代医学认为新生儿、婴儿因口腔不洁、黏膜损伤、营养不良、慢性腹泻或长期应用广谱抗生素（包括成人）、肾上腺皮质激素导致消化道菌群失调机体抵抗力低下时，口内白色念珠菌迅速生长而发病，其典型症状是口腔黏膜上出现白色点状或乳凝块样物，布满颊部、舌、齿龈、上腭等处。

【方一】　验方

【出处】　《简易普济良方》

【组成】　马牙硝。

【功用】　清热消肿。

【主治】　小儿鹅口疮。

【方解】　芒硝在盆中煎炼时，凝结在下层、质精者，称为朴硝；在上层、有芒状结构者，称为硭硝，有牙状结构者，称为马牙硝。气味：苦、寒、无毒。有清热消肿的作用。

【药理】　芒硝所含主要成分为硫酸钠，能使肠道引起机械性的刺激，促进肠蠕动而致泄。

【用法】　研细于舌上掺之，日三五度。

【方二】　验方

【出处】　《黎居士简易方》

【组成】 密陀僧。

【功用】 杀虫收敛。

【主治】 小儿鹅口疮。

【方解】 性味：咸、辛，平；有毒。有杀虫收敛之功。

【药理】 密佗僧膏 2% 浓度时在试管中对共心性毛癣菌、童色毛癣菌、红色毛癣菌及铁锈色小芽孢菌呈抑制作用；在 4% 浓度时，对絮状表皮癣菌、石膏样毛癣菌、足趾毛癣菌等均呈抑制作用。水浸剂（1∶3）在试管内对多种皮肤真菌也有不同程度的抑制作用。能与蛋白质结合而成蛋白铅。有收敛局部黏膜血管，而庇护溃疡面和减少黏液分泌的作用。

【用法】 调涂脚心，疮愈洗去。

【方三】 **验方**

【出处】 《家用良方》

【组成】 赤小豆 24 粒。

【功用】 清热利水。

【主治】 小儿鹅口疮。

【方解】 赤小豆清热利水。

【药理】 赤小豆有抑菌、利尿的作用。

【用法】 捣研成末，以醋调和，频频涂之。

【方四】 **清火口疳散**

【出处】 《广西中医药》

【组成】 （1）清火散：黄连、黄柏、青黛各 3 克，黄芩 5 克，石膏 8 克，冰片 0.2 克，薄荷脑 0.1 克。共研细末，100 目筛过筛，上一料分 8 包。（2）口疳散：玄明粉 6 克，煅石膏 8 克，青黛 1 克，冰片、血竭各 0.4 克，薄荷脑 0.1 克。共研细末备用。

【功用】 清热泻火。

【主治】 小儿鹅口疮。

【方解】 清火散清胃泻火、釜底抽薪治其本；外用口疳散祛腐解毒、燥湿生肌，直达病所治其标。

【药理】 黄连、黄芩、黄柏具有广泛抗菌作用，对金黄色葡萄球菌、溶血性链球菌等均有抑制作用。青黛有抗癌、抗菌、保肝作用。石膏能抑制发热时过度兴奋的体温调节中枢，抑制汗腺分泌并能降低血管通透性，减少渗出，从而阻断斑疹丘疹形成疱疹，同时促进疱疹迅速结痂干燥。薄荷含有薄荷醇、薄荷酮等成分，具有镇痛止痒之功。冰片对金黄色葡萄球菌有抑制作用。

【用法】　清火散每次服1包（1岁内小儿剂量减半），每日两次，早晚空腹服。口疳散每日3～5次敷患处（局部淡盐水拭洗后敷药）。

【方五】　**生地藜钩汤**

【出处】　《新中医》

【组成】　生地黄3克，白蒺藜2克，钩藤2克，木通4克，淡竹叶3克，蝉蜕1克，甘草1克。

【功用】　祛风清热，解毒除湿。

【主治】　小儿鹅口疮。

【方解】　方中以生地凉血解毒；钩藤、蒺藜、蝉蜕祛风清热；木通、淡竹叶、甘草清热除湿解毒。

【药理】　生地黄具有降压、镇静、抗炎、抗过敏、强心、利尿、调节免疫功能等作用。蝉蜕有抗惊厥、解热的作用。淡竹叶有抑菌、退热作用。木通有利尿、抗菌作用。钩藤有降压、镇静、抗栓、抗凝的作用。白蒺藜有降压、利尿、强心、提高免疫力、抗过敏等作用。

【用法】　每日1剂，浓煎，分数次频频喂服，此为15天以内的婴儿分量，可按年龄大小增减，并配合搽口末药，除去口腔内的白膜防止落而再生。口末药组成：天然硼砂50克，明雄黄20克，牛黄3克，儿茶3克，人中白10克。上5味共研极细末，再过筛瓶贮备用。每治1例鹅口疮3～5克便足够，用洁净的竹片或明亮光滑的纸片蘸黄豆大小的药末于婴儿舌上即可。

【方六】　**蓖麻外敷散**

【出处】　《天津中医》

【组成】　蓖麻子、吴茱萸各30克，大黄、制南星各60克，共研成极细末。

【功用】　清热解毒，引火下行。

【主治】　小儿鹅口疮。

【方解】　方中蓖麻清热利湿，消毒拔毒；吴茱萸开郁化滞去湿；大黄泄滞导浊，通利腑气；制南星有燥湿化痰之功。外敷贴于涌泉穴，以引邪毒下行。

【药理】　蓖麻子有促进排便、抗感染的作用。吴茱萸有健胃、镇痛、止干呕和止嗳酸等功效；有利尿作用；对大肠杆菌有强力的抑制作用；对猪蛔虫有显著杀虫作用；还有收缩子宫及降压作用。大黄有促进排便、抗感染、健胃、止血、降压的作用；天南星具有祛痰、抗惊厥、镇静及镇痛作用。

【用法】 用时用鸡蛋清调成糊状，每晚临睡前贴于涌泉穴处，用胶布固定，第二天早上取下。上药1料共分5次贴完，每5次为1疗程。

十、小儿麻痹症

小儿麻痹是小儿神经系统传染病，多见于夏秋季节，以弛缓性瘫痪为特征。主要由于脊髓灰质炎病毒混入饮食里经口传染，少数也可由呼吸道传染。1~5岁以下儿童为多见。本病属于中医学“湿痹”“痿证”范畴。证见突然发热（类似感冒）、烦躁、不安、多汗、全身疼痛，发热后肢体突然出现弛缓性瘫痪，多发生在下肢。

【方一】 验方

【出处】 《中医儿科临床选辑》

【组成】 木瓜、透骨草、麻黄、当归、地肤子各12克，制甲珠、桂枝各9克，红花、川牛膝各13克，露蜂房1只。

【功用】 温经祛湿，活血通络。

【主治】 小儿麻痹症（待热退后，方可用之）。

【方解】 木瓜、透骨草化湿，舒筋，活络；地肤子清热利湿；当归、红花、牛膝、甲珠、桂枝活血通络；蜂房性善走窜，能祛风止痛；麻黄发散骨肉风湿之邪。

【药理】 牛膝能降低全血黏度、红细胞压积、红细胞聚集指数，并有抗凝作用；穿山甲能明显延长小鼠和大鼠凝血时间，降低血液黏度，扩张血管壁降低外周阻力；蜂房提取物有降压、扩张血管作用；木瓜有保肝，抑菌作用；麻黄具有兴奋中枢神经系统的作用；当归具有扩张血管、抗栓、抗凝的作用；红花能抑制血小板聚集，增强纤维蛋白溶解，降低全血黏度；桂枝有降温解热，抑菌，健胃，利尿，强心，镇痛，镇静，抗惊厥，止咳祛痰的作用。

【用法】 将上药加清水半面盆煮沸后，加入烧酒、黄酒各60毫升，继续煮沸后，倒入盆中，趁热烫洗患肢。必须使药力热透，方可有效。每剂可洗3次。

【方二】 验方

【出处】 《浙江中医杂志》

【组成】 生草乌、干姜、桂枝、伸筋草、川芎、丹参、络石藤、鸡血藤各 6 克。

【功用】 温经散寒，化瘀通络。

【主治】 早期小儿麻痹症。

【方解】 川芎、丹参、鸡血藤活血化瘀通络；桂枝温经通络；伸筋草、络石藤祛风通络；草乌祛风通络；干姜温经散寒。

【药理】 川芎具有扩张血管、抗栓、抗凝的作用；丹参能改善血液流变性，降低血液黏度，抑制血小板和凝血功能，激活纤溶，对抗血栓形成；乌药可以加速血液循环，有促进肠蠕动的作用；桂枝有降温解热，抑菌，健胃，利尿，强心，镇痛，镇静，抗惊厥，止咳祛痰的作用；干姜有镇静、镇痛、抗炎、止呕及升压作用；鸡血藤水提物及酊剂有明显的抗炎作用，并对免疫系统有双向调节功能；络石藤甲醇提取物对动物双足浮肿、扭体反应有抑制作用，可抗痛风，能抑菌，降压。

【用法】 将上药煎汤，待稍温后加白酒 100 毫升浸浴患处，每日 1 次。

【方三】 验方

【出处】 《中国当代中医名人志》

【组成】 当归 19 克，苏芍、川牛膝各 15 克，木瓜、桂枝、红花、地肤子各 12 克，甲珠 20 克，透骨草 15 克，麻黄 10 克，露蜂房 1 个。

【功用】 祛风活血，温经通络。

【主治】 小儿麻痹症。

【方解】 牛膝、红花活血化瘀；当归、白芍养血活血；桂枝温经通络；木瓜化湿舒筋活络；蜂房性善走窜，能祛风止痛；地肤子清热利湿；麻黄发散骨肉风湿之邪。

【药理】 牛膝能降低全血黏度、红细胞压积、红细胞聚集指数，并有抗凝作用；当归、川芎具有扩张血管、抗栓、抗凝的作用；蜂房提取物有降压、扩张血管作用；木瓜有保肝，抑菌作用；麻黄具有兴奋中枢神经系统的作用；红花能抑制血小板聚集，增强纤维蛋白溶解，降低全血黏度；桂枝有降温解热，抑菌，健胃，利尿，强心，镇痛，镇静，抗惊厥，止咳祛痰的作用；穿山甲能明显延长小鼠和大鼠凝血时间，降低血液黏度，扩张血管壁降低外周阻力；白芍能促进小鼠腹腔巨噬细胞的吞噬功能，并有提高免疫力、镇痛、解痉的作用。

【用法】　将上药煎汤，然后入烧酒、黄酒各 60 毫升再煮沸，倒入盆内，趁热洗患处。每日早、晚各 1 次。

【方四】　验方

【出处】　《中草药外治验方选》

【组成】　寻骨风根、威灵仙各 30 克，半边莲 240 克。

【功用】　清热解毒，祛风通络。

【主治】　小儿下肢麻痹症。

【方解】　寻骨风、威灵仙祛风湿，通经络；半边莲清热解毒，利水消肿。

【药理】　寻骨风有镇痛、抗炎、解热作用；威灵仙有促进肠平滑肌运动和调节胃肠运动功能，抗利尿，镇痛，降血糖，降血压，利胆，抑菌的作用；半边莲有利尿，降血压，抑菌，止血，对神经系统有先兴奋后抑制的作用。

【用法】　将上药加清水 2000 毫升，煎沸后，将上药液倒入杉木水捅内，并放一小木凳于桶中，嘱患儿脱去裤袜，坐于桶口，将足踏在小木凳上，并用厚毛巾将水桶口围起，勿使热气外散。趁热熏洗患处，至药水不烫时，取出木凳，将小儿患足浸入水中洗泡。每日早、午、晚各 1 次。

【方五】　验方

【出处】　《常见病中草药外治疗法》

【组成】　麻黄、杜仲、川乌、草乌、当归各 9 克，花椒 6 克，川断、党参各 12 克，黄芪 30 克。

【功用】　益气活血，温经通络。

【主治】　小儿麻痹症末期。

【方解】　川乌、草乌祛风湿，温经通络；杜仲、川断祛风湿，强筋骨，补肝肾；麻黄发散骨肉内里风湿之邪；当归养血活血，通经络；花椒祛湿利水；党参、黄芪补气生肌。

【药理】　川乌有明显的抗炎、镇痛作用；杜仲具有调节细胞免疫平衡的功能；麻黄具有兴奋中枢神经系统的作用；当归具有扩张血管、抗栓、抗凝的作用；党参增加机体免疫力，改善肠道血液循环，利于炎症的吸收；黄芪具有增强肌体的免疫功能，强心、降压、降血糖、利尿、抗衰老、抗肿瘤、抗疲劳、抗病毒、镇静、镇痛等作用；川断有抗维生素 E 缺乏症的作用，对疮疡有排脓、止血、镇痛、促进组织再生作用；花椒有镇痛抗炎，杀细菌和真菌，杀疥螨的作用。

【用法】　将上药加清水适量水煎，过滤去渣，将药液倒入盆内，趁热先熏后洗患肢。每日 1 ~ 2 次。

【方六】　**甘露消毒丹加减**

【出处】　《实用中医儿科手册》

【组成】　藿香 10 克，黄芩 10 克，射干 10 克，蔻仁（后下）6 克，滑石（包煎）15 克，葛根 10 克，姜半夏 10 克，苡仁 10 克，焦楂曲各 10 克，甘草 6 克。

【功用】　解表清热，疏风利湿。

【主治】　小儿麻痹症邪侵肺胃型。

【方解】　藿香、蔻仁芳香化湿；半夏燥湿化痰；黄芩善清上焦湿热；滑石、薏仁清热利水；葛根清热解肌；射干清热解毒；甘草调和诸药。

【药理】　藿香能促进胃液分泌，增强消化力，对胃肠有解痉作用，并有防腐、抗菌作用；葛根能直接扩张血管，使外周阻力下降；射干对外感及咽喉疾患中的某些病毒也有抑制作用；黄芩具有广泛抗菌作用；半夏含挥发油、氨基酸、β－谷淄醇、胆碱、生物碱、葡萄糖苷和醛类等，具有镇咳、祛痰及止吐等作用；所含的葡萄糖醛酸的衍生物有显著的解毒作用；山楂消肉食，刺激胃液分泌，使胃内游离盐酸增加，能消化蛋白质。

【用法】　水煎服，日 1 剂。

十一、新生儿脐炎

新生儿脐炎是由金黄色葡萄球菌，大肠杆菌，溶血性链球菌等感染脐部引起的局部炎症。脐部为水湿所侵，脐中湿润不干者称为脐湿，脐部为邪毒感染，红肿热痛或脓水溢出者，称为脐疮。

【方一】　**荆芥液**

【出处】　《中医药物贴脐法》

【组成】　荆芥 30 克。

【功用】　清热祛湿，收敛固涩。

【主治】　新生儿脐炎，属湿秽渍脐型，脐带脱落后，脐窝仍湿润浸渍不干，创面微红、肿胀，全身状况良好者。

【方解】 荆芥有祛风止痒疗疮作用，可治疗风疹瘙痒、疮疡初期等。

【药理】 荆芥煎剂，体外试验对金黄色葡萄球菌及白喉杆菌有较强的抗菌作用，对炭疽杆菌、乙型链球菌等有一定抑制作用。

【用法】 将上药加水500毫升，浓煎200毫升，去渣取液，趁热用消毒纱布，蘸药液洗涤患处。每日2次。

【方二】 **马齿苋散**

【出处】 《中医药物贴脐法》

【组成】 马齿苋20克。

【功用】 清热解毒，疏风散邪。

【主治】 新生儿脐炎，属毒热内侵型，脐部红肿痛，甚则糜烂，脓水流溢，恶寒壮热，啼哭烦躁，口干欲饮，唇红舌燥，舌质红，苔黄腻，指纹紫。

【方解】 马齿苋清热解毒，疏风散邪。

【药理】 马齿苋对大肠杆菌、伤寒杆菌、金黄色葡萄球菌、杜盎氏小芽孢癣菌有显著的抑制作用。

【用法】 上药烧后，研末，敷脐。每日1次。

【方三】 **大黄粉**

【出处】 《河北中西医结合杂志》

【组成】 大黄若干。

【功用】 解毒消肿，活血化瘀。

【主治】 新生儿脐炎。

【方解】 生大黄粉具有解毒消肿、活血化瘀作用。

【药理】 其主要成分有蒽醌类衍生物，具有抗菌、消炎、收敛、止血等作用，能广泛用于人体内外损伤、出血及红肿疮毒，并且对伴有渗血及肉芽组织增生疗效甚好。

【用法】 以50%酒精清洗脐部后，上敷大黄粉0.3～1克，每日1次，5天为1疗程。

【方四】 **紫草油**

【出处】 《中国中西医结合杂志》

【组成】 紫草150克，麻油1000克。

【功用】 凉血活血，清热解毒透疹。

【主治】　新生儿脐炎。

【方解】　紫草，亦名紫草根，性味苦寒，入肝、心包经，有凉血活血，清热解毒透疹之功能。

【药理】　现代药理研究发现，紫草含乙酰紫草醌、紫草素、乙酰紫草素等，口服或局部用药均有抗炎作用，对金黄色葡萄球菌及多种皮肤真菌有抑制作用，且对炎症急性渗出期的血管通透性亢进、渗出和水肿及增殖期炎症均能拮抗，切除动物肾上腺仍有抗炎活性。由紫草提取物或其色素成分制备的软膏局部用药，对肉芽的增殖有促进作用，可明显加速创伤愈合。临床上紫草油局部应用可以收到消肿、止痛、干燥、收敛、创面愈合快，缩短抗生素使用疗程等疗效。

【用法】　紫草浸于70℃麻油中1小时，再于常温下浸泡24小时，取出紫草，除去残渣，过滤，取无菌纱布浸泡，经过高温蒸汽消毒后，储藏在遮光密封处备用。用消毒棉签蘸3%过氧化氢溶液涂擦脐部，由内向外作环形消毒，清除脓性分泌物，再用紫草油均匀涂抹局部，最后用紫草油纱布敷于脐部，每日两次。

【方五】　**枯矾粉**

【出处】　《中国优生与遗传杂志》

【组成】　明矾若干。

【功用】　燥湿止痒，敛疮消肿。

【主治】　新生儿脐炎。

【方解】　枯矾又称枯白矾，它是由明矾煅制而成的，其性能具有酸涩、寒、燥湿、杀虫止血、消炎、解毒、收敛防腐、定痛的作用。

【药理】　外用低浓度白矾有消炎、收敛、防腐作用，对革兰氏阴性、阳性菌均有抑制作用。通过临床应用发现枯矾粉对控制新生儿脐部感染，促进愈合疗效显著。

【用法】　将明矾捣碎，放入铁罐（或铁锅）内，密盖封口，置炭火上，文火加热成洁白空松的块状物，即枯矾。将其碾细末后过筛，然后装入不透光的瓶内备用。

【方六】　**验方**

【出处】　《实用中医儿科手册》

【组成】　大黄，血竭。

【功用】　解毒活血。

【主治】 预防新生儿脐炎。

【方解】 大黄有攻积导滞，泻火凉血，活血祛瘀，利胆退黄之功；血竭有行瘀止痛，敛疮生肌之效。

【药理】 大黄对葡萄球菌、链球菌、大肠杆菌、脐炎双球菌、绿脓杆菌及多数皮肤真菌有抑制作用；而血竭则对黄色毛癣菌、许兰氏黄癣菌等多种致病真菌有不同程度的抑制作用。此外，二者还有较好的收敛、止血作用。故二药合用，抗菌谱广、力强，收效卓著。

【用法】 先将大黄烘干，碾碎过筛成粉状，再将血竭碾碎过筛成粉状，然后以10∶1（大黄10份、血竭1份）之比例相混拌匀，送高压消毒后即成。新生儿脐带脱落后，即在脐创面涂抹适量黄竭粉，然后加盖无菌纱布，次日给新生儿洗澡时，先观察脐部，若不干燥，洗澡后再涂抹该粉一次，通常仅需使用1～2次即可。

第四章　五官科验方

一、睑缘炎

睑缘炎是睑缘表面、睫毛毛囊及其腺体组织的亚急性或慢性炎症，是一种常见的慢性外眼病。按其临床特点可分为鳞屑性睑缘炎、溃疡性睑缘炎和眦部睑缘炎三种类型。

中医称睑缘炎为“睑弦赤烂”，以睑弦红赤、溃烂、刺痒，遇风尤甚为主要表现，俗名“烂眼边”“红眼边”。病变发生在眦部者，称“眦帷赤烂”，又名“眦赤烂”；婴幼儿患此病者，称“胎风赤烂”。本病常为双眼发病，病程长，病情顽固，时轻时重，缠绵难愈。

【方一】　**苦参汤**

【出处】　《中医眼科临床实践》

【组成】　苦参12克，五倍子、黄连、防风、荆芥穗、蕤仁各9克，白矾、白菊花各9克。

【功用】　清热渗湿，化腐生肌。

【主治】　溃疡性睑缘炎，症见睑缘红赤糜烂，结痂，甚或出脓出血者。

【方解】　方中以苦参、黄连泻其火，防风、荆芥穗、白菊花清其热，再以五倍子、蕤仁、白矾利湿、止痒，共奏清热渗湿、化腐生肌之功。

【药理】　现代药理研究表明苦参具有杀虫、抗炎及调节免疫功能，其有效成分可通过抑制T细胞功能，抑制特异性组胺释放来抗炎，从而提高免疫活性细胞的功能，对急性期睑缘炎的红斑、糜烂、渗液等皮肤损害，效果明显。

【用法】　将上药加清水600毫升，煎沸5分钟，用纱布过滤，将药液倒入大碗内，待温时，用药棉蘸药水洗患眼部15分钟。每日洗3次，每剂可连洗3日。

【方二】 龙胆汤

【出处】 《外治汇要》

【组成】 龙胆草、滑石各15克，甘草5克，防风、细辛、川芎各10克。

【功用】 祛风清热，燥湿化瘀。

【主治】 湿热偏重型睑缘炎，症见睑弦红赤、溃烂、结痂，睫毛成束，痒痛并作，眵泪胶黏。

【方解】 方中龙胆草泻肝胆实火，川芎引药上行，防风、细辛、滑石祛风收湿止痒，甘草调和诸药。

【药理】 现代药理研究发现龙胆草含龙胆苦苷、龙胆碱等，具有明显的抗炎消肿作用，并能抑杀细菌。滑石撒布皮肤创面，能形成被膜，防止刺激，保护创面，吸收分泌物，促进结痂。

【用法】 将上药加水500毫升，煮沸15分钟后去渣，待温外洗患部。每日洗2~3次，每剂用1日。

【方三】 苦黄汤

【出处】 《百病中医熏洗熨擦疗法》

【组成】 苦参20克，川黄连6克，川黄柏10克。

【功用】 清热，泻火，除湿。

【主治】 溃疡性睑缘炎。

【方解】 方中苦参清热燥湿，祛风止痒；川黄连、黄柏清热泻火燥湿解毒。

【药理】 现代药理研究表明苦参、黄连、黄柏均有较强的广谱抗菌作用，对多种细菌毒素亦有明显的拮抗作用。

【用法】 将上药加清水500毫升，煎沸5分钟，过滤取汁倒入碗内，待温时用药棉球蘸药水洗涤眼睑患处，每日洗3次，每剂可用两日。

【按语】 痒甚者加花椒3克，以止痒。忌烟、酒、辛辣、腥味及其他发物。注意眼部卫生，禁止揉擦。

【方四】 除湿汤

【出处】 《眼科纂要》

【组成】 连翘15克、滑石9克、车前子6克、枳壳6克、黄连3克、黄芩9克、甘草6克、荆芥12克、防风12克、陈皮6克、茯苓12克。

【功用】 清热除湿，祛风止痒。

【主治】 湿热偏盛型睑弦赤烂，症见睑弦红赤溃烂，出血、溢脓、眵泪胶黏。

【方解】 方中荆防祛风；滑石、车前、木通、茯苓清热除湿；黄连、黄芩、连翘、甘草清热解毒；枳壳、陈皮调理脾胃气机，以助化湿。可酌加蝉蜕、白蒺藜祛风止痒。

【药理】 黄芩具有较广的抗菌谱，其中对金黄色葡萄球菌和绿脓杆菌作用较强；其抑菌主要有效成分为黄芩素和黄芩苷。

【用法】 水煎内服，每日1剂，日两次。

【方五】 **银翘散**

【出处】 《温病条辨》

【组成】 金银花12克、连翘12克、薄荷6克（后入）、淡豆豉9克、荆芥穗12克、牛蒡子12克、桔梗9克、甘草6克、淡竹叶12克、芦根12克。

【功用】 祛风止痒，清热凉血。

【主治】 睑弦红赤干燥而起鳞屑者。

【方解】 本方以薄荷、豆豉、荆芥、桔梗、牛蒡子疏风解表，金银花、连翘清热解毒，配竹叶、芦根、甘草以助清热。

【药理】 金银花、连翘均具有抗炎、解热、提高免疫功能，促进白细胞吞噬功能。

【用法】 水煎内服，每日1剂，日两次。

【方六】 **洗烂弦风眼赤肿方**

【出处】 《中医眼科历代方剂汇编》

【组成】 五倍子（炒）、苦参各12克，荆芥、薄荷、黄连各15克，川花椒、白芷、赤芍、川芎、当归、艾叶、陈皮、地骨皮、柴胡、桑叶、朴硝、防风各10克，槐枝24克。

【功用】 清热解毒，活血化瘀，祛风止痒。

【主治】 鳞屑性睑缘炎。

【方解】 方中苦参、薄荷、黄连、桑叶清热解毒，地骨皮清虚热，赤芍、川芎、当归、艾叶、槐枝活血化瘀，荆芥、防风祛风止痒。

【药理】 五倍子有沉淀蛋白质的作用，皮肤溃疡面、黏膜与其接触，机体蛋白被凝固形成一层保护膜，起到收敛作用，同时血管被压迫，血液凝固而有止血作用，并能抗病毒、抗菌。

【用法】 将上药共煎浓汁、去渣，再入铜绿、轻粉、明矾、硼砂（共为细末）各1.5克，胆矾、青盐（共为细末）各3克。将用过的锈花针7根，投入药汁中，入瓷罐收贮，埋土内7日，退火毒。滤取药汁，露1宿。每次用药汁少许，蒸热，纱布蘸洗眼。

二、溃疡性角膜炎

溃疡性角膜炎，又称化脓性角膜炎，是感染性致病因子由外侵入角膜上皮细胞层而发生的炎症。以眼碜涩疼痛或剧痛，畏光流泪，视物下降为主要表现。

该病属祖国医学“花翳内陷”“凝脂翳”和“蟹睛”等范畴，是一种常见的外眼病。初起羞明，流泪，感到胀痛，生眵，视物不清，眼睑肿胀，或伴头痛，结膜红赤，角膜有点状或片状灰白色，渐则形成溃疡，甚则溃疡穿孔，虹膜脱出。

【方一】 加味修肝散

【出处】 《银海精微》

【组成】 栀子、薄荷、羌活、荆芥、防风、麻黄、大黄、连翘、黄芩、当归、赤芍、菊花、木贼、桑螵蛸、白蒺藜、川芎、甘草各30克。

【功用】 疏风清热。

【主治】 肺肝风热型花翳白陷。

【方解】 方中羌活、荆芥、防风、麻黄、菊花、木贼、桑螵蛸、薄荷辛散风邪，明目退翳；栀子、黄芩、大黄、连翘清热泻火解毒；当归、赤芍、川芎活血行滞。

【药理】 本方所用栀子、羌活、荆芥、防风、麻黄、连翘、黄芩对细菌有较强的抑制作用，薄荷所含薄荷醇作用于皮肤或黏膜的神经末梢，血管收缩，局部产生清凉感，同时麻痹神经末梢，发挥消炎、止痛、止痒作用。

【用法】 上药为末，每次15克，水煎，入酒温服。

【方二】 泻肝散

【出处】 《银海精微》

【组成】 玄参、大黄、黄芩、知母、桔梗、车前子各30克，羌活、龙胆草、当归、芒硝各等份。

【功用】　通腑泻热。

【主治】　花翳白陷热炽腑实证，以翳从四周蔓生，迅速扩展串连，漫掩瞳神为要点。

【方解】　黄芩、龙胆草、知母苦寒清热；大黄、芒硝通腑泻热；车前子清热利尿；大便通，小便利，火从下泻；羌活祛风止痛；玄参滋阴；当归活血。

【药理】　现代药理研究发现玄参有扩张血管的作用，能促进局部血液循环而消除炎症，对真菌有抑制作用。

【用法】　共为末，每次 15 克，水煎，饭后服之。

【方三】　当归四逆汤

【出处】　《伤寒论》

【组成】　当归 10 克、桂枝 6 克、芍药 6 克、细辛 3 克、甘草 6 克、通草 9 克、大枣 2 枚。

【功用】　温阳散寒。

【主治】　花翳白陷阳虚寒凝证，以黑睛生翳溃陷，迁延不愈及四肢不温为要点。

【方解】　方中当归补血和血，桂枝温经通脉为君，白芍补营血，细辛散寒邪，通草通经脉，甘草、大枣调和诸药。共奏温阳散寒之效。

【药理】　实验研究证明本方能够扩张血管，起到改善末端循环障碍和镇痛、抗炎作用。

【用法】　水煎服，每日 1 剂，每日两次。

【方四】　新制柴连汤

【出处】　《眼科纂要》

【组成】　柴胡 10 克，黄芩 10 克，赤芍 10 克，蔓荆子 10 克，栀子 10 克，木通、荆芥、防风、龙胆草、黄连各 6 克，甘草 3 克。

【功用】　疏风清热。

【主治】　风热壅盛型凝脂翳，以黑睛外伤生翳小，如覆薄脂为要点。

【方解】　方中柴胡、蔓荆子、荆芥、防风疏风散邪止痛；黄连、黄芩、栀子、龙胆草清肝泻火退赤；赤芍、木通清热活血，退赤止痛；甘草清热和中。

【药理】　现代药理研究发现柴胡煎剂对体液免疫和细胞免疫均有增强作用，对病毒亦有抑制作用，方中黄芩、栀子、荆芥、防风、龙胆草、黄连对细菌有杀灭作用。

【用法】 水煎服，每日1剂，每日两次。

【方五】 四顺清凉饮子

【出处】 《审视瑶函》

【组成】 当归、龙胆草、桑白皮、车前子、生地黄、赤芍、枳壳各12克，黄芩、柴胡、羌活、木贼草、黄连、熟大黄、防风、川芎各10克，炙甘草6克。

【功用】 泻火解毒。

【主治】 热盛腑实型凝脂翳，以白睛混赤，黑睛凝脂深陷如窟，色黄绿，黄液上冲，及全身症状为要点。

【方解】 方中龙胆草、柴胡清肝胆之火；黄芩、桑皮清肺火；黄连清心火；生地黄、赤芍清血热；当归、川芎行气活血，消血分壅滞；羌活、木贼、防风祛风退翳；车前子清理小便；枳壳、熟大黄通利大便使邪火从二便出，通腑泻热，釜底抽薪，以减轻眼部壅滞。

【药理】 现代药理研究发现龙胆草含龙胆苦苷、龙胆碱等，具有明显的抗炎消肿作用，并能抑杀细菌。柴胡煎剂对体液免疫和细胞免疫均有增强作用。

【用法】 水煎服，每日1剂，每日两次。

【按语】 赤热肿通严重者，可加犀角、牡丹皮、乳香、没药凉血化瘀；眼眵黄绿，邪毒炽盛者加金银花、蒲公英、菊花等清热解毒。

【方六】 滋阴退翳汤

【出处】 《眼科临床笔记》

【组成】 知母、生地黄、玄参、麦门冬、刺蒺藜、木贼、青葙子、菟丝子各10克，菊花、蝉蜕各6克，甘草3克。

【功用】 扶正祛邪，滋阴退翳

【主治】 凝脂翳后期偏于阴虚者。

【方解】 知母、生地黄、玄参、麦门冬滋阴养液，病情恢复，渐结瘢痕翳障，故用刺蒺藜、木贼、青葙子、菊花、蝉蜕退翳除障，菟丝子补益肝肾，甘草调和诸药，合之达滋阴退翳之功。

【药理】 现代药理研究发现生地黄有抗炎和抑制多种真菌生长作用，玄参有扩张血管的作用，能促进局部血液循环而消除炎症。麦门冬可使周围血液中白细胞增多，增强体液免疫力，提高适应外界刺激的能力。

【用法】　水煎服，每日 1 剂，每日两次。

三、急性传染性结膜炎

急性传染性结膜炎是球结膜受各种不同的细菌和过滤性病毒感染而引起的，是一种传染性较强的眼病。本病全年均可发生，多见于春夏季节，发病急，双眼同时发病或略有先后，以明显的结膜充血及黏膜脓性分泌物为其主要特点。

根据不同的致病原因，可分为细菌性结膜炎和病毒性结膜炎两类。由细菌感染引起的结膜炎，称急性卡他性结膜炎；由病毒感染引起的结膜炎，称急性出血性结膜炎或流行性出血性结膜炎。临床表现为初起时自觉有异物感、烧灼、刺痛及畏光感觉，分泌物增多，细菌性结膜炎常有脓性分泌物，轻度怕光和异物感但视力不影响，儿童患此病后，眼睑红肿比成年人更重，分泌物可带血色、睑结膜上可见灰白色膜，此膜能用棉签擦掉，但易再生。病毒性结膜炎的分泌物为水样或粘黏，球结膜下可有出血，角膜可因细小白点混浊而影响视力，有时还可伴有同侧耳前淋巴结肿大，有压痛。本病主要经接触患者的眼部分泌物传染。

该病属祖国医学“暴风客热”和“天行赤眼”范畴，是一种急性传染性外眼病。

【方一】　洗肝散

【出处】　《中国中医眼科杂志》

【组成】　龙胆草、川芎各 9 克，山栀子、薄荷（后下）、防风、羌活各 10 克，当归尾 12 克，生地黄 15 克，大黄、甘草各 6 克。

【功用】　清热祛风，清肝活血，除湿止痒。

【主治】　急性卡他性结膜炎。

【方解】　洗肝散中龙胆草、山栀子清肝泻热燥湿；大黄泻火解毒，导热下行，且能消瘀；归尾，川芎养血溶血；薄荷、防风、羌活疏风清热止目痒、止目痛；生地黄养阴清热；甘草调和诸药。

【药理】　现代药理研究发现龙胆草含龙胆苦苷、龙胆碱等，具有明显的抗炎消肿作用，并能抑杀细菌。薄荷所含薄荷醇作用于皮肤或黏膜的神经末梢，血管收缩，局部产生清凉感，同时麻痹神经末梢，发挥消炎、止痛、止痒作用。

【用法】　每日 1 剂，早晚两次温服。晚上服药后再用药渣煎液熏洗眼部15分钟。

【方二】 消赤汤

【出处】 《江西中医药》

【组成】 柴胡、木通、紫草、川芎、赤芍、荆芥、大黄各10克，甘草各6克，石膏30克。

【功用】 疏风泻热，解毒化瘀。

【主治】 流行性出血性结膜炎。

【方解】 方中大青叶、白菊花、柴胡、薄荷、荆芥疏风清热解毒，川芎、赤芍、紫草、大黄活血消瘀，石膏泻热，甘草调和诸药。

【药理】 本方所用药物柴胡、木通、紫草、薄荷等皆有较好的抑制病毒作用。

【用法】 每日1剂，两次分服。每次药物煮沸后，用药液的热气熏眼直至药凉为止。

【方三】 祛风参芩汤

【出处】 《中国中医眼科杂志》

【组成】 生地黄24克，赤芍12克，黄芩、羌活、徐长卿、苦参、生甘草各10克，麻黄6克。

【功用】 祛风清热，除湿明目。

【主治】 急性出血性结膜炎。

【方解】 方中羌活、苦参清热疏风，麻黄辛温散风，徐长卿除湿清热，生地黄养阴清热，赤芍活血养血，甘草调和诸药。

【药理】 本方所用羌活、苦参、黄芩、赤芍对细菌有较强的抑制作用。

【用法】 水煎，每日1剂，分两次服。

【方四】 红眼洗方

【出处】 《百病中医熏洗熨擦疗法》

【组成】 当归、明矾各6克，花椒9克，川大黄15克，芒硝、菊花各10克。

【功用】 清热散风，消肿止痛。

【主治】 急性结膜炎，各种红眼病。

【方解】 方中明矾、川大黄、芒硝泻热除湿止痛，花椒、菊花散风邪，当归活血养血。

【药理】　现代药理研究发现明矾可从细胞吸收水分，使之脱水收缩，减少腺体分泌，减少炎性渗出而消炎；并可使局部小血管收缩，血液凝固而止血，低浓度可有消炎、收敛、防腐作用。对多种细菌有抑制作用。

【用法】　将上药（除芒硝外）加清水煎两次，每次煮沸15分钟。两次共取药汁600毫升，混匀，倒入大碗内，加入芒硝溶化搅匀，用毛巾将碗围之，嘱患者睁目俯碗上，趁热熏目、洗目，每次不少于30分钟，多则更好，不热可加温洗之。每日1剂，日熏洗3次。

【方五】　**三花汤**

【出处】　《百病中医熏洗熨擦疗法》

【组成】　金银花15克，蒲公英24克，红花、薄荷、蝉蜕各9克，连翘、白蒺藜、菊花、赤芍各12克，酒军3克。

【功用】　清热解毒，活血化瘀，消肿止痛。

【主治】　急性结膜炎。

【方解】　金银花、蒲公英、薄荷、蝉蜕、连翘、菊花、酒军清热解毒，红花、赤芍活血化瘀，白蒺藜消肿止痛。

【药理】　现代药理研究发现蒲公英含有蒲公英固醇、蒲公英苦素，能提高外周血淋巴细胞母细胞转化率，激发机体免疫功能，并对细菌有抑制作用。红花黄素可增加与改善纤维蛋白溶酶活性，改善微循环。

【用法】　将上药加清水1000毫升，煎沸5分钟，取药汁300毫升，分两次内服，将所剩药液倒入大碗内，用毛巾将碗围之，嘱患者睁目俯碗上，趁热熏目、洗目，每次15~30分钟。每日1剂，日熏洗3次。

【按语】　临证使用时，宜随症加减：若邪在卫表加荆芥、防风；邪入气分、出现里热证者，加石膏、黄芩；入里，侵犯肝经，加龙胆草、紫草；邪传脾经，加栀子、茵陈；热毒旺盛者，加大青叶、蚤休、石膏。

【方六】　**竹叶汤**

【出处】　《外台秘要》

【组成】　淡竹叶3握，黄连30克，古铜钱14枚，大枣（去核）10枚，栀子15克，车前草（切细）100克，秦皮30克。

【功用】　清热解毒，利水消肿。

【主治】　流行性出血性结膜炎。

【方解】　淡竹叶清热利水、退目赤肿，黄连、栀子、车前草、秦皮清热解毒。

【药理】 现代药理研究发现本方所用栀子、黄连对细菌有较强的抑制作用，秦皮所含秦皮素、鞣质等能抑制组织胺所致的局部毛细血管通透性增加，另可镇痛、抑菌。

【用法】 将上药共研粗末，加清水3000毫升，煎至1500毫升，将药液倒入小盆内，微热洗目（患眼），反复洗之，每次洗30分钟，冷则重暖。每日两次。

四、麦粒肿

麦粒肿又名睑腺炎，即细菌（主要是葡萄球菌）由睑腺开口处进入睫毛根部的皮脂腺或眼睑深部的睑板腺而致的急性化脓性炎症。发生于睫毛、毛囊或周围的皮脂腺者，称为外麦粒肿；发生于睑板腺者，称为内麦粒肿。这是一种普通的眼病，人人可以罹患，多发于青年人，预后较好，无损于视力，但反复或多发者，日后可能影响眼睑外观或功能。

麦粒肿中医称其为“针眼”，又称“土疳”“土疡”。临床表现为局部红肿硬结，推之不移。局限于眼睑部，形如麦粒，痒痛并作，继则红肿热痛加剧，拒按，初起多伴有表证，后期多溃破流脓。

【方一】 芩薄汤

【出处】 《浙江中医杂志》

【组成】 黄芩6克，薄荷3克。

【功用】 清热解毒，疏风明目。

【主治】 内、外麦粒肿。

【方解】 本方中黄芩有清热解毒，消炎退肿之功；薄荷有疏散风热，清利头目之效，两药配合，相得益彰。

【药理】 现代药理研究表明，黄芩的抗菌谱较广，薄荷所含薄荷脑能兴奋中枢神经，扩张毛细血管，麻痹末梢神经，两药合用具有消炎、止痒、止痛等作用。

【用法】 水煎，每日1剂，分2~3次服，5日为1疗程。

【方二】 秦皮汤

【出处】 《普济方》

【组成】 秦皮、黄连（去须）、细辛（去苗叶）各60克，黄柏15

克，青盐 30 克。

【功用】 清热燥湿，消肿止痒。

【主治】 内、外麦粒肿。

【方解】 方中秦皮、黄连、黄柏清热燥湿解毒，细辛祛风止痛，青盐消肿止痒。

【药理】 现代药理研究发现秦皮所含秦皮素、鞣质等能抑制组织胺所致的局部毛细血管通透性增加，另可镇痛、抑菌。细辛有镇痛、抗炎、局部麻醉作用。

【用法】 将上药共研末，和匀。每用 30 克，以水 3 盏，煎取 1 盏半，去渣，趁热洗患眼，洗后避风。每日洗 3 次。

【方三】 **解毒汤**

【出处】 《百病中医熏洗熨擦疗法》

【组成】 野菊花、蒲公英、地丁草、肿节风各等份。

【功用】 清热解毒，消肿止痛。

【主治】 睑腺炎，红肿疼痛。

【方解】 本方用野菊花、蒲公英、地丁草清热解毒，肿节风散结消肿止痛。

【药理】 现代药理研究发现蒲公英含有蒲公英固醇、蒲公英苦素，能提高外周血淋巴细胞母细胞转化率，能激发机体免疫功能，并对细菌有抑制作用。地丁草有广谱抗菌作用，对痢疾杆菌、金黄色葡萄球菌、肺炎双球菌、结核杆菌等均有一定抑制作用。

【用法】 一般共取 80 克，加清水 1000 毫升，煎数沸，先取药汁 200 毫升，日分两次内服，再将剩余药液倒入碗内，趁热先熏后洗患眼。最后将毛巾浸透，热敷患处。每日 1 剂，日洗 2 ~ 3 次。

【方四】 **四黄膏**

【出处】 《中国中医眼科杂志》

【组成】 大黄、黄柏、黄芩、黄连各等份。

【功用】 清热燥湿，攻积祛瘀。

【主治】 麦粒肿，睑缘局部红肿压痛。

【方解】 方中大黄泻火攻积，黄柏、黄芩、黄连清热燥湿解毒。

【药理】 现代药理研究表明黄连所含黄连素有加强白细胞吞噬金黄色葡萄球菌的功能，黄柏、黄芩亦有较强抑菌作用。

【用法】　将上药制成外用药膏。用75%酒精局部消毒患眼眼睑皮肤后将四黄膏均匀敷于患处，敷药面积为眼睑的大部分，盖敷料固定。次日揭去敷料，用生理盐水清洁皮肤再换药，一般2~3次治愈。

【按语】　此法应由医务人员在医院操作，切勿让患者自行敷药，敷药时药膏不可进入结膜囊内，用此方法时停用其他治疗方法。

【方五】　消炎明目方

【出处】　《中国中医眼科杂志》

【组成】　食盐15克，明矾10克，冰片3克。

【功用】　清热解毒，消炎明目。

【主治】　热毒上攻型麦粒肿。

【方解】　方中明矾解毒明目，冰片清热消炎。

【药理】　现代药理研究发现明矾可从细胞吸收水分，使之脱水收缩，减少腺体分泌，减少炎性渗出而消炎；并可使局部小血管收缩，血液凝固而止血，低浓度可有消炎、收敛、防腐作用。对多种细菌有抑制作用。

【用法】　将上药置碗内（大碗），捣细，即冲入沸开水一大碗，拌匀，泡化，澄清后装瓶备用。用时将药液加热至沸，先熏患眼，待温凉后用药棉蘸药液洗患眼，每次洗3~5分钟。日洗3次。

【方六】　银蒲解毒汤

【出处】　《山东中医杂志》

【组成】　金银花、蒲公英各30克，天花粉、黄芩、赤芍、菊花各15克，荆芥穗、白芷、全蝎、甘草各10克。

【功用】　清热解毒，疏风行血，消肿散结。

【主治】　麦粒肿热毒上攻型，症见胞睑局部红肿、硬结较大，灼热疼痛，便秘溲赤，苔黄，脉数。

【方解】　方中黄芩、金银花，蒲公英等清热解毒；菊花、荆芥穗、全蝎疏散风热，通络止痛；赤芍清肝火，散瘀血；天花粉排脓消肿。且本方除口服外，又用药渣煎汤热敷，可使药物直达病所，促使炎症消散，内清外消，获效颇捷。

【药理】　现代药理研究发现蒲公英含有蒲公英固醇、蒲公英苦素，能提高外周血淋巴细胞母细胞转化率，能激发机体免疫功能，并对细菌、真菌有抑制作用。金银花可抗炎、解热、提高免疫功能，促进白细胞吞噬功能。

【用法】　将上药加水1000毫升，浸泡1小时后，煎至400毫升，每日服1剂。药渣再加水适量煎煮，滤出药液，分两次用消毒纱布蘸药液湿热敷患眼（重复使用时需再加热）。

五、白内障

各种原因引起的晶体混浊，统称为白内障。白内障是眼科常见病，也是致盲的主要原因之一。其主要表现是视力逐渐下降，视力下降和晶体混浊的程度有关。初期混浊对视力影响不大，而后渐加重，明显影响视力甚至失明。

根据不同的病因可分为以下类型。一是老年性白内障：为白内障主要的类型。占白内障病人的80%以上，多在50岁以上老年人中发病，老年退行性改变是其主因。二是先天性白内障：出生时已存在晶体混浊，由遗传因素或妊娠早期母亲感染病毒或药物中毒引起。三是外伤性白内障：较严重的眼球外伤、穿透性射线、职业性毒物引起晶体损伤以致的白内障。四是并发性白内障：因眼病或全身病引起的晶体混浊称并发性白内障，如色素膜炎、青光眼、糖尿病等均可并发白内障。

白内障属祖国医学“圆翳内障”“胎生内障”“惊震内障”范畴。

【方一】　**杞菊地黄丸**

【出处】　《医级》

【组成】　生地黄、山药、山茱萸、茯苓、泽泻、牡丹皮、枸杞子、菊花各等份。

【功用】　补益肝肾，退翳明目。

【主治】　肝肾两亏所致视物模糊，晶珠混浊，伴头晕耳鸣，腰膝酸软等症。

【方解】　本方用六味地黄丸滋肾养肝明目，加枸杞子、菊花明目退翳，且能增强滋补肝肾之功效。

【药理】　现代药理实验表明山药具抗氧化作用，淮山药多糖能明显提高衰老模型小鼠血红细胞中超氧化物歧化酶SOD活力，提高机体抗氧化活性，抑制脂褐质等的形成，使衰老模型小鼠血脾匀浆和肝匀浆中过氧化脂质（LPO）水平明显降低。枸杞子具抗氧化作用，小鼠灌服枸杞提取液可明显抑制肝脏LPO生成，升高血中谷胱甘肽过氧化物酶活性和红细胞SOD活性，对人体也有相似作用。

【用法】 将上药研末，炼蜜为丸。每服6~9克，温开水送下。

【方二】 补中益气汤

【出处】 《脾胃论》

【组成】 黄芪24克、人参12克、白术15克、当归15克、陈皮6克、升麻12克、柴胡12克、甘草6克。

【功用】 补脾益气，退翳明目。

【主治】 脾虚气弱，症候：视物昏花，晶珠混浊，神疲倦怠、肢体乏力、面色萎黄、食少便溏。

【方解】 方中黄芪、人参、白术、甘草益气健脾补中；当归补血，陈皮健脾行气；升麻、柴胡升阳举陷，共奏补脾益气之功。

【药理】 现代药理实验发现当归中的成分阿魏酸可通过直接消除自由基、抑制氧化反应和自由基反应以及与生物膜磷脂结合，具有保护膜脂质以拮抗自由基对组织的损害作用。

【用法】 水煎服，每日1剂，每日两次。

【方三】 石决明散

【出处】 《普济方》

【组成】 石决明30克、草决明30克、赤芍15克、青葙子15克、麦冬15克、羌活3克、山栀子15克、木贼草15克、大黄15克、荆芥6克。

【功用】 清热平肝。

【主治】 肝热上扰所致头疼目涩，晶珠混浊，眵泪毛躁，口苦咽干，脉弦数。

【方解】 方中重用石决明、草决明、青葙子三味，清热平肝，明目退翳；用栀子、赤芍、大黄清肝泻火，凉血散血、导热下行；用麦冬养阴助清热；用木贼、荆芥、羌活疏风散邪退翳。

【药理】 现代药理研究表明石决明能够促进新陈代谢，增强机体清除自由基能力。

【用法】 上为末，每次6克，每日3次。或水煎服，每日1剂，每日两次。

【方四】 甘露饮

【出处】 《太平惠民和剂局方》

【组成】 生地黄、熟地黄、石斛各9克，天冬、麦冬、枸杞子各12

克，黄芩、茵陈、枳壳各 9 克，枇杷叶 24 克、甘草 6 克。

【功用】　滋阴清热，宽中利湿。

【主治】　阴虚夹湿热型圆翳内障，症见目涩视昏，烦热口臭，大便不畅，舌红苔黄腻。

【方解】　方中以生地黄、熟地黄滋阴补肾；天冬、麦冬、枸杞子、石斛滋阴清热；黄芩、茵陈清热利湿；枳壳、枇杷叶宽中降气以助化湿；甘草清热和中。

【药理】　现代药理研究表明枸杞子能有效地清除活性氧自由基，起到抗衰老作用。

【用法】　水煎服，每日 1 剂，每日两次。

【方五】　磁朱丸

【出处】　《备急千金要方》

【组成】　神曲 120 克、磁石 60 克、朱砂 30 克。

【功用】　重镇安神，潜阳明目。

【主治】　治疗肾阳不足，心肾失调，水火不交所致的圆翳内障，全身可见目昏、头晕，耳鸣、心悸、失眠等证。

【方解】　方中磁石益阴潜阳，重镇安神；朱砂甘寒入心，清心降火，重镇安神；佐以神曲健脾和胃，以助金石药之运化，防其重镇伤胃；炼蜜为丸，取其补中益胃，且可缓和药力。

【药理】　现代药理研究表明神曲含有维生素 B 复合体、酶类等，有延缓、减慢晶状体变混浊的作用。

【用法】　上三味为末，炼蜜为丸，如梧桐子大。每服 3 丸，日 3 服。

【方六】　肾气丸

【出处】　《金匮要略》

【组成】　干地黄 128 克、山药 64 克、山茱萸 64 克、茯苓 48 克、泽泻 48 克、牡丹皮 48 克、桂枝 10 克、炮附子 10 克。

【功用】　温补肾气。

【主治】　因肾气不足所致的圆翳内障和惊震内障。症见视物模糊，头晕耳鸣、腰膝酸软、舌淡脉细，或面白畏冷、小便清长等。

【方解】　方中重用干地黄滋阴补肾；山药、山茱萸补肝肾益精血，桂枝、炮附子助命门以温阳化气；泽泻、茯苓利水渗湿泄浊，牡丹皮清泄肝火。诸药合用，温而不燥，滋而不腻。

【药理】 经抗实验性病理代谢研究，发现该方参与 DNA 合成与谷胱甘肽的代谢；参与红细胞膜谷胱甘肽代谢；晶体中 GSH（还原型谷胱甘肽）和 GSSG（氧化型谷胱甘肽）有意义地增加，有预防老年性白内障的效果。

【用法】 上八味，为末、炼蜜和丸，如梧桐子大。每服 15 丸，用酒送下，加至 20 丸，每日两次。

六、虹膜睫状体炎

虹膜睫状体炎是指因虹膜、睫状体炎症所引起的，以眼部红赤、疼痛、房水混浊、瞳孔缩小、展缩失灵为主要特征的眼病。属于前部葡萄膜炎。本病多合并有风湿性疾病，也可因结核、糖尿病、外伤及手术等引起。是常见眼病之一。

该病属传统中医学的“瞳神紧小”“瞳神干缺”范畴。瞳神失去正常展缩功能，持续缩小，甚至缩小如针孔，称瞳神紧小，相当于急性虹膜睫状体炎；瞳神失去正圆，边缘参差不齐，黄仁干枯不荣，称瞳神干缺，相当于慢性虹膜睫状体炎。

【方一】 **新制柴连汤**

【出处】 《眼科纂要》

【组成】 柴胡 10 克，黄芩 10 克，赤芍 10 克，蔓荆子 10 克，栀子 10 克，木通、荆芥、防风、龙胆草、黄连各 6 克，甘草 3 克。

【功用】 疏风清热。

【主治】 肝经风热型瞳神紧小。

【方解】 方中柴胡、蔓荆子、荆芥、防风疏风散邪止痛；黄连、黄芩、栀子、龙胆草清肝泻火退赤；赤芍、木通清热活血，退赤止痛；甘草清热和中。

【药理】 现代药理研究发现柴胡煎剂对体液免疫和细胞免疫均有增强作用，对病毒亦有抑制作用，方中黄芩、栀子、荆芥、防风、龙胆草、黄连对细菌有杀灭作用。

【用法】 水煎服，每日 1 剂，每日两次。

【方二】 **龙胆泻肝汤**

【出处】 《医方集解》

【组成】　龙胆草 12 克、栀子 18 克、黄芩 9 克、泽泻 12 克、车前子 9 克、木通 6 克、当归 12 克、生地黄 12 克、柴胡 12 克、甘草 6 克。

【功用】　清泻肝胆，通腑泻热。

【主治】　肝胆火炽型瞳神紧小。

【方解】　本方中龙胆草、栀子、黄芩清肝泻火；泽泻、车前子、木通清热利湿，导热下行；当归、生地黄滋阴凉血，且能防苦寒化燥伤阴；柴胡疏肝解郁，兼引药入肝；甘草调和诸药。全方重在直泻肝胆实火，清利三焦湿热。

【药理】　现代药理研究发现龙胆草含龙胆苦苷、龙胆碱等，具有明显的抗炎消肿作用，并能抑杀细菌。黄芩具有较广的抗菌谱，其中对金黄色葡萄球菌和绿脓杆菌作用较强；其抑菌主要有效成分为黄芩素和黄芩苷。

【用法】　水煎服，每日 1 剂，每日两次。

【方三】　柴胡薄荷熏洗剂

【出处】　《眼科外用中药与临床》

【组成】　柴胡、薄荷各 15 克。

【功用】　清肝解郁，疏解风热。

【主治】　急性虹膜睫状体炎。

【方解】　方中柴胡清肝解郁明目，薄荷疏风解热，两药共奏清肝解热明目之功。

【药理】　现代药理研究发现柴胡煎剂对体液免疫和细胞免疫均有增强作用；薄荷所含薄荷醇作用于皮肤或黏膜的神经末梢，血管收缩，局部产生清凉感，同时麻痹神经末梢，发挥消炎、止痛、止痒作用。

【用法】　将上药加清水 400 毫升，煎数沸。过滤去渣，将药液倒入小盆内，趁热熏洗患眼 15 分钟。每日 1 剂，日熏洗 3 次。

【方四】　泻肝明目汤

【出处】　《辽宁中医杂志》

【组成】　龙胆草 15 克，栀子 10 克，黄芩 12 克，木通、当归各 6 克，甘草 4 克。

【功用】　清肝泻火，祛风明目。

【主治】　顽固性虹膜睫状体炎。

【方解】　方中龙胆草、栀子、木通清肝泻火，黄芩清热解毒，当归补血活血，甘草调和诸药。

【药理】 近代药理研究表明，龙胆草内所含龙胆苦苷、龙胆碱，均具良好的抗炎、抗过敏作用；柴胡皂苷 A、柴胡皂苷 D 也具有良好的抗炎、解毒作用；黄芩、栀子等有促进淋巴细胞转化作用；诸药合用，在免疫治疗方面疗效显著。

【用法】 水煎服，每日 1 剂，每日两次。

【方五】 抑阳酒连散

【出处】 《原机启微》

【组成】 生地黄、独活、黄柏、防风、知母各 9 克，蔓荆子、前胡、羌活、白芷各 12 克，黄芩、寒水石、栀子、黄连各 15 克，防己 9 克，生甘草 6 克。

【功用】 祛风除湿清热。

【主治】 风湿热邪攻目，清阳不升，湿浊上犯，病势缠绵，易反复发作的瞳神紧小。

【方解】 方中羌活、独活、防风、羌活、白芷、防己、蔓荆子祛风除湿；栀子、黄芩、寒水石、黄连、黄柏清热泻火；地黄、知母滋阴抑阳；甘草和中。

【药理】 现代药理研究表明白芷含有多种呋喃香豆素，对多种病毒、革兰氏阳性菌、致病真菌有一定的抑制作用，其提取液有镇痛、消炎、解热作用。

【用法】 水煎服，每日 1 剂，每日两次。

【方六】 知柏地黄丸

【出处】 《医宗金鉴》

【组成】 知母 18 克、黄柏 15 克、熟地黄 24 克、山药 12 克、山茱萸 12 克、茯苓 9 克、泽泻 9 克、牡丹皮 9 克。

【功用】 滋阴降火。

【主治】 瞳神紧小属久病耗伤真阴，虚火上炎，故病势较缓，局部症状不重。

【方解】 方中地黄滋补肾阴，山茱萸、山药补肝肾，泽泻、茯苓泄肾健脾利湿，牡丹皮泻火祛瘀，知母、黄柏泄虚火。

【药理】 现代药理研究发现茯苓能提高单核细胞的吞噬能力，促进体液免疫力。

【用法】 水煎服，每日 1 剂，每日两次。

七、青光眼

青光眼是一种以眼压增高伴视神经损害、视野缺损为特征的的眼病，是我国主要致盲眼病之一。世界上约 20% 的盲人为青光眼所致。至今病因不十分清楚。本病多双眼同时或先后患病，临床表现以眼无明显不适，或头眼胀痛，眼珠变硬，瞳孔散大，视力严重减退、视野渐窄，终致失明为主要特征。青光眼的种类主要有四种：先天性青光眼、原发性青光眼、继发性青光眼、混合型青光眼。

本病归属于传统中医学“绿风内障”“青风内障”范畴。

【方一】 活血减压汤

【出处】 《辽宁中医杂志》

【组成】 地龙 12 克，红花 10 克，赤芍 15 克，茯苓 30 克，益母草、车前子各 20 克。

【功用】 活血化瘀，利水通络。

【主治】 原发性青光眼。

【方解】 方中地龙、红花、赤芍活血通络化瘀，茯苓健脾利湿，益母草、车前子利水通络。

【药理】 活血药与利水药的配合使用，既可加快眼局部的血液循环，增加局部及视神经的血液供应和营养，又可加快房水循环，从而降低眼压，提高视功能，以延缓其失明的时间。

【用法】 每日 1 剂，水煎分两次温服。

【方二】 丹栀逍遥散

【出处】 《妇人良方》

【组成】 炒白芍、炒当归、茯苓各 9 克，柴胡、白术、牡丹皮、焦山栀各 6 克，薄荷、甘草各 5 克，煨姜 3 片。

【功用】 清热疏肝，开窍明目。

【主治】 气郁化火，气火上逆所致青风内障。

【方解】 本方为逍遥散加牡丹皮、栀子而成。逍遥散疏肝解郁，调畅目中气机，健脾养血；栀子、牡丹皮清肝泻火。共奏疏肝清热、开窍明目之功。

【药理】 现代药理研究表明白术具有促进血液循环、利尿作用。白芍具扩血管增加器官血流量，提高组织耐缺氧能力的作用，减轻视神经损害。

【用法】 水煎服，每日 1 剂，每日两次。

【方三】 黄连温胆汤

【出处】《六因条辨》

【组成】 黄连 9 克、法半夏 9 克、陈皮 9 克、茯苓 15 克、甘草 6 克、枳壳 12 克、竹茹 12 克。

【功用】 清热化痰，开窍明目

【主治】 痰热升扰之青风内障。

【方解】 方中二陈汤为燥湿祛痰，理气和胃；加竹茹、枳实清热化痰；黄连清热燥湿，除烦止呕。诸药共奏清热祛痰，和胃降逆之效。

【药理】 现代药理研究发现茯苓能抑制肾小管重吸收以利尿，并促进电解质的排出。

【用法】 水煎服，每日 1 剂，每日两次。

【方四】 阿胶鸡子黄汤

【出处】《通俗伤寒论》

【组成】 陈阿胶（烊冲）6 克、生白芍 9 克、石决明 15 克、双钩藤 6 克、大生地 12 克、炙草 6 克、茯神木 12 克、鸡子黄 2 枚、络石藤 9 克、生牡蛎 12 克。

【功用】 滋阴降火，柔肝熄风。

【主治】 阴虚风动引起青风内障。

【方解】 阿胶、鸡子黄滋阴熄风，白芍、大生地滋阴柔肝，生牡蛎平肝潜阳，石决明清热平肝，双钩藤、茯神木、络石藤凉肝安神，炙草调和诸药。

【药理】 现代药理研究发现白芍具扩血管增加器官血流量，提高组织耐缺氧能力的作用。钩藤能抑制血管运动神经，扩张外周血管，起到保护视神经的作用。

【用法】 除阿胶，鸡子黄外，用水煎汁去渣，纳胶烊尽，再入鸡子黄，搅令相得，温服。每日 1 剂，每日两次。

【方五】　活血养阴汤

【出处】　《中国中医眼科杂志》

【组成】　生地黄、茺蔚子、香附各12克，当归、川芎、赤芍、木通各9克，茯苓、泽泻、连翘、麦门冬各15克，甘草6克。

【功用】　活血利水，养阴生津。

【主治】　青光眼术后前房延缓形成。

【方解】　方中生地黄、麦门冬清热养阴生津，当归、川芎、赤芍、香附行气养血活血，茯苓、泽泻、木通、茺蔚子健脾利湿，连翘清热解毒，甘草调和诸药。

【药理】　现代药理研究发现生地能扩张血管，利尿消肿，具有改善微循环的作用。

【用法】　水煎服，每日1剂，每日两次。

【方六】　加减驻景丸

【出处】　《银海精微》

【组成】　车前子、枸杞子、五味子各90克，当归、熟地黄各60克，川椒、楮实子各30克，菟丝子250克。

【功用】　补益肝肾。

【主治】　肝肾亏虚所致青风内障。

【方解】　本方以菟丝子、枸杞子、五味子、楮实子、当归、熟地黄补益肝肾，滋养精血；川椒温阳行气，使诸药补而不滞；车前子利水泻肝肾之热，抑诸药之温燥。

【药理】　现代药理研究发现五味子能增强中枢神经系统的兴奋与抑制过程，收缩瞳孔，还具有改善视力，扩大视野的作用。

【用法】　水煎服，每日1剂，每日两次。

八、慢性鼻炎

慢性鼻炎是鼻腔黏膜和黏膜下层的慢性炎症性疾病。临床表现以一侧或两侧鼻腔通气不良，反复发生或经久不愈，鼻腔黏膜肿胀、分泌物增多、无明确致病微生物感染、病程反复发作为特征。本病分成慢性单纯性鼻炎和慢性肥厚性鼻炎两种类型。

中医称本病为“鼻窒”。认为本病多因正气虚弱，伤风鼻塞反复发作，余邪未清而致。

【方一】 黄芩汤

【出处】 《医宗金鉴》

【组成】 黄芩12克、栀子15克、桑白皮15克、连翘15克、薄荷6克、荆芥12克、赤芍12克、麦冬12克、桔梗6克、甘草6克。

【功用】 清热散邪，宣肺通窍。

【主治】 肺经蕴热、壅塞鼻窍，鼻甲肿胀、鼻塞、涕黄量少、鼻气灼热

【方解】 方中以黄芩、栀子、桑白皮、甘草清泻肺热而解毒。连翘、薄荷、荆芥疏风清热通鼻窍。赤芍清热凉血。麦冬清热养阴。桔梗清肺热，载诸药直达病所。诸药合用，清热泻肺、宣通鼻窍。

【药理】 现代药理研究表明黄芩具有较广的抗菌谱，其中对金黄色葡萄球菌和绿脓杆菌作用较强；其抑菌主要有效成分为黄芩素和黄芩苷，还有促进淋巴细胞转化作用。

【用法】 水煎服，每日1剂，每日两次。

【方二】 温肺止流丹

【出处】 《辨证录》

【组成】 诃子6克、甘草6克、桔梗18克、鱼脑骨（煅过存性）15克、荆芥9克、细辛35克、人参12克。

【功用】 温补肺气，散寒通窍。

【主治】 鼻窒病因肺气虚寒所致，见鼻塞不通，鼻涕白浊，遇风寒加重者。

【方解】 方中以人参、甘草、诃子补肺敛气；细辛、荆芥疏散风寒；桔梗、鱼脑石散结除涕。

【药理】 现代药理研究发现诃子对白喉杆菌、痢疾杆菌、变形杆菌、绿脓杆菌、溶血性链球菌、肺炎双球菌及金黄色葡萄球菌等有显著的抑制作用，另有抗流感病毒的作用。细辛亦有抗炎作用。

【用法】 将上药研细末，糊丸，每服5克，每日两次。

【方三】 通窍活血汤

【出处】 《医林改错》

【组成】 桃仁12克、红花9克、赤芍12克、川芎12克、老葱3根、生姜9克、大枣5枚、麝香0.3克、黄酒半斤。

【功用】 行气活血，化瘀通窍。

【主治】　邪毒久留，血瘀鼻窍所致鼻塞较甚或持续不减，语声重浊或有头胀头痛，嗅觉减退等症。

【方解】　方中桃仁、红花、赤芍、川芎活血化瘀，疏通血脉。麝香、老葱通阳开窍；黄酒温通血脉。全方合用，有行气活血、化瘀通窍之功。

【药理】　现代药理研究发现红花黄素可增加与改善纤维蛋白溶酶活性，改善微循环。赤芍对伤寒杆菌、金黄色葡萄球菌、溶血性链球菌有较强抑制作用，对流感病毒也有一定抑制作用。

【用法】　将前7味煎一盅，去滓，将麝香入酒内再煎二沸，临卧服。

【方四】　苍耳散

【出处】　《济生方》

【组成】　苍耳子7.5克、辛夷15克、白芷30克、薄荷1.5克。

【功用】　疏风散热，宣肺通窍。

【主治】　风热外袭，肺气失宣，而致鼻窒。

【方解】　本方以苍耳子宣通鼻窍，散风止痛；辛夷、薄荷散风通窍；白芷祛风宣肺，诸药合用，具有疏散风邪，通利鼻窍之功。

【药理】　现代药理研究表明白芷含有多种呋喃香豆素，对多种病毒、革兰氏阳性菌、致病真菌有一定的抑制作用，其提取液有镇痛、消炎、解热作用。

【用法】　将上药晒干，研为粗末，每次取6克，食后用葱茶调服。亦可以原药不研末，水煎服，每日1剂。

【方五】　川芎茶调散

【出处】　《太平惠民和剂局方》

【组成】　薄荷12克，川芎、荆芥各6克，甘草6克，防风9克，白芷、羌活各6克，细辛3克。

【功用】　疏风散邪，通络止痛。

【主治】　风邪头痛。治疗风邪外袭，肺气失宣而致鼻塞、涕多之鼻窒症。

【方解】　方中重用川芎辛温祛风活血而止头痛；薄荷、荆芥、白芷、羌活疏风止痛，清利头目；细辛散寒止痛；防风辛散上部风邪；炙甘草益气和中，调和诸药。

【药理】　实验研究显示川芎能在炎症的早期渗出性阶段发挥抗炎作用，并能抑制炎症的晚期增殖病变，同时能抑制醋酸引起的小鼠扭体次数，提示川芎嗪及阿魏酸具有抗炎及镇痛作用。

【用法】 将上药研末。每次取6克，食后用清茶调下。每日两次。亦可不研末，水煎服。每日1剂。

【方六】 防风散

【出处】 《世医得效方》

【组成】 防风、羌活各15克，薄荷、大黄6克，当归、栀子、川芎各10克，蝉蜕9克，甘草6克。

【功用】 疏风清热，消肿通窍。

【主治】 风热外袭，引动肺胃内热，上灼鼻窍而致鼻窒症，见鼻部疼痛或鼻涕量多，发热、便秘者。

【方解】 方中防风、羌活疏散风邪；薄荷、栀子、蝉蜕疏风清热通窍；当归、大黄、川芎清热凉血活血；甘草调和诸药。

【药理】 实验研究显示防风含有挥发油、甘露醇、苦味苷等，具有抗病毒解热镇痛作用，对绿脓杆菌、金黄色葡萄球菌、溶血性链球菌、痢疾杆菌有一定的抗菌作用，其挥发油能增强吞噬细胞功能。

【用法】 将上药共研为粗末。每次取12克，加灯心100厘米，竹叶10片，水煎服。每日两次。或可不研末，水煎服，每日1剂。

九、慢性鼻窦炎

慢性鼻窦炎是鼻窦黏膜的慢性卡他性或化脓性炎症，多因急性鼻窦炎反复发作未彻底治愈而迁延所致，以双侧发病或多窦发病常见。临床表现以鼻流浊涕、鼻塞、头痛经久不愈为主症。

本病属于中医学“鼻渊”范畴，是鼻科慢性常见病、多发病之一，病程较长，缠绵难愈。古代医家又将本病命名为“脑漏”“脑渗”“控脑痧”等。

【方一】 二陈汤

【出处】 《太平惠民和剂局方》

【组成】 半夏6克，橘红15克，白茯苓12克，甘草6克。

【功用】 宣肺化痰，祛浊通窍。

【主治】 痰浊阻肺鼻流白黏涕，量多，鼻塞，头昏。

【方解】 方中半夏、茯苓燥湿化痰；陈皮、甘草理气和中。可加白芷、厚朴、苍术等加强化浊祛痰之力，加辛夷、苍耳子、石菖蒲等宣通鼻窍。

【药理】　现代药理研究证明陈皮能刺激呼吸道黏膜，使分泌物增多，利于排除；茯苓能提高单核细胞的吞噬能力，促进体液免疫力。

【用法】　水煎服，每日 1 剂，每日两次。

【方二】　辛夷清肺饮

【出处】　《医宗金鉴》

【组成】　辛夷花 9 克，生甘草 6 克，石膏 24 克，知母 15 克，栀子 12 克，黄芩 6 克，枇杷叶 12 克，升麻 12 克，百合 12 克，麦冬 12 克。

【功用】　宣肺清热，解郁通窍。

【主治】　肺经蕴热涕黄量少，鼻塞；检查见鼻肌膜红肿，中鼻道有脓涕，可有头痛、咽痒、咳嗽，吐少量黄痰等。

【方解】　方中以辛夷宣畅肺气，散邪通窍；升麻、枇杷叶、黄芩、山栀子、石膏、知母清热泄肺；百合、麦冬润肺养阴；甘草调和诸药。

【药理】　现代药理研究发现石膏能降低血管通透性，有消炎、抗水肿作用，煅制后能收敛黏膜、皮肤等组织，减少分泌。

【用法】　水煎服，每日 1 剂，每日两次。

【方三】　温肺止流丹

【出处】　《辨证录》

【组成】　诃子 3 克，甘草 3 克，桔梗 9 克，鱼脑骨（煅过存性）15 克、荆芥 1.5 克，细辛 1.5 克，人参 1.5 克。

【功用】　温补肺脏，散寒通窍。

【主治】　肺气虚寒间歇性鼻塞，鼻涕黏白，嗅觉减退，头昏头胀。

【方解】　人参、甘草、诃子补肺敛气；细辛、荆芥疏散风寒；桔梗、鱼脑石散结除涕。

【药理】　现代药理研究发现诃子对白喉杆菌、痢疾杆菌、变形杆菌、绿脓杆菌、溶血性链球菌、肺炎双球菌及金黄色葡萄球菌等有显著的抑制作用，另有抗流感病毒的作用。

【用法】　将上药研细末，糊丸，每服 5 克，每日两次。

【方四】　参苓白术散

【出处】　《太平惠民和剂局方》

【组成】 炒扁豆24克，人参12克、白术12克，茯苓12克，陈皮9克，怀山药12克，莲子肉9克，薏苡仁9克，砂仁3克，桔梗6克，炙甘草6克。

【功用】 健脾利湿，益气通窍。

【主治】 脾气虚弱鼻涕白黏或黄稠，量多，头昏重，嗅觉减退，鼻塞较重。

【方解】 人参、白术、茯苓、甘草补脾益气；山药、扁豆、薏苡仁、砂仁健脾渗湿；桔梗开宣肺气，祛痰排脓。

【药理】 现代药理研究表明白术具有促进血液循环作用。人参能增强网状内皮系统及白细胞的吞噬能力。茯苓能提高单核细胞的吞噬能力，促进体液免疫力。

【用法】 水煎服，每日1剂，每日两次。

【方五】 肾气丸

【出处】 《济生方》

【组成】 熟地黄24克，炒山药12克，山茱萸12克，泽泻12克，茯苓12克，牡丹皮15克，官桂9克，炮附子6克，川牛膝9克，车前子9克。

【功用】 温补肾阳，散寒通窍。

【主治】 肾阳虚衰鼻涕清稀，量多不止，鼻塞，嗅觉减退，鼻痒，喷嚏时作，每遇风冷则症状加重。

【方解】 方中六味地黄汤滋肾健脾，以资化源；附子、肉桂温肾壮阳；牛膝、车前子补肾利水。

【药理】 现代药理研究发现山茱萸对金黄色葡萄球菌、志贺痢疾杆菌、绿脓杆菌有不同程度抑制作用。

【用法】 水煎服，每日1剂，每日两次。

【方六】 通窍活血汤

【出处】 《医林改错》

【组成】 桃仁12克，红花9克，赤芍12克，川芎12克，老葱3根，生姜9克，大枣5枚，麝香0.3克，黄酒半斤。

【功用】 活血化瘀，解毒除渊。

【主治】 气血瘀阻鼻涕白黏或黄稠，鼻塞较甚，头昏沉闷痛，痛无定时，迁延不愈。

【方解】 方中以桃仁、红花、川芎、赤芍活血化瘀，疏通脉络，以导滞通窍；以麝香芳香通窍，老葱、姜枣调和营卫。

【药理】 红花黄素可增加与改善纤维蛋白溶酶活性，改善微循环。赤芍对伤寒杆菌、金黄色葡萄球菌、溶血性链球菌有较强抑制作用，对流感病毒也有一定抑制作用。

【用法】 将前7味煎一盅，去滓，将麝香入酒内再煎二沸，临卧服。

十、鼻出血

鼻出血是耳鼻咽喉科临床常见症状之一，可单纯由鼻腔、鼻窦疾病引起，也可由某些全身性疾病所致，以前者为多见，可单侧出血，亦可双侧出血，表现为间歇性反复出血或持续性出血。轻者鼻涕带血，重者可大量出血而休克，反复出血可导致贫血。

中医学将本病称为“鼻衄”，古人根据病因和症状不同尚有不同的命名，如伤寒鼻衄、时气鼻衄、虚劳鼻衄、经行鼻衄、红汗、鼻洪、鼻大衄等。

【方一】 桑菊饮

【出处】 《温病条辨》

【组成】 桑叶18克，菊花15克，桔梗9克，连翘9克，杏仁9克，薄荷6克，芦根12克，甘草6克。

【功用】 疏风清热，凉血止血。

【主治】 外感风热或燥热之邪犯肺，邪热循经上壅鼻窍，热伤阳络发为鼻衄。

【方解】 方中重用桑叶疏散上焦肺热；菊花散风热，清利头目而肃肺，杏仁、桔梗宣利肺气；连翘、薄荷清热解毒；芦根清热生津止渴；甘草调和诸药。

【药理】 现代药理研究发现菊花具有缩短凝血时间的作用，还能抑制组织胺所致局部毛细血管通透性增加。

【用法】 水煎服，每日1剂。每日两次。

【方二】 凉膈散

【出处】 《太平惠民和剂局方》

【组成】 川大黄、朴硝、甘草各600克，山栀子、薄荷叶、黄芩各

300 克，连翘1.2千克。

【功用】 清胃泻火，凉血止血。

【主治】 胃平素有积热或过食辛燥，胃热炽盛，循经上炎，损伤鼻中阳络，血液妄行，由鼻而出，发为鼻衄。

【方解】 黄芩、栀子清热泻火；薄荷、连翘疏解外邪；竹叶清热利尿，引热下行；大黄、芒硝、甘草利膈通便。全方清上泻下，火热清，则鼻衄止。

【药理】 现代药理研究发现连翘具有抗炎、解热、提高免疫功能，促进白细胞吞噬功能。大黄能改善毛细血管脆性，促进血小板增生，缩短凝血时间，从而止血。

【用法】 上研为粗末。每服 6 克，水 300 毫升，入切片，蜜少许煎至 210 毫升，食后温服，小儿可服 1.5 克。每日两次。

【方三】 *龙胆泻肝汤*

【出处】 《医方集解》

【组成】 龙胆草 12 克，栀子 18 克，黄芩 9 克，泽泻 12 克，车前子 9 克，木通 6 克，当归 12 克，生地黄 12 克，柴胡 12 克，甘草 6 克。

【功用】 清肝泻火，凉血止血。

【主治】 情志不遂，肝郁化火或暴怒伤肝，肝火上逆，蒸迫鼻窍，血随火动，血溢脉外发为鼻衄。

【方解】 方中龙胆草、栀子、黄芩清肝，生地黄、当归养血调肝，佐柴胡疏肝解郁，车前子、木通、泽泻利湿清热，甘草调和诸药。

【药理】 本方中所含栀子、黄芩均有良好的止血作用。

【用法】 水煎服，每日 1 剂。每日 2 次。

【方四】 *泻心汤*

【出处】 《金匮要略》

【组成】 黄连 9 克，黄芩 12 克，大黄 6 克。

【功用】 清心泻火，凉血止血。

【主治】 五志过极，心火亢盛，迫血妄行，鼻血外涌可发为鼻衄。

【方解】 大黄、黄芩、黄连苦寒直折，清心泻火；可加白茅根、侧柏叶、茜草等加强凉血止血之功；心烦不寐可加生地黄、木通、莲籽心以清热养阴，引热下行。

【药理】 现代药理研究发现大黄能改善毛细血管脆性，促进血小板增生，缩短凝血时间，从而止血。

【用法】　水煎服，每日 1 剂。每日 2 次。

【方五】　知柏地黄汤

【出处】　《医宗金鉴》

【组成】　熟地黄 24 克，知母 18 克，黄柏 15 克，山药 12 克，山茱萸 12 克，茯苓 9 克，泽泻 9 克，牡丹皮 9 克。

【功用】　滋阴降火，凉血止血。

【主治】　阴虚火旺虚火上炎，血液升腾溢于鼻窍，发为鼻衄。

【方解】　方中地黄滋补肾阴，山茱萸、山药补肝肾，泽泻、茯苓泄肾健脾利湿，牡丹皮泻火祛瘀，知母、黄柏泄虚火。

【药理】　现代药理研究发现黄柏有保护血小板，使之不易破碎的作用，并能促进瘀血吸收。

【用法】　水煎服，每日 1 剂。每日 2 次。

【方六】　归脾汤

【出处】　《济生方》

【组成】　人参 12 克，白术 12 克，茯神 12 克，炙甘草 6 克，黄芪 12 克，龙眼肉 9 克，酸枣仁 9 克，木香 9 克。

【功用】　健脾益气，摄血止血。

【主治】　脾不统血脾气虚弱，气不摄血，血不循经，溢于脉道，发为鼻衄。

【方解】　本方气血双补，兼养心脾，脾旺生化有源，统血摄血之权自复。

【药理】　现代药理研究发现黄芪能使疲劳和受害的肌细胞很快恢复，增强体力；有增强毛细血管抵抗力的作用，可防止氯仿、组织胺或负压所造成的渗透性增加现象，并能使 X 射线引起脆性增加的病理现象迅速恢复。

【用法】　水煎服，每日 1 剂。每日两次。

十一、咽喉炎

咽喉炎属上呼吸道疾病，指咽部黏膜和淋巴组织的炎性病变。常由受凉、劳累等诱发，以细菌、病毒侵犯咽喉部的黏膜而引起。主要症状为咽痛咽痒、吞咽困难、发热、声音嘶哑，轻则声音低、毛糙，重则失音。根据发病的时间和症状的不同，可分为急性咽炎和慢性咽炎。

该病属中医“喉痹”“喉喑”范畴，喉痹原指咽部肿胀，闭塞不通，又称喉闭。现代中医耳鼻咽喉科把喉痹范围缩小，专指咽部红肿疼痛，或微红而咽痒干燥等症状为主的疾病。喉喑是指以声音嘶哑为主要症状的喉部疾病。

【方一】 少阴甘桔汤

【出处】 《外科正宗》

【组成】 桔梗6克，甘草3克，陈皮、川芎、黄芩、柴胡、玄参各1.8克，羌活、升麻各1.2克。

【功用】 养阴清热，凉血利咽。

【主治】 治疗肾虚而虚火上灼咽喉，经脉气血不畅乃致喉痹，见咽痛手足心热、头晕、脉细数者。

【方解】 桔梗宣通气血，泻火散寒，清利头目咽喉，开胸膈滞气；甘草有补有泻，能表能里，可升可降味甘；陈皮行气健脾，燥湿化痰；川芎补血润燥，黄芩清热燥湿解毒；柴胡解表退热；玄参养阴生津；羌活散寒祛风，胜湿止痛；升麻散风，解毒，升阳。

【药理】 桔梗具有祛痰、镇咳、抗炎、提高人体免疫力等广泛的药理活性；橘皮中的挥发油对消化道有刺激作用，能化气健胃；川芎抗菌；黄芩具有抗炎作用；柴胡具有解热、退热、镇静、镇痛作用；玄参能抑菌，中和毒素；羌活有解痉镇痛作用；升麻具有抗菌、镇静作用。甘草中的甘草酸具有明显的抗炎作用。

【用法】 用水400毫升，加葱白1根，煎取320毫升，温服。每日两剂。

【方二】 射干鼠粘子汤

【出处】 《小儿痘疹方论》

【组成】 牛蒡子120克，炙甘草、升麻、射干各30克。

【功用】 宣肺利咽，泻火解毒。

【主治】 治疗喉痹初起，咽痛，咽中异物感，轻度恶寒发热者。

【方解】 牛蒡子清热解毒，消肿散结；升麻，轻宣升扬，解毒甘辛微苦；甘草有补有泻，能表能里，可升可降味甘。

【药理】 牛蒡子煎剂对肺炎双球菌有显著抗菌作用，有解热、利尿作用；升麻具有抗菌、镇静作用。甘草具有明显的抗炎作用。

【用法】 上药为粗末，每次用 9 克，以水 300 毫升，煎取 180 毫升，去渣温服。每日两次。

【方三】 清咽汤

【出处】 《北京中医》

【组成】 桑叶 10 克，麦冬 30 克，玄参 15 克，薄荷（后下）6 克，生石膏 20 克，阿胶 10 克，甘草 10 克，太子参 15 克，牛蒡子 15 克。

【功用】 清热祛风，滋阴养血。

【主治】 治疗肺胃阴虚，虚火上炎而致喉痹。症见咽干咽痛，渴不多饮，咽部充血，舌红苔少等。

【方解】 方中麦冬、玄参滋阴清热；桑叶、薄荷、牛蒡子辛凉透气以开喉结；甘草以疗咽伤；生石膏清热生津；阿胶滋阴养血；太子参补气生津养血。

【药理】 桑叶有抗菌和抗病毒、抗衰老等多种药理活性；麦冬具有耐缺氧、抗衰老、降血糖等药理作用；薄荷有发汗解热作用；生石膏能抑制汗腺中枢，故有清热止汗的作用。阿胶养血补血，其养血补血效果明显，尤其用于血虚引起的疾病。玄参能抑菌，中和毒素；牛蒡子煎剂对肺炎双球菌有显著抗菌作用；水浸剂对多种致病性皮肤真菌有不同程度的抑制作用，还有解热、利尿作用。

【用法】 水煎服，每日 1 剂。

【方四】 胖银汤

【出处】 《贵州医药》

【组成】 胖大海 2 枚，银花 2 克，穿心莲 2 克，薄荷 1 克。

【功用】 疏风清热利咽。

【主治】 治疗慢性喉痹因感受风热而发作者。

【方解】 银花、穿心莲清热解毒；薄荷辛凉利咽解毒；胖大海清肺利咽、润肠通便。

【药理】 胖大海素有抗炎、解痉、止疼作用；金银花抗病原微生物，对各种致病菌、病毒如金黄色葡萄球菌、溶血性链球菌、肺炎双球菌都有对抗作用；穿心莲具有增强免疫、抗病毒等多种药理作用；薄荷油有发汗、解热和中枢兴奋作用。

【用法】 将上药用开水冲泡后当茶饮，每日少量或多次饮用。

【方六】 射干汤

【出处】 《外台秘要》

【组成】 当归6克，升麻3克，白芷9克，射干、炙甘草、杏仁各3克，犀角屑0.05克。

【功用】 活血清火，解毒利咽。

【主治】 治疗热郁肺经，血脉气血阻滞之喉痹。

【方解】 当归补血养血；升麻、射干、犀角清热解毒；白芷解表散风通窍；杏仁止咳平喘、润肠通便；甘草解毒补气生津以疗咽伤。

【药理】 当归具有抗炎作用，增强机体免疫功能，保护肝脏和肾脏等作用；升麻具有抗菌、镇静作用。射干煎剂或浸剂，对皮肤真菌有抑制作用；白芷具有解热、镇痛、抗炎、改善局部血液循环等作用；甘草具有抗炎作用；犀角煎剂有抗炎、抗感染和止血作用。

【用法】 前6味水煎服，犀角屑另冲服，每日1剂。

十二、牙痛

牙痛是指牙齿因某种原因引起的疼痛，为口腔疾病中最常见的症状之一。其表现为：牙龈红肿、遇冷热刺激痛、面颊部肿胀等。牙痛大多由牙龈炎和牙周炎、龋齿（蛀牙）或折裂牙而导致牙髓（牙神经）感染所引起的。

该病属中医“牙宣”“骨槽风”范畴中医认为牙痛是由于外感风邪、胃火炽盛、肾虚火旺、虫蚀牙齿等原因所致。

【方一】 荜茇散

【组成】 荜茇、高良姜、细辛、胡椒各等份。

【功用】 温经散寒，通络止痛。

【主治】 治疗龋齿牙痛，因冷加重，或口疮色白，周围不充血者。

【方解】 方中荜茇、良姜、细辛味辛性温，芳香走窜，取其温散之性，以发散郁火及风热，胡椒温中止痛，杀虫。

【药理】 现代药理研究证明，以上诸药均有镇痛、抗菌、消炎的作用。

【用法】 将上药共研细末，过筛装瓶备用。牙痛时取药粉少许，塞入鼻孔内用力吸入。

【方二】　竹叶石膏汤

【出处】　《伤寒论》

【组成】　竹叶 15 克，石膏 30 克，半夏 9 克，麦门冬 15 克，人参 6 克，炙甘草 6 克，粳米 15 克。

【功用】　清热生津，益气和胃。

【主治】　治疗胃热内盛，阴津受伤，而致牙痛牙宣等症。

【方解】　本方是由白虎汤去知母，加竹叶、人参、麦冬、法夏而成。方中竹叶、石膏清解气分邪热；人参、麦冬益气养阴；法夏和胃降逆；甘草、粳米益胃，又可使寒凉清泄而不伤中气。法夏配麦冬，燥润结合，以润制燥，使得补而不腻。本方清补兼施，邪热与气阴兼顾，可称得两全其美。

【药理】　竹叶具有优良的抗菌、抗病毒等作用；石膏内服有解热、镇痉和消炎作用；半夏具有镇咳，祛痰，镇吐，抗溃疡；人参能消炎，止痛，提高机体免疫力。

【用法】　将上药加水煎煮，第一煎 20 分钟，第二煎 15 分钟，每煎 350 毫升，放温服用，早晨饭前，晚上临睡前服下。

【方三】　清胃散

【组成】　生地黄 6 克，当归身 6 克，牡丹皮 9 克，黄连 6 克，升麻 9 克。

【功用】　清胃凉血。

【主治】　胃火牙痛。

【方解】　方用苦寒泻火之黄连为君，直折胃腑之热。臣以甘辛微寒之升麻，一取其清热解毒，以治胃火牙痛；一取其轻清升散透发，可宣达郁遏之伏火，有“火郁发之”之意。黄连得升麻，降中寓升，则泻火而无凉遏之弊；升麻得黄连，则散火而无升焰之虞。生地黄凉血滋阴；牡丹皮凉血清热，皆为臣药。当归养血活血，以助消肿止痛，为佐药。升麻兼以引经为使。诸药合用，共奏清胃凉血之效，以使上炎之火得降，血分之热得除，于是循经外发诸症，皆可因热毒内彻而解。

【药理】　生地黄有明显的抗炎作用，有免疫增强作用，且与机体的免疫功能状态密切相关，在机体免疫功能低下时其增强更为明显；当归对渗出性炎症有明显抑制作用，且能镇痛；牡丹皮能抗炎，解热镇痛；黄连有较强的广谱抗菌作用，抗病毒，抗炎，解热。

【用法】　作汤剂，水煎服，日 1 剂。

【方四】 玉女煎

【出处】 《景岳全书》

【组成】 石膏9～15克，熟地黄9～30克，麦冬6克，知母5克，牛膝5克。

【功用】 清胃热，滋肾阴。

【主治】 胃热阴虚之牙痛。

【方解】 方中石膏辛甘大寒，清阳明有余之火而不损阴，故为君药。熟地黄甘而微温，以滋肾水之不足，用为臣药。君臣相伍，清火壮水，虚实兼顾。知母苦寒质润、滋清兼备，一助石膏清胃热而止烦渴，一助熟地黄滋养肾阴；麦门冬微苦甘寒，助熟地黄滋肾，而润胃燥，且可清心除烦，二者共为佐药。牛膝导热引血下行，且补肝肾，为佐使药，以降上炎之火，止上溢之血。

【药理】 石膏有解热，消炎作用；熟地黄能增强免疫功能；麦冬对多种细菌有抑制作用；知母煎剂对葡萄球菌、伤寒杆菌有较强的抑制作用，对痢疾杆菌、副伤寒杆菌、大肠杆菌、枯草杆菌、霍乱弧菌也有抑制作用；牛膝能促进炎性肿胀消退。

【用法】 水煎服，煎七分，温服或冷服。

【按语】 大便溏泻者，不宜用本方。

【方五】 清香散

【出处】 《普济方》

【组成】 川芎、蒿本各30克，防风、羌活各6克，细辛9克，香白芷30克，甘草15克。

【功用】 祛风散寒止痛。

【主治】 风冷牙痛。

【方解】 方中藁本、防风祛风散寒，胜湿止痛，白芷解表散风，通窍止痛，尤除擅阳明经风湿之邪；细辛芳香走窜，能祛风寒，止疼痛；羌活辛温发表力强，有散寒祛风，胜湿止痛之功；川芎活血行气，祛风止痛。

【药理】 羌活、细辛有抗炎、镇痛作用；藁本有抗菌、镇痛作用；白芷对大肠杆菌、痢疾杆菌、伤寒杆菌、绿脓杆菌有一定的抑制作用；以上各药均有镇痛作用。

【用法】 上为细末。每服9克，食后用清茶调服。如痛甚者，加黑锡丹30粒。每日两次。

【方六】 翘荷汤

【出处】 《温病条辨》

【组成】 薄荷4.5克，连翘4.5克，生甘草3克，黑栀皮4.5克，桔梗9克，绿豆皮6克。

【功用】 清热肃肺止痛。

【主治】 治疗燥气化火上灼齿牙而致疼痛者。

【方解】 薄荷疏散风热，清利头目；连翘苦寒，苦能泻火，寒能清热，长于清心火，散上焦风热；栀子皮偏于达表而祛肌肤之热；绿豆皮清热解毒；桔梗辛散苦泄，宣肺利咽开音。

【药理】 薄荷有抑菌作用，能消炎、止痛；连翘有广谱抗菌作用，对金黄色葡萄球菌有很强的抑制作用，有抗炎作用；栀子能解热、镇痛；桔梗有镇痛作用。

【用法】 将上药以水400毫升，煮取200毫升，顿服之。每日两剂，甚者每日3剂。

十三、急性扁桃体炎

急性扁桃体炎是腭扁桃体的一种非特异性急性炎症，常伴有一定程度的咽黏膜及咽淋巴组织的急性炎症。临床表现可为恶寒、高热、可达39～40°C，尤其是幼儿可因高热而抽搐、呕吐或昏睡、食欲不振、便秘及全身酸困等。局部咽痛明显，吞咽时尤甚，剧烈者可放射至耳部，幼儿常因不能吞咽而哭闹不安。儿童若因扁桃体肥大影响呼吸时可妨碍其睡眠，夜间常惊醒不安。主要致病菌为乙型溶血性链球菌，葡萄球菌，肺炎双球菌。细菌和病毒混合感染也不少见。急性扁桃体炎往往是在慢性扁桃体基础上反复急性发作。有时则为急性传染病的前驱症状，如麻疹及猩红热等是咽部常见病，多发生于儿童及青年。

中医称为“乳蛾”“喉蛾”或“莲房蛾”。常发生于儿童及青少年。急性扁桃体炎多因受凉、潮湿、劳累、营养不良、感冒等因素使抵抗力下降，导致扁桃体部位的细菌大量繁殖而发病，常易反复发作。

【方一】 急性扁桃体炎方剂一

【出处】 《中药方剂大全》

【组成】 生石膏（先煎）25克，玄参10克，板蓝根10克，儿茶5克。

【功用】 清热解毒，利咽消肿。

【主治】 小儿急性扁桃体炎。

【方解】 石膏辛甘性寒清热泻火，除烦止渴；玄参清热凉血，滋阴解毒；板蓝根凉血解毒利咽；儿茶清肺化痰，活血散瘀。

【药理】 药理研究表明，石膏有一定的解热作用，并能提高机体抵抗力；玄参对各种致病菌均有抑制作用，尤对金黄葡萄球菌最明显；板蓝根具有抗菌、抗病毒、促进免疫的作用；儿茶素抗菌、除臭、抗氧化。

【用法】 水煎待温，分次服。

【方二】 急性扁桃体炎方剂二

【出处】 《中药方剂大全》

【组成】 金银花15克，大青叶15克，板蓝根5克，锦灯笼6克，桔梗6克，甘草6克，牛蒡子6克，玄参6克，牡丹皮6克，赤芍10克，马勃5克，青蒿15克，薄荷6克，蒲公英10克，黄芩6克。

【功用】 解毒清热，散瘀消肿。

【主治】 小儿急性扁桃体炎，症见发热，咽喉肿痛，扁桃体肿大，充血明显，或有分泌物，舌质红或舌尖边红，苔薄黄或黄厚，脉数。

【方解】 金银花疏散风热；板蓝根、蒲公英清热解毒；牛蒡子、大青叶、马勃清火利咽；玄参养阴生津；黄芩清热泻火；牡丹皮清热凉血；桔梗利咽消肿排脓；薄荷疏风清热。

【药理】 板蓝根具有抗菌、抗病毒、促进免疫的作用；银花、连翘、马勃、黄芩有抗病毒作用；蒲公英也有良好的抗感染作用；金银花、黄芩有提高机体免疫力作用。牛蒡子有解热、抗细菌、病毒等病原微生物作用；玄参有解热、抗菌作用。

【用法】 水煎服，日1剂。

【方三】 清咽汤

【出处】 《湖南中医杂志》

【组成】 银花30克，野菊花30克，蒲公英30克，射干15克，紫花地丁15克，板蓝根30克，玄参15克，桔梗15克，蝉衣6克，甘草6克。

【功用】 清热解毒，消肿止痛。

【主治】 急性扁桃体炎。

【方解】 银花、野菊花疏风清热，泻火解毒；蒲公英、地丁解毒排脓；射干、桔梗利咽消肿排脓；玄参、板蓝根凉血解毒利咽；大黄泻火解毒通便；石膏清热泻火；蝉蜕、薄荷疏风清热；甘草调和诸药。

【药理】　银花对多种细菌均有良好的抗菌作用（包括链球菌和金黄色葡萄球菌）；蒲公英也有良好的抗感染作用，对金黄色葡萄球菌耐药菌株、溶血性链球菌有较强的杀菌作用；野菊花能抑制金黄色葡萄球菌；大黄有明显的抗菌作用，对链球菌很敏感，且不易产生抗药性；地丁抗菌消炎，可治一切化脓性感染，对于扁桃体化脓者效果尤佳；射干、板蓝根、桔梗、甘草能抗炎、抗病毒，是治咽部感染的良药；玄参能扩张血管，促进局部血液循环，从而消除炎症。

【用法】　每煎加水 600 毫升，武火煎 15～20 分钟，取汁，频频呷服，日服 1 剂，连服 5 天。

【方四】　消蛾汤

【出处】　《山东中医杂志》

【组成】　金银花 10 克，黄芩、连翘各 5 克，鱼腥草 9 克，芦根、蝉蜕、荆芥、柴胡各 6 克，木蝴蝶、生大黄（后下）各 3 克。

【功用】　疏风清热泻火、解毒消肿利咽。

【主治】　小儿急性扁桃体炎。症见咽痛，吞咽困难，伴有发热乳蛾肿大、表面脓点或有小脓肿，精神食欲欠佳，大便干结等。

【方解】　紫苏、荆芥、蝉蜕疏风清热，金银花、连翘、黄芩、鱼腥草清热解毒，木蝴蝶清热利咽，大黄泻下解毒，使壅滞腐败得消。

【药理】　金银花、黄芩、连翘、鱼腥草、大黄等有抗细菌、病毒等病原微生物作用，柴胡、金银花、大黄有解热抗炎作用，金银花、黄芩尚有提高机体免疫力作用。

【用法】　每日 1 剂，连服 3 剂。

【方五】　利咽解毒汤

【出处】　《四川中医》

【组成】　金银花 10 克，大青叶 10 克，蒲公英 10 克，射干 10 克，牛蒡子 15 克，桔梗 10 克，芦根 3 克，甘草 6 克。

【功用】　清热解毒、清利咽喉。

【主治】　小儿急性扁桃体炎。症见发热、咽红、扁桃体肿大，可伴或不伴脓栓，大便干结等。

【方解】　方中金银花疏散风热并解毒利咽；大青叶、蒲公英、射干解毒利咽为主药；佐以牛蒡子利咽散结；桔梗开声利咽；甘草解毒并调和诸药。诸药合用，共奏疏散风热、解毒利咽、清热生津之功效。

【药理】 方中金银花、大青叶、射干均具抗病毒作用；蒲公英有抗炎抑菌的作用。鱼腥草还有明显促进外周血白细胞吞噬能力和提高血清解毒能力，促进免疫球蛋白形成，增强机体免疫功能，提高宿主抗感染能力。

【用法】 每日1剂，水煎服。年龄小于3岁者频频饮用，大于3岁者分早、中、晚3次服完。

【方六】 乳蛾清消饮

【出处】 《陕西中医》

【组成】 金银花、胖大海各6~15克，青天葵、玄参、大青叶、蒲公英各8~15克，桔梗、僵蚕、射干各4~10克，赤芍、牡丹皮各5~10，甘草3~8克，苇茎10~15克。

【功用】 清热解毒，消肿散结，利咽止痛。

【主治】 急性扁桃体炎。

【方解】 金银花、胖大海、青天葵清热泻火、解毒消肿；大青叶、蒲公英、苇茎清热泻肺；玄参、赤芍、牡丹皮滋阴凉血活血；僵蚕、射干、桔梗祛风利咽止痛；甘草缓急止痛调和诸药。

【药理】 有明显的解热、抗炎、抑菌、镇痛及镇静作用。

【用法】 每日1剂，水煎分3~4次服，7天为1个疗程。

十四、外耳道炎

外耳道炎是由细菌感染所致的外耳道皮肤的弥漫性炎症，任何年龄均可发病。常见致病菌为金黄色葡萄球菌、链球菌、绿脓杆菌等。挖耳或异物损伤、药物刺激、化脓性中耳炎的脓液或游泳、洗澡等水液浸渍，易引发急性外耳道炎。其他疾病如慢性化脓性中耳炎、贫血、维生素缺乏、糖尿病等亦可导致本病的发生。急性外耳道炎如治疗不及时或不得当会转为慢性。

【方一】 栀子清肝汤

【出处】 《医宗金鉴·外科心法要诀》

【组成】 栀子、川芎、当归、柴胡、白芍各3克，牡丹皮、牛蒡子各6克，煅石膏10克，黄芩、黄连、甘草各1.5克。

【功用】　清肝泻火，解毒活血。

【主治】　治疗肝胆火热上灼而致外耳疾患，如外耳道疖、外耳道炎、外耳湿疹、外耳道乳头状瘤等。

【方解】　栀子性寒，味苦，具有泻火除烦、清热利尿、凉血解毒之功能；柴胡疏肝解郁；当归养血活血；白芍柔肝；配合牛蒡子散热利咽消肿；本品配黄芩，能泻肺火；配以黄芩，能泻三焦火、清心热；配以生地黄、牡丹皮，能凉血止血；牛蒡子疏散风热，宣肺透疹，解毒利咽。

【药理】　栀子能解热、镇痛；牡丹皮具有镇静、催眠、抗菌、抗炎、抗氧化等作用；石膏有解热，消炎作用；黄芩、黄连有解热、抗病毒作用；牛蒡子有抗菌、抗病毒作用；白芍具有抗炎、镇痛、消肿、免疫调节等作用。

【用法】　水煎服。每日 1 ~ 2 剂。

【方二】　银花解毒汤

【出处】　《疡科心得集》

【组成】　金银花、紫地丁、赤茯苓、连翘各 10 克，夏枯草 10 克，牡丹皮 6 克，黄连 3 克，犀角（磨服）0.1 克。

【功用】　清热解毒，泻火凉血。

【主治】　治疗风热邪毒犯上，而致耳疖、耳疮（外耳道炎）。

【方解】　银花、连翘清热解毒，散结消肿；地丁、夏枯草清热，泻肝火；黄连清热泻火；牡丹皮凉血止血；赤茯苓行水，利湿热。

【药理】　金银花、连翘具有抗细菌、病毒等病原微生物作用；夏枯草的有效成分对金色葡萄球菌、链球菌和肺炎双球菌等均有较强的抑制作用；黄连有解热、抗菌、抗病毒、抗炎、抗过敏、促进免疫功能；地丁解热、抗病毒。

【用法】　水煎服。犀角若缺乏，可以用水牛角片 30 克煎服。

【按语】　犀角用水牛角代替。

【方三】　柴胡清肝汤

【出处】　《外科正宗》

【组成】　川芎、当归、白芍、生地黄、柴胡、黄芩、山栀、天花粉、防风、牛蒡子、连翘、甘草节各 3 克。

【功用】　清肝散火，活血祛风。

【主治】　治疗耳疖、耳疮（外耳道炎），见耳道红肿疼痛，或有少许脓液者。

【方解】 生地黄性寒，能凉血清热、滋阴补肾、生津止渴；连翘清热，解毒，散结，消肿；黄芩、牛蒡子清热泻火，解毒利咽；白芍味甘、酸，性微寒，有养血的作用；天花粉养阴生津。

【药理】 本方具有镇痛、消炎、解毒、降血压、改善体质等作用。

【用法】 将上药加水400毫升，煎至300毫升，空腹时服，每日1～2剂。

【方四】 **当归川芎散**

【出处】 《证治准绳·类方》

【组成】 当归、川芎、柴胡、白术、芍药各3克，山栀3.5克，牡丹皮、茯苓各2.4克，蔓荆子、甘草各1.5克。

【功用】 养血清肝，疏风散热。

【主治】 治疗血虚肝旺，耳疮耳内痒痛，溢脓。

【方解】 当归、川芎行气活血；白芍养血柔肝；柴胡解表，退热，疏肝解郁；栀子清热泻火；牡丹皮清热凉血；蔓荆子疏散风热，清利头目；茯苓利水渗湿，健脾安神；甘草缓急，止痛。

【药理】 柴胡具有解热、镇静、镇痛、抗菌、抗肝损伤、抗病毒（流感病毒）等作用；茯苓能提高机体免疫力；蔓荆子具有镇痛、抗炎、祛痰。

【用法】 水煎服。每日1剂。

【方五】 **托里消毒散**

【出处】 《妇人良方》

【组成】 人参、黄芪、当归、川芎、白芍、白术、茯苓各3克，金银花、白芷各2.1克，甘草1.5克。

【功用】 托毒排脓。

【主治】 治疗耳疖、耳疮，脓耳脓水清稀，能收口干燥，正气不足，神萎乏力者。

【方解】 太子参、茯苓、白术、生黄芪、当归、白芍补益气血，托毒外出，白芷托里排脓，甘草缓急止痛。

【药理】 茯苓能提高机体的抗病能力；生地黄具有抑制真菌，利尿，利肝胆作用；白芍有抗炎、镇痛、消肿作用；白芷除了具有解热、镇痛、抗炎等作用，还能改善局部血液循环。

【用法】 水煎服。每日 1 剂。

【方六】 芩柏滴耳液

【出处】 《辽宁中医杂志》

【组成】 黄芩黄柏各 12 克，枯矾 6 克，冰片 3 克，麻油 500 毫升。

【功用】 清热消肿止痛。

【主治】 治疗外耳道炎。

【方解】 黄芩、黄柏清热燥湿，泻火解毒，枯矾外用可以解毒、杀虫、止痒，冰片开窍醒神，清热止痛。

【药理】 黄芩有解热、降压、利尿、镇静、利胆、保肝、降低毛细血管通透性，以及抑制肠管蠕动等功能。黄柏对多种致病菌有一定的抑制作用，还有利胆、利尿、降压解热等作用，枯矾有收敛、消炎、防腐、止血的作用。冰片有一定的止痛及温和的防腐抑菌作用。

【用法】 先将黄芩、黄柏放入麻油中浸泡 24 小时，然后放入铁锅内煎炸变为黑黄色，取出后研末，与冰片、枯矾细末同时放入麻油中，过滤装瓶备用。用时以棉签蘸药液涂抹患处，或浸小纱布条纱入外耳道。每日换药 1 ~ 2 次。

十五、化脓性中耳炎

化脓性中耳炎分为急性化脓性中耳炎和慢性化脓性中耳炎。

急性化脓性中耳炎是中耳黏膜的急性化脓性炎症，好发于儿童，可在急性上呼吸道感染、急性传染病及在污水中游泳或跳水、不适当地咽鼓吹张、擤鼻或鼻腔治疗后经咽鼓管途径侵入中耳。或鼓膜外伤、鼓膜穿刺、鼓膜置管后经外耳道鼓膜途径侵入中耳。婴幼儿基于其解剖生理特点，比成人更易经此途径引起中耳感染。婴幼儿的咽鼓管短、宽而平直，如哺乳位置不当，平卧吮奶，乳汁或呕吐物可经咽鼓管流入中耳。主要症状为耳痛、耳漏和听力减退，全身症状轻重不一，婴幼儿不能陈述病情，常表现为发热、哭闹不安、抓耳摇头，甚至出现呕吐、腹泻等胃肠道症状。

慢性化脓性中耳炎是中耳黏膜、骨膜或深达骨质的慢性化脓性炎症，常与慢性乳突炎合并存在。本病极为常见。临床上以耳内反复流脓、鼓膜穿孔及听力减退为特点，可引起严重的颅内、外并发症而危及生命。常见致病菌多为变形杆菌、金黄色葡萄球菌、绿脓杆菌，以革兰氏阴性杆菌较多，无芽胞厌氧的感染或混合感染亦逐渐受到重视。

【方一】 蔓荆子散

【出处】 《仁斋直指方》

【组成】 蔓荆子、甘菊花、生地黄、赤芍、桑白皮、木通、麦冬、升麻、前胡、甘草、赤茯苓各等份。

【功用】 疏散风热，解毒消肿。

【主治】 治疗风热外袭，肺气失宣，而致耳胀（急性分泌性中耳炎）、脓耳（化脓性中耳炎，或耳鸣，耳聋初期）。

【方解】 蔓荆子疏散风热，清利头目；菊花味甘苦，性微寒，具有疏风、清热、明目、解毒的功效；桑白皮清热解毒，凉血止血；前胡宣散风热；赤茯苓甘、淡、平行水，利湿热；生地黄、麦冬滋阴润燥，生津。

【药理】 茯苓能提高机体的抗病能力；菊花镇静解热，抗病原微生物；生地黄具有抑制真菌，利尿，利肝胆作用；前胡苷元有抗菌、抗真菌作用；麦冬有明显的镇痛作用；黑升麻提取物具有抗菌、降压、抑制心肌、减慢心率、镇静作用。

【用法】 上为粗末。每次取9克，用水300毫升，加生姜3片，红枣两枚，煎至150毫升，饭后服，每日两次。

【方二】 润胆汤

【出处】 《辨证录》

【组成】 白芍30克，当归30克，柴胡3克，炒栀子6克，玄参30克，天花粉9克，菖蒲24克。

【功用】 疏肝利胆，泻火通窍。

【主治】 治疗双耳忽然肿痛，内流清水，久则变为脓血，恶寒发热，耳内有如沸汤之响，或如蝉鸣者。

【方解】 白芍养血柔肝，缓中止痛，活血；当归养血活血；栀子具有泻火除烦、清热利湿、凉血解毒、消肿止痛；天花粉养阴生津；玄参清热滋阴，泻火解毒；菖蒲理气、活血、散风、去湿。

【药理】 石菖蒲可以产生镇静镇痛作用；白芍有抗炎、镇痛、消肿作用；栀子解热镇静，免疫调节。

【用法】 水煎服。每日1剂。

【方三】 解仓饮子

【出处】 《三因方》

【组成】 赤芍药、白芍药各15克，当归、炙甘草、制大黄、木鳖子各 30 克。

【功用】 活血清热，排脓消肿。

【主治】 治疗邪热上壅，耳窍经脉气滞血瘀而致脓耳（化脓性中耳炎），耳内疼痛，脓出带血者。

【方解】 赤芍清热凉血、散瘀止痛；白芍养血柔肝，缓中止痛，活血；当归养血活血；大黄清热泻火；木鳖子消肿散结，祛毒。

【药理】 芍药苷具有抗炎、镇痛、消肿、通经、利尿作用、抗应激和免疫调节等作用；大黄有很强的清热消炎作用；木鳖子具有止血、抗炎、止痛、抗菌、促进伤口愈合等作用。

【用法】 将上药研为粗末，每次取 12 克，水煎，食后服。每日两次。

【方四】　马勃散

【出处】 《杂病源流犀烛》

【组成】 马勃、薄荷、桔梗、连翘、杏仁、通草各 6 克。

【功用】 疏风清热通窍。

【主治】 治疗风热之邪上郁而致的脓耳（化脓性中耳炎）。

【方解】 马勃性平，味辛，清肺利咽、解毒止血；薄荷清热解毒利咽；桔梗辛散苦泄性平，善于宣肺祛痰排脓；连翘清热，解毒，散结，消肿；杏仁润肺，止咳化痰；通草清热利湿。

【药理】 马勃有止血，抗菌作用；杏仁消炎、杀菌、镇痛、止痒；通草具有较好的利尿、抗炎和解热作用；薄荷、连翘抗炎、镇痛。

【用法】 水煎服，每日 1 剂。

【方五】　清白散

【出处】 《证治准绳·幼科》

【组成】 桑白皮、地骨皮各 9 克，甘草 3 克，贝母 6 克，煅寒水石 9 克，天花粉、酒芩、天门冬各 4.5 克。

【功用】 清肺化痰。

【主治】 治疗肺热痰火上壅所致的脓耳（化脓性中耳炎），耳出白脓，兼见咳嗽者。

【方解】 桑白皮、地骨皮清热解毒，凉血止血；寒水石清热降火，利窍，消肿；贝母清热，开郁散结；天花粉、天门冬养阴生津，消肿排脓。

【药理】　贝母有中枢抑制，镇静镇痛作用；桑白皮抗炎利尿，镇静镇痛；天花粉、门冬抗炎。

【用法】　上药为末。每取6克，食后用蜜水调服或白通草煎汤送下。每日两次。

【方六】　清黄散

【出处】　《证治准绳·幼科》

【组成】　防风、滑石各15克，炙甘草3克，酒炒栀子9克，藿香、酒黄连各6克。

【功用】　清肝泻火。

【主治】　治疗小儿脓耳（化脓性中耳炎）耳中流黄脓者。

【方解】　防风发表，祛风，胜湿，止痛；黄连清热燥湿解毒；滑石清热解毒，收湿敛疮；栀子具有泻火除烦、清热利湿、凉血解毒、消肿止痛。藿香性味辛微温，理气、和中、辟秽、祛湿；酒黄连清热解毒燥湿；炙甘草调和诸药。

【药理】　藿香对多种细菌有抑制作用；防风热降温，镇痛抗炎，抗菌；栀子解热镇静，免疫调节；滑石有利尿消肿，保护黏膜的作用。

【用法】　上药为末。白开水调6克，食后服。每日两次。

十六、口腔溃疡

口腔溃疡，也叫口疮、就是口内生疮，即边缘色红，中心是黄绿色的溃烂点，疼痛剧烈，流口水，常伴口臭、口干、尿黄、大便干结等症状。轻的口疮只溃烂一二处，重的口疮可扩展到整个口腔，甚至引起发烧和全身不适。

口腔溃疡的病因很不明确，可能与精神因素，病毒感染、缺少维生素、过度疲劳等有关。因此治疗应综合进行。此外，口腔溃疡也被认为与遗传、荷尔蒙等因素有关。

中医学认为：本病的发生与肝肾不足、气阴亏虚、外感湿热等密切相关，久之，湿热与气血相搏，湿、毒、瘀相互胶结，致本病反复发作，迁延难愈。同时食积，肉积、水积、气积等所至内分泌失调与脏腑功能失调，肠胃功能紊乱，免疫力下降，病菌病毒破坏口腔分泌腺体，并破坏了口腔黏膜，亦是导致本病发生的主要原因。

【方一】 珍宝散

【出处】 《丹台玉案》卷三

【组成】 珍珠9克，硼砂、青黛各3克，冰片1.5克，黄连、人中白各6克。

【功用】 清热消肿，祛腐敛疮。

【主治】 治疗口舌生疮，疼痛而影响饮食者。

【方解】 方中珍珠外用可燥湿敛疮，硼砂、青黛、冰片以清热解毒止痛，并配以黄连、人中白以清热燥湿消肿，主要合用共奏清热解毒，消肿止痛，祛腐敛疮。

【药理】 现代药理研究发现冰片局部应用对感觉神经有轻微刺激，有一定的止痛及温和的防腐作用；硼砂对皮肤黏膜有收敛保护作用和抑制某些细菌生长的作用；青黛对金黄色葡萄球菌、炭疽杆菌、志贺氏痢疾杆菌、霍乱弧菌等有抗菌作用。

【用法】 上药共为细末。每次取0.2克掺患处，每日两次。

【方二】 柳花散

【出处】 《外科正宗》卷四

【组成】 黄柏净末30克，青黛9克，肉桂3克，冰片0.6克。

【功用】 清热降火。

【主治】 治疗虚火所生之口疮，色淡而有白斑细点者。

【方解】 方中黄柏清热燥湿，泻火解毒，配以青黛以加强清热解毒之功，并佐以少量肉桂以止痛，使以冰片以清热止痛，全方起到清热降火解毒止痛之功。

【药理】 现代药理研究发现黄柏含有多种生物碱，对痢疾杆菌、伤寒杆菌、结核杆菌、金黄色葡萄球菌、溶血性链球菌等多种致病菌均有抑制作用，外用可促使皮下渗血的吸收；青黛对金黄色葡萄球菌、炭疽杆菌、志贺氏痢疾杆菌、霍乱弧菌等有抗菌作用；冰片局部应用对感觉神经有轻微刺激，有一定的止痛及温和的防腐作用；肉桂含有桂皮油，对革兰氏阳性及阴性菌有抑制作用，并对多种致病性真菌有一定的抑制作用。

【用法】 各为细末，共再研，瓷瓶中炙贮。每用少许吹之。

【方三】 辰砂定痛散

【出处】 《外科大成》

【组成】 （煅）软石膏30克，胡黄连0.6克，辰砂1.5克，冰片

0.6 克。

【功用】 清热解毒，消肿止痛。

【主治】 治疗口疮伴身热口渴，大便干燥，小便黄赤者。

【方解】 方中煅石膏，冰片、辰砂可清热泻火，解毒止痛，收敛生肌，配以胡黄连清胃肠湿热及下焦湿火蕴结，诸药相配可清热止痛。

【药理】 药理研究发现辰砂外用能抑制或杀灭皮肤细菌和寄生虫，并有解毒防腐作用；石膏能增强家兔肺泡巨噬细胞对白色葡萄球菌及胶体金的吞噬能力，并能促进吞噬细胞的成熟；冰片局部应用有一定的止痛及温和的防腐作用；胡黄连的根提取物有抗菌作用。

【用法】 上药共为细末。每次取 0.2 克涂于口疮处。每日 3 次。

【方四】 加味葛根承气汤

【出处】 《陕西中医》

【组成】 葛根 10～30 克，大黄 5～15 克，芒硝 5～10 克，炙甘草 3～10克。

【功用】 清热泻火。

【主治】 治疗小儿口疮，伴口渴、便秘，舌红、脉弦滑者。

【方解】 方中葛根甘凉，于清热之中又能鼓舞胃气上升，而有生津止渴之功；配以大黄、芒硝苦寒之品，苦能降，能使上炎之火下泄，具清热泻火、荡涤胃肠积滞作用；炙甘草可以清热解毒又可调和药性。全方共奏清热泻火解毒之功。

【药理】 现代药理研究表明葛根具有明显解热作用，大黄有抗感染作用，对多种革兰氏阳性和阴性细菌均有抑制作用，其中最敏感的为葡萄球菌和链球菌，其次为白喉杆菌、伤寒和副伤寒杆菌、肺炎双球菌、痢疾杆菌等；对流感病毒也有抑制作用；甘草有抗炎、抗过敏作用，能保护发炎的咽喉和气管的黏膜。

【用法】 水煎服。每日 1 剂。

【方五】 竹叶合剂

【出处】 《浙江中医杂志》

【组成】 淡竹叶、山栀、大青叶、银花各 9 克，生石膏 30 克，黄连、甘草、薄荷各 4.5 克。

【功用】 清热泻火止痛。

【主治】 治疗小儿口疮。

【方解】　方中淡竹叶、山栀合用以宣泄邪热，解郁除烦；生石膏辛甘性寒，能清热泻火，甘寒除烦止渴，为清泻肺胃二经气分实热的要药；银花、大青叶具清热解毒散痈消肿之功，黄连可清热燥湿，薄荷轻扬升浮、芳香通窍，功善疏散上焦风热，清头目、利咽喉；甘草清热且调和诸药。

【药理】　近来报道石膏对内毒素发热有明显的解热效果，并可减轻其口渴状态；薄荷油外用能刺激神经末梢的冷感受器而产生冷感，从而起到消炎、止痛、止痒作用；淡竹叶有退热作用；栀子对溶血性链球菌和皮肤真菌有抑制作用，有解热、镇痛、镇静、止血作用；黄连有很广的抗菌范围，均有较显著的抑制作用；银花具有广谱抗菌作用，有明显抗炎及解热作用；大青叶有抗菌、抗病毒、解热、抗炎等作用。

【用法】　水煎服。每日 1 剂，5 剂为 1 疗程。

【按语】　本方加减法：便秘者加大黄 4.5 克，舌红龈肿者加石斛、玄参各 9 克。

【方六】　**黄连升麻散**

【出处】　《千金要方》

【组成】　升麻 45 克，黄连 23 克。

【功用】　清热解毒。

【主治】　治疗口疮伴口气热臭者。

【方解】　方中升麻甘寒，清热解毒，尤善清解阳明热毒；黄连泻火解毒，尤善清心经实火，并可疗疮毒。

【药理】　现代研究发现黄连有很广的抗菌范围，对痢疾杆菌、大肠杆菌、结核杆菌、葡萄球菌、溶血性链球菌、肺炎双球菌等均有较显著的抑制作用，对钩端螺旋体、阿米巴原虫、滴虫、流感病毒及多种致病性皮肤真菌，也有抑制作用；升麻对结核杆菌、金黄色葡萄球菌、白色葡萄球菌和卡他球菌有中度抗菌作用，其提取物具有解热、抗炎、镇痛、抗惊厥作用。

【用法】　上药为末。每次取 3～4 克含服或开水冲服，每日 3 次。

十七、牙周炎

牙周炎是口腔常见病，其病因复杂。如牙垢、牙石、嵌塞的食物、不良修复体等局部因素的刺激，牙龈受到损害，加上细菌的作用，使牙周膜破坏；维生素 C 的吸收、利用障碍；维生素 D 缺乏及各种因素导致的机体抵抗力下降，皆可引发牙周炎。牙痛是本病的主要症状。早期，牙龈发痒、不适、口臭，继之牙龈红肿、松软，容易出血，疼痛，反复发作。日久牙龈与牙根部的牙周膜被破坏，形成一个袋子，叫牙周袋，袋内常有脓液溢出，炎症继续扩大，可成为牙周脓肿，病情加重，局部疼痛、肿胀，初为硬性，后变为软性，有波动感，可自行穿破，流出脓液，出脓后，疼痛可减轻，或反复发作。

【方一】 干葛防风汤

【出处】 《症因脉治》

【组成】 干葛、防风、石膏各 10 克，甘草 3 克。

【功用】 疏风清热止痛。

【主治】 治疗外感风热而致牙宣等。

【方解】 干葛清热解毒，养阴生津；石膏清热泻火，除烦止渴；防风疏风清热止痛；甘草缓急止痛，调和诸药。

【药理】 葛根有解热、扩张皮肤血管、镇静、抗过敏、抗缺氧及降血压等作用。防风有解热、镇痛、抗炎作用和对免疫功能的影响，抗菌作用。石膏解热、抗炎、镇痛。

【用法】 水煎服。每日 1 剂。

【方二】 葛根白虎汤

【出处】 《医醇剩义》

【组成】 葛根 6 克，石膏 15 克，花粉 9 克，石斛 9 克，连翘 4.5 克，薄荷 3 克，防风 3 克，桔梗 3 克，淡竹叶 20 张，白茅根 15 克。

【功用】 清胃泻火。

【主治】 治疗阳明火热上灼口齿，而生牙痛、口疮，牙宣等症。

【方解】 本方中石膏辛甘大寒，入肺胃气分，清热除烦，生津止渴；知母苦寒，滋阴降火；连翘、薄荷清热解毒，利咽；淡竹叶清心火；花粉生津止渴，白茅根凉血止血；炙甘草、粳米，有健脾益胃，防止寒凉伤中。

【药理】 石膏有解热、抗炎、镇痛作用；以上诸药均有解热镇痛作用。

【用法】 水煎服。每日 1 剂。

【方三】 清胃散

【出处】 《脾胃论》

【组成】 生地黄、当归身各0.9克，牡丹皮1.5克，黄连1.8克，升麻3克。

【功用】 清胃泻火，凉血消肿。

【主治】 治疗胃中积热，上下牙痛不可忍，牵引头部，满面发热，其齿喜寒恶热；或牙龈红肿，溃烂出血，或唇口腮颊肿痛，口气臭热，舌上干燥，舌红苔黄，脉滑大而数。现用于牙宣，口疮，重舌，唇风等属于胃火上炎所致者。

【方解】 本方以黄连苦寒泻火，清胃中积热。生地黄，牡丹皮滋阴凉血清热；当归养血和血；升麻散火解毒，兼为阳明引经之药。五药配合，共奏清胃泻火，凉血消肿之功。

【药理】 《中华口腔科杂志》对大鼠进行抗炎，免疫及毒性的实验研究，表明本方对炎症有显著的抑制作用，能增强吞噬细胞的吞噬功能，并且毒性较小。

【用法】 上药为细末。用水230毫升，煎至150毫升，去渣冷服。每日1剂。

【方四】 白虎汤

【出处】 《伤寒论》

【组成】 知母18克，石膏30~45克，炙甘草6克，粳米18克。

【功用】 清热生津。

【主治】 治疗阳明热盛，见身热有汗，烦渴，牙痛、牙周肿痛、口疮等症。

【方解】 方中石膏辛甘大寒，生津止渴，清解气分高热为君；知母苦寒质润，助石膏清热且能养阴生津为臣；甘草、粳米益气生津，养胃和中，防止寒凉伤中，共为佐使。四味合用，共收清热生津之功。

【药理】 本方具有显著的退热作用，增强机体免疫功能，能增强腹腔巨噬细胞的吞噬功能，吞噬率及吞噬指数在1、3、6小时均有显著提高，能提高血清溶菌酶的含量；能促使淋巴细胞转化，本方对再次抗体形成有促进作用。

【用法】 上药以水1升，煮米、煎药得汤200毫升，分3次温服。每日1剂。

【方五】 **泻心汤**

【出处】 《金匮要略》

【组成】 大黄10克，黄连、黄芩各5克。

【功用】 泻火解毒，燥湿泄热。

【主治】 治疗三焦积热，邪火上升。而致牙齿疼痛、牙龈红肿、舌肿或痛，或口疮等症。

【方解】 本方以黄芩泻上焦火，黄连泻中焦火，大黄泻下焦火，故对三焦积热之证尤为适用。凡牙痛、口疮等症，伴发热、大便秘结者用之较为有效。

【药理】 黄芩、黄连除具有较强的抗菌、抗病毒作用外，黄芩对肠道抗过敏明显，有镇静作用，黄连还具有健胃作用；大黄药理作用主要有抗菌、抗病毒、泻下、保肝利胆，增加血小板、促进血液凝固、止血、利尿等。

【用法】 上药以水800毫升，煮炖得250毫升，顿服。每日1剂。

【按语】 因药物黄寒之性较强，故中病即止，不可多服。

【方六】 **泻黄散**

【出处】 《小儿药证直诀》

【组成】 藿香叶20克，山栀3克，石膏15克，甘草90克，防风120克。

【功用】 泻脾胃伏火。

【主治】 治疗脾胃伏火循经上炎，而致牙龈肿胀、牙齿疼痛诸症。

【方解】 方中石膏、山栀泻脾胃积热为君；防风疏散脾经伏火为臣；藿香叶芳香醒脾为佐；甘草泻火和中为使。配合成方，共奏泻脾胃伏火之功。

【药理】 藿香有解痉、镇痛作用；石膏有抗炎、解热、镇痛作用；栀子有利胆、镇静、降血压、抗菌、抑制平滑肌作用。

【用法】 将上药锉碎，用酒、蜜微炒香。每次取3~6克，用水200毫升，煎至100毫升，温服汤汁，每日两次。

第五章　皮肤科验方

一、头癣

头癣是某些真菌侵犯头皮和头发而引起的浅部真菌病，多见于儿童，传染性较大，主要通过理发工具、帽子、梳子、枕巾等间接接触传播或直接接触动物而传染。临床上有黄癣、白癣、黑点癣之分，分别由黄癣菌、大小孢子菌、紫色发癣菌及断发癣菌引起。

本病相当于中医学“秃疮”“癞头疮”“肥疮”“白头疮”“赤疮”“瘌痢头”“蛀毛癣”等范畴。

【方一】

【出处】 民间验方

【组成】 生木鳖子适量。

【功用】 解毒，消肿止痛。

【主治】 头癣。

【方解】 攻毒疗疮，消肿散结。

【药理】 现代药理研究发现木鳖子具有抗炎作用。

【用法】 加水浸泡数天，再入锅煎煮，去渣，剃发后温洗头部。

【方二】

【出处】 民间验方

【组成】 雄黄 9 克，猪胆 1 个。

【功用】 杀菌消毒。

【主治】 头癣。

【方解】 方中雄黄具有解毒，杀虫作用。

【药理】 现代药理研究发现雄黄具有抑菌（真菌、癣菌）增强免疫的功效。

【用法】 雄黄为末，猪胆汁调成糊状，外涂敷患处，每日用1次。

【方三】

【出处】 民间验方

【组成】 鲜生姜适量。

【功用】 抗菌止痒。

【主治】 头癣。

【方解】 解表散寒，温中止呕，温肺止咳。

【药理】 现代药理研究发现生姜具有抑菌，抗炎，抗溃疡，脂溢性皮炎等作用。

【用法】 将生姜捣烂如泥，加温，涂患处，每日2~3次。

【方四】

【出处】 民间验方

【组成】 大蒜50克，猪油或蓖麻油适量。

【功用】 杀菌消毒。

【主治】 头癣。

【方解】 方中大蒜具有解毒杀虫，消肿作用；猪油或蓖麻油适量润肤。

【药理】 现代药理研究发现大蒜对多种致病性浅部真菌有抑杀作用，能抗炎，增强免疫，延缓衰老。

【用法】 将大蒜捣成泥状，加蓖麻油或猪油调和，搽患处。

【方五】

【出处】 民间验方

【组成】 米醋200克，五倍子30克。

【功用】 杀菌消毒。

【主治】 头癣。

【方解】 方中五倍资具有益气生津，补肾宁心作用；醋收敛抑菌。

【药理】 现代药理研究发现五倍子有提高免疫、抗衰老作用。

【用法】 五倍子煎汁，加入米醋调匀，涂患处，每日数次。

【方六】

【出处】 民间验方

【组成】　雄黄 5 克，氧化锌 10 克，凡士林 85 克。

【功用】　解毒杀虫。

【主治】　头癣。

【方解】　方中雄黄具有解毒，杀虫之用；凡士林润肤。

【药理】　现代药理研究发现雄黄有解毒，杀虫功效。

【用法】　调成药膏，外搽患处，每日两次。

二、体癣

体癣是指发生于除头皮、毛发、掌跖和甲以外其他部位的皮肤癣菌感染。皮损初起为红色丘疹、丘疱疹或小水疱，继之形成有鳞屑的红色斑片，境界清楚，皮损边缘不断向外扩展，中央趋于消退，形成境界清楚的环状或多环状，边缘可分布丘疹、丘疱疹和水疱，中央色素沉着。本病夏秋季节多发。

本病相当于中医学“圆癣”“金钱癣”等范畴。

【方一】

【出处】　民间验方

【组成】　明矾 6 克，白凤仙花 12 克。

【功用】　解毒杀虫，燥湿止痒。

【主治】　体癣。

【方解】　方中明矾、白凤仙花解毒杀虫，燥湿止痒。

【药理】　现代药理研究发现明矾抑菌。

【用法】　研细调匀，涂在患处。

【方二】

【出处】　民间验方

【组成】　土槿皮 30 克，百部 30 克，蛇床子 15 克，酒精 240 克。

【功用】　杀虫止痒。

【主治】　体癣。

【方解】　方中土槿皮杀虫止痒；百部杀虫灭虱；蛇床子杀虫止痒，燥湿。

【药理】　现代药理研究发现：土槿皮与有机酸和乙醇浸膏及苯浸膏致病性皮肤真菌和白色念珠菌有一定抗菌作用；百部能抑制一切皮肤真

菌，水浸液和醇浸液对体虱、阴虱皆有杀灭作用；蛇床子对皮肤癣菌有抑制作用。

【用法】 浸泡3天，过滤取液每日1～2次，外涂患处。

【方三】

【出处】 民间验方

【组成】 生大黄15克，丁香9克，米醋90克。

【功用】 解毒杀虫。

【主治】 体癣。

【方解】 方中生大黄清热泻火，凉血解毒，逐瘀通经；丁香散寒止痛；米醋收敛杀虫。

【药理】 现代药理研究发现：大黄有抗感染作用；丁香有抗炎作用。

【用法】 将生大黄与丁香浸泡在米醋中，5天后用消毒纱布过滤，去渣取汁，涂于患处。

【方四】

【出处】 民间验方

【组成】 煅蚌壳、五倍子各60克，冰片少许。

【功用】 清热化湿，祛风杀虫。

【主治】 体癣。

【方解】 方中五倍子、煅蚌壳收敛止血，收湿敛疮；冰片开窍醒神，清热止痛。

【药理】 现代药理研究发现：五倍子能敛肺降火，止咳止汗，涩肠止泻，固精止遗，收敛止血，收湿敛疮；冰片对部分致病性皮肤真菌有抑制作用。

【用法】 上药共为细末，用植物油调敷患处。

【方五】

【出处】 民间验方

【组成】 龙眼核、醋各适量。

【功用】 消炎止痒。

【主治】 体癣。

【方解】 方中龙眼核可止血，醋有收敛作用。

【药理】 现代药理研究发现醋具有抑菌作用。

【用法】 将龙眼核去外黑壳，取内核，磨醋，取汁敷于患处。

【方六】
【出处】 民间验方
【组成】 鲜土大黄、醋各适量。
【功用】 清热解毒，止血祛瘀。
【主治】 体癣。
【方解】 方中大黄清热泻火，凉血解毒，逐瘀通经。
【药理】 现代药理研究发现大黄有抗感染作用。
【用法】 将鲜土大黄切片浸醋，搽患处。

三、手足甲癣

手足癣是指指（趾）及掌、跖面皮肤的浅部真菌感染。病原菌多为红色毛癣菌、絮状表皮癣菌及须毛癣菌。临床分为水疱型、鳞屑角化型、浸渍型。足癣相当于中医学“臭田螺”“田螺皮包”等范畴。

甲癣是浅表皮肤真菌侵犯甲板或甲下一种甲霉菌病。一般由手足癣日久蔓延而成。临床以指（趾）甲发生凹凸不平、肥厚，失去正常光泽等为特征。甲癣相当于中医学“鹅爪风”“油灰指甲”“油炸甲”等范畴。

【方一】 百蛇灭癣方1
【出处】 《中国中医秘方大全》
【组成】 蛇床子、苦参、白鲜皮各45克，生百部、当归各20克，雄黄面（后下）、硫磺面（后下）各12克。
【功用】 杀虫止痒。
【主治】 鳞屑、角化型手癣。
【方解】 方中蛇床子杀虫止痒，燥湿；苦参清热燥湿，杀虫；白鲜皮清热燥湿，祛风解毒；生百部杀虫灭虱；当归活血止痛；雄黄解毒，杀虫；硫磺外用解毒杀虫疗疮。
【药理】 现代药理研究发现蛇床子对皮肤癣菌有抑制作用；苦参有抗炎，抗过敏，皮炎，烫伤的作用；白鲜皮能抑多种癣菌，真菌；百部能抑制一切皮肤真菌，水浸液和醇浸液对体虱、阴虱皆有杀灭作用；雄黄有抑菌，真菌，癣菌，增强免疫的作用；硫磺与皮肤接触可溶解角质、杀疥虫、细菌、真菌作用，对动物实验性炎症有治疗作用。

【用法】 每日1剂。水煎待温后浸泡20~30分钟，每日两次。

【方二】 百蛇灭癣方2

【出处】 《中国中医秘方大全》

【组成】 蛇床子、苦参、白鲜皮各60克，生百部、黄柏各20克，雄黄面（后下）、硫磺面（后下）各12克。

【功用】 杀虫止痒。

【主治】 糜烂型手足癣。

【方解】 方中蛇床子杀虫止痒，燥湿；苦参清热燥湿，杀虫；白鲜皮清热燥湿，祛风解毒；生百部杀虫灭虱；黄柏清热燥湿，解毒疗疮；雄黄解毒，杀虫；硫磺外用解毒杀虫疗疮。

【药理】 现代药理研究发现蛇床子对皮肤癣菌有抑制作用；苦参有抗炎，抗过敏，皮炎，烫伤的作用；白鲜皮能抑多种癣菌，真菌；百部能抑制一切皮肤真菌，水浸液和醇浸液对体虱、阴虱皆有杀灭作用；黄柏有抑菌作用；雄黄有抑菌（真菌、癣菌）增强免疫的作用；硫磺与皮肤接触可溶解角质、杀疥虫、细菌、真菌作用，对动物实验性炎症有治疗作用。

【用法】 每日1剂。水煎待温后浸泡20~30分钟，每日两次。

【方三】 百部根酒

【出处】 《实用药酒精选》

【组成】 百部根50克，白酒500毫升。

【功用】 滋阴清热，杀虫止痒。

【主治】 手足癣各型。

【方解】 方中百部润肺止咳，杀虫灭虱。

【药理】 现代药理研究发现百部能抑制一切皮肤真菌，水浸液和醇浸液对体虱、阴虱皆有杀灭作用。

【用法】 将百部根炒至焦黄，入酒浸泡，5日后取用。每次15毫升，空腹饮之，每日3次。

【方四】 三妙汤加味

【出处】 《四肢躯干皮肤病诊疗选方大全》

【组成】 苍术、黄柏、川牛膝、木瓜各10克，大青叶、赤小豆各12克，鱼腥草15克，生甘草6克。

【功用】 清热燥湿，祛风解毒。

【主治】 足癣湿热下注型。

【方解】 方中苍术燥湿健脾，祛风散寒；黄柏清热燥湿，泻火除蒸，解毒疗疮；川牛膝；木瓜舒筋活络，和胃化湿；大青叶清热解毒，凉血消斑；赤小豆、鱼腥草清热解毒，消痈排脓，利尿通淋；甘草，祛痰止咳，缓急止痛，清热解毒，调和诸药。

【药理】 现代药理研究发现苍术、黄柏、川牛膝、木瓜有抑菌抗炎作用；鱼腥草、甘草抗溃疡、抗炎、抗过敏作用、抗菌。

【用法】 水煎服，日 1 剂。

【方五】 养血润肤饮加减

【出处】 《四肢躯干皮肤病诊疗选方大全》

【组成】 丹参、地肤子、白鲜皮、当归、白芍、皂角刺、桃仁、防风各 10 克，熟地黄、何首乌、天花粉各 12 克。

【功用】 养血润燥，祛风止痒。

【主治】 手癣血虚生燥者。

【方解】 方中丹参活血，祛瘀止痛，凉血消痈，除烦安神；地肤子利尿通淋，清热利湿，止痒；白鲜皮清热燥湿，祛风解毒；当归补血，活血止痛，润肠通便；白芍养血敛阴，柔肝止痛，平抑肝阳；皂角刺消肿排脓，祛风杀虫；桃仁活血化瘀，润肠通便，止咳平喘；防风祛风解表，胜湿止痛，止痉；熟地黄补血养阴，填精益髓；何首乌制用补益精血，生用解毒截疟润肠通便；天花粉清热泻火，生津止渴，消肿排脓。

【药理】 现代药理研究发现丹参改善微循环，抗炎抗过敏作用，对某些癣菌有抑制作用；地肤子抑制多种皮肤真菌，抑制迟发型超敏反应；白鲜皮抑多种癣菌，真菌；当归补血，活血止痛，润肠通便；桃仁镇、抗炎、抗菌、抗过敏作用；防风抗炎，抗过敏，抗菌疱疹，紫癜，扁平疣；熟地黄补血养阴，填精益髓；天花粉具免疫刺激和免疫抑制作用。

【用法】 水煎服，日 1 剂。

【方六】 苏木浸洗方

【出处】 《中国中医秘方大全》

【组成】 苏木、蒲公英、钩藤各 30 克，防风、防己、川椒、黄芩、白矾各 15 克。

【功用】 解毒消肿，止痛收敛。

【主治】 足癣浸渍糜烂型。

【方解】 方中苏木活血疗伤，祛瘀通经；蒲公英清热解毒，消肿散结，利湿通淋；钩藤清热平肝，息风定惊；防风祛风解表，胜湿止痛，止痉；防己祛风，止痛，利水消肿；川椒、黄芩清热燥湿，泻火解毒，止血；白矾外用解毒杀虫，燥湿止痒，内服止血，止泻，化痰。

【药理】 现代药理研究发现苏木促进微循环，消炎作用；防风抗炎，抗过敏，抗菌；防己抗炎作用，对免疫有抑制作用，广泛抗过敏作用；川椒、黄芩抑菌；白矾外用明显抗阴道滴虫作用，促进溃疡愈合。

【用法】 水煎外洗。

四、神经性皮炎

神经性皮炎又名慢性单纯性苔癣，是一种常见的慢性皮肤神经功能障碍性皮肤病，好发于颈项、上眼睑处，基本皮损为针头至米粒大小的多角形扁平丘疹，淡红、淡褐色或正常肤色，质地较为坚实而有光泽，表面可覆有糠秕状非薄鳞屑，久之皮损渐融合扩大，形成苔癣样变，自觉阵发性瘙痒，常于局部刺激、精神烦躁时加剧。

本病相当于中医学“牛皮癣”“摄领疮”等范畴。

【方一】

【出处】 民间验方

【组成】 木鳖子60克，陈醋500克。

【功用】 舒肝清热，疏风止痒。

【主治】 神经性皮炎。

【方解】 方中木鳖子攻毒疗疮，消肿散结；陈醋杀菌。

【药理】 现代药理研究发现木鳖子具有抗炎作用；陈醋抑菌。

【用法】 土鳖子去壳，烤干后研成细末，放入陈醋内浸泡7天，每日摇动两次。先用绿茶水清洗患处，然后用药液直接涂搽，每日2~3次。

【按语】 对皮肤无刺激性，但有一定毒性，防入口。

【方二】

【出处】 民间验方

【组成】 木槿皮、蛇床子、百部根各30克，五倍子24克，密陀僧18克，轻粉6克。

【功用】 舒肝清热，疏风止痒。

【主治】 神经性皮炎。

【方解】 方中木槿皮、蛇床子、密陀僧、轻粉杀虫止痒，燥湿；百部根据有杀虫灭虱作用。

【药理】 现代药理研究发现木槿皮、蛇床子、百部、密陀僧、轻粉对皮肤癣菌有抑制作用；五倍子收敛止血，收湿敛疮。

【用法】 将上药共研细末，用时以皂角水洗患处，再以醋调药粉成糊状，敷于患处，每日 1 次。

【方三】

【出处】 民间验方

【组成】 首乌 12 克，牡丹皮 4.5 克，生地黄 12 克，熟地黄 9 克，当归 9 克，红花、地肤子各 4.5 克，白蒺藜 3 克，僵蚕、元参、甘草各 3 克。

【功用】 舒肝清热，疏风止痒。

【主治】 神经性皮炎。

【方解】 牡丹皮、生地黄、元参清热凉血，养阴生津，且牡丹皮、当归、红花活血养血祛瘀，何首乌、熟地黄补益精血，地肤子清热利湿止痒、白蒺藜疏肝平肝祛风，僵蚕祛风化痰散瘀，甘草补中益气，清热解毒。

【药理】 现代药理研究表明生地黄能抗炎、抗过敏；元参对多种细菌有抑制作用；牡丹皮能抗炎、抑制血小板凝集，并对多种致病菌及致病性皮肤真菌有抑制作用；当归有抗血栓作用，能显著促进血红蛋白及红细胞的生成；红花的醇提物和水提物有抗炎、免疫抑制作用；何首乌、熟地黄能增强机体免疫力；地肤子抑制多种皮肤真菌，抑制迟发型超敏反应；白蒺藜能提高机体免疫力，抗衰老，抗过敏；僵蚕具有抗炎抑菌的作用；甘草能抗溃疡、抗炎、抗过敏、抗菌作用。

【用法】 水煎服，日 1 剂。

【方四】

【出处】 民间验方

【组成】 细辛、良姜、官桂各 1.5 克，95% 酒精 100 克，甘油适量。

【功用】 温经散寒，通脉止痒。

【主治】 神经性皮炎。

【方解】 细辛温经散寒，祛风通窍；良姜温中散寒，官桂补火助阳，温经通脉。

【药理】 现代药理研究细辛能抗炎、抑菌、扩张血管；良姜具有镇痛、抗炎、抗菌、抗血栓形成的作用，官桂抑制真菌、扩张血管、促进血液循环的作用。

【用法】 将前3味药研成细末，入酒精中浸泡1周，过滤后加入适量甘油即成。用此药涂患处，1日两次。

【方五】

【出处】 民间验方

【组成】 生薏苡仁、珍珠母各30克，干地黄、白鲜皮各15克，当归、川芎、赤芍、防风、荆芥、五味子各10克。

【功用】 舒肝清热，疏风止痒。

【主治】 神经性皮炎。

【方解】 方中薏苡仁清热排脓；珍珠母安神；干地黄、赤芍黄清热凉血，养阴生津；白鲜皮清热燥湿，祛风解毒；当归、川芎补血调经，活血止痛；防风、荆芥祛风解表；五味子收敛固涩，益气生津。

【药理】 现代药理研究发现地黄、赤芍、防风、荆芥具有抗炎抗过敏作用；白鲜皮可抑制多种癣菌；川芎改善微循环，抗组胺作用；五味子提高免疫力。

【用法】 水煎服，日1剂。

【方六】

【出处】 民间验方

【组成】 山楂适量。

【功用】 杀菌、散瘀、止痒。

【主治】 神经性皮炎。

【方解】 方中山楂行气散瘀。

【药理】 现代药理研究发现山楂具有增强免疫、抑菌作用。

【用法】 将山楂捣烂取汁，涂搽于患处，每日3次。